U0335246

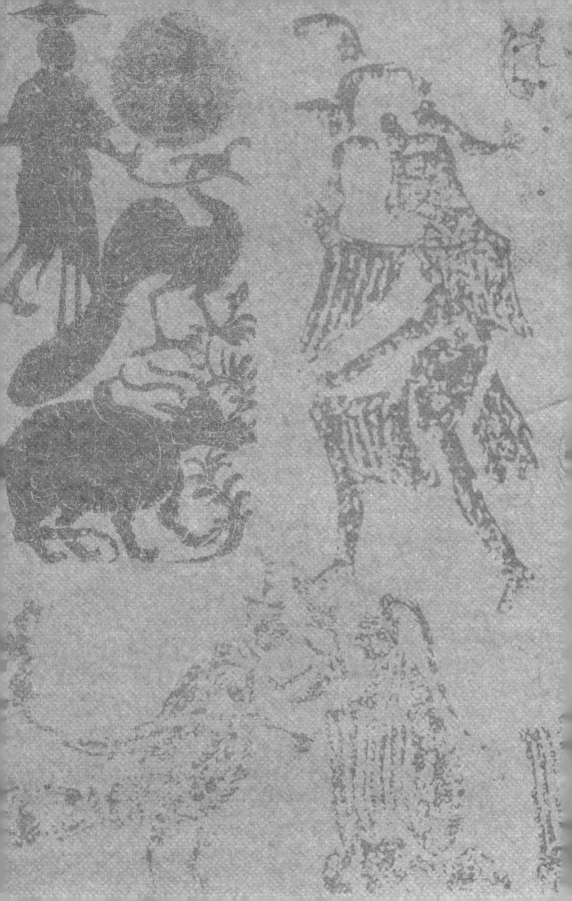

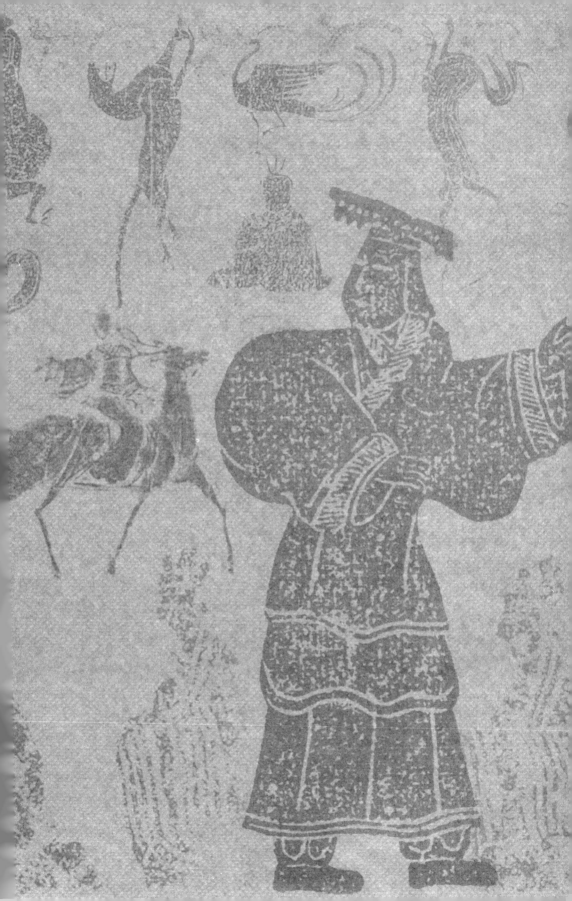

中国古医籍整理丛书

法 古 录

清·鲁永斌 辑

何 永 校注

中国中医药出版社

·北 京·

图书在版编目（CIP）数据

法古录/（清）鲁永斌辑；何永校注 . —北京：中国中医药出版社，2015.12

（中国古医籍整理丛书）

ISBN 978 – 7 – 5132 – 2203 – 7

Ⅰ.①法　Ⅱ.①鲁…②何…　Ⅲ.①中药学 – 中国 – 清代　Ⅳ.①R28

中国版本图书馆 CIP 数据核字（2014）第 284357 号

中 国 中 医 药 出 版 社 出 版
北京市朝阳区北三环东路 28 号易亨大厦 16 层
邮政编码　100013
传真　010 64405750
三河市鑫金马印装有限公司印刷
各地新华书店经销

＊

开本 710 × 1000　1/16　印张 30　字数 206 千字
2015 年 12 月第 1 版　2015 年 12 月第 1 次印刷
书　号　ISBN 978 – 7 – 5132 – 2203 – 7

＊

定价　75.00 元
网址　www.cptcm.com

国家中医药管理局
中医药古籍保护与利用能力建设项目
组织工作委员会

主 任 委 员 王国强

副 主 任 委 员 王志勇　李大宁

执行主任委员 曹洪欣　苏钢强　王国辰　欧阳兵

执行副主任委员 李　昱　武　东　李秀明　张成博

委　　　　员

各省市项目组分管领导和主要专家

　　（山东省）武继彪　欧阳兵　张成博　贾青顺

　　（江苏省）吴勉华　周仲瑛　段金廞　胡　烈

　　（上海市）张怀琼　季　光　严世芸　段逸山

　　（福建省）阮诗玮　陈立典　李灿东　纪立金

　　（浙江省）徐伟伟　范永升　柴可群　盛增秀

　　（陕西省）黄立勋　呼　燕　魏少阳　苏荣彪

　　（河南省）夏祖昌　刘文第　韩新峰　许敬生

　　（辽宁省）杨关林　康廷国　石　岩　李德新

　　（四川省）杨殿兴　梁繁荣　余曙光　张　毅

各项目组负责人

　　王振国（山东省）　　王旭东（江苏省）　　张如青（上海市）

　　李灿东（福建省）　　陈勇毅（浙江省）　　焦振廉（陕西省）

　　蔡永敏（河南省）　　鞠宝兆（辽宁省）　　和中浚（四川省）

项目专家组

顾　问　马继兴　张灿玾　李经纬

组　长　余瀛鳌

成　员　李致忠　钱超尘　段逸山　严世芸　鲁兆麟
　　　　　郑金生　林端宜　欧阳兵　高文柱　柳长华
　　　　　王振国　王旭东　崔　蒙　严季澜　黄龙祥
　　　　　陈勇毅　张志清

项目办公室（组织工作委员会办公室）

主　任　王振国　王思成

副主任　王振宇　刘群峰　陈榕虎　杨振宁　朱毓梅
　　　　　刘更生　华中健

成　员　陈丽娜　邱　岳　王　庆　王　鹏　王春燕
　　　　　郭瑞华　宋咏梅　周　扬　范　磊　张永泰
　　　　　罗海鹰　王　爽　王　捷　贺晓路　熊智波

秘　书　张丰聪

前　言

　　中医药古籍是传承中华优秀文化的重要载体，也是中医学传承数千年的知识宝库，凝聚着中华民族特有的精神价值、思维方法、生命理论和医疗经验，不仅对于传承中医学术具有重要的历史价值，更是现代中医药科技创新和学术进步的源头和根基。保护和利用好中医药古籍，是弘扬中国优秀传统文化、传承中医学术的必由之路，事关中医药事业发展全局。

　　1949 年以来，在政府的大力支持和推动下，开展了系统的中医药古籍整理研究。1958 年，国务院科学规划委员会古籍整理出版规划小组在北京成立，负责指导全国的古籍整理出版工作。1982 年，国务院古籍整理出版规划小组召开全国古籍整理出版规划会议，制定了《古籍整理出版规划（1982—1990）》，卫生部先后下达了两批 200 余种中医古籍整理任务，掀起了中医古籍整理研究的新高潮，对中医文化与学术的弘扬、传承和发展，发挥了极其重要的作用，产生了不可估量的深远影响。

　　2007 年《国务院办公厅关于进一步加强古籍保护工作的意见》明确提出进一步加强古籍整理、出版和研究利用，以及

"保护为主、抢救第一、合理利用、加强管理"的方针。2009年《国务院关于扶持和促进中医药事业发展的若干意见》指出，要"开展中医药古籍普查登记，建立综合信息数据库和珍贵古籍名录，加强整理、出版、研究和利用"。《中医药创新发展规划纲要（2006—2020）》强调继承与创新并重，推动中医药传承与创新发展。

2003～2010年，国家财政多次立项支持中国中医科学院开展针对性中医药古籍抢救保护工作，在中国中医科学院图书馆设立全国唯一的行业古籍保护中心，影印抢救濒危珍本、孤本中医古籍1640余种；整理发布《中国中医古籍总目》；遴选351种孤本收入《中医古籍孤本大全》影印出版；开展了海外中医古籍目录调研和孤本回归工作，收集了11个国家和2个地区137个图书馆的240余种书目，基本摸清流失海外的中医古籍现状，确定国内失传的中医药古籍共有220种，复制出版海外所藏中医药古籍133种。2010年，国家财政部、国家中医药管理局设立"中医药古籍保护与利用能力建设项目"，资助整理400余种中医药古籍，并着眼于加强中医药古籍保护和研究机构建设，培养中医古籍整理研究的后备人才，全面提高中医药古籍保护与利用能力。

在此，国家中医药管理局成立了中医药古籍保护和利用专家组和项目办公室，专家组负责项目指导、咨询、质量把关，项目办公室负责实施过程的统筹协调。专家组成员对古籍整理研究具有丰富的经验，有的专家从事古籍整理研究长达70余年，深知中医药古籍整理研究的重要性、艰巨性与复杂性，履行职责认真务实。专家组从书目确定、版本选择、点校、注释等各方面，为项目实施提供了强有力的专业指导。老一辈专家的学术水平和智慧，是项目成功的重要保证。项目承担单位山东中医药大学、南京中医药大学、上海中医药大学、福建中医药大学、浙江省中医药研究院、陕西省中医药研究院、河南省中医药研究院、辽宁中医药大学、成都中医药大学及所在省市中医药管理部门精心组织，充分发挥区域间互补协作的优势，并得到承担项目出版工作的中国中医药出版社大力配合，全面推进中医药古籍保护与利用网络体系的构建和人才队伍建设，使一批有志于中医学术传承与古籍整理工作的人才凝聚在一起，研究队伍日益壮大，研究水平不断提高。

本着"抢救、保护、发掘、利用"的理念，该项目重点选择近60年未曾出版的重要古医籍，综合考虑所选古籍的保护价值、学术价值和实用价值。400余种中医药古籍涵盖了医经、基础理论、诊法、伤寒金匮、温病、本草、方书、内科、外科、女科、儿科、伤科、眼科、咽喉口齿、针灸推拿、养生、医案医话医论、医史、临证综合等门类，跨越唐、宋、金元、明以迄清末。全部古籍均按照项目办公室组织完成的行业标准《中医古籍整理规范》及《中医药古籍整理细则》进行整理校注，绝大多数中医药古籍是第一次校注出版，一批孤本、稿本、抄本更是首次整理面世。对一些重要学术问题的研究成果，则集中收录于各书的"校注说明"或"校注后记"中。

"既出书又出人"是本项目追求的目标。近年来，中医药古籍整理工作形势严峻，老一辈逐渐退出，新一代普遍存在整理研究古籍的经验不足、专业思想不坚定等问题，使中医古籍整理面临人才流失严重、青黄不接的局面。通过本项目实施，搭建平台，完善机制，培养队伍，提升能力，经过近5年的建设，锻炼了一批优秀人才，老中青三代齐聚一堂，有效地稳定了研究队伍，为中医药古籍整理工作的开展和中医文化与学术的传承提供必备的知识和人才储备。

本项目的实施与《中国古医籍整理丛书》的出版，对于加强中医药古籍文献研究队伍建设、建立古籍研究平台，提高古籍整理水平均具有积极的推动作用，对弘扬我国优秀传统文化，推进中医药继承创新，进一步发挥中医药服务民众的养生保健与防病治病作用将产生深远影响。

第九届、第十届全国人大常委会副委员长许嘉璐先生，国家卫生计生委副主任、国家中医药管理局局长、中华中医药学会会长王国强先生，我国著名医史文献专家、中国中医科学院马继兴先生在百忙之中为丛书作序，我们深表敬意和感谢。

由于参与校注整理工作的人员较多，水平不一，诸多方面尚未臻完善，希望专家、读者不吝赐教。

国家中医药管理局中医药古籍保护与利用能力建设项目办公室

二〇一四年十二月

许 序

"中医"之名立，迄今不逾百年，所以冠以"中"字者，以别于"洋"与"西"也。慎思之，明辨之，斯名之出，无奈耳，或亦时人不甘泯没而特标其犹在之举也。

前此，祖传医术（今世方称为"学"）绵延数千载，救民无数；华夏屡遭时疫，皆仰之以度困厄。中华民族之未如印第安遭染殖民者所携疾病而族灭者，中医之功也。

医兴则国兴，国强则医强。百年运衰，岂但国土肢解，五千年文明亦不得全，非遭泯灭，即蒙冤扭曲。西方医学以其捷便速效，始则为传教之利器，继则以"科学"之冕畅行于中华。中医虽为内外所夹击，斥之为蒙昧，为伪医，然四亿同胞衣食不保，得获西医之益者甚寡，中医犹为人民之所赖。虽然，中国医学日益陵替，乃不可免，势使之然也。呜呼！覆巢之下安有完卵？

嗣后，国家新生，中医旋即得以重振，与西医并举，探寻结合之路。今也，中华诸多文化，自民俗、礼仪、工艺、戏曲、历史、文学，以至伦理、信仰，皆渐复起，中国医学之兴乃属必然。

迄今中医犹为国家医疗系统之辅，城市尤甚。何哉？盖一则西医赖声、光、电技术而于20世纪发展极速，中医则难见其进。二则国人惊羡西医之"立竿见影"，遂以为其事事胜于中医。然西医已自觉将入绝境：其若干医法正负效应相若，甚或负远逾于正；研究医理者，渐知人乃一整体，心、身非如中世纪所认定为二对立物，且人体亦非宇宙之中心，仅为其一小单位，与宇宙万象万物息息相关。认识至此，其已向中国医学之理念"靠拢"矣，虽彼未必知中国医学何如也。唯其不知中国医理何如，纯由其实践而有所悟，益以证中国之认识人体不为伪，亦不为玄虚。然国人知此趋向者，几人？

国医欲再现宋明清高峰，成国中主流医学，则一须继承，一须创新。继承则必深研原典，激清汰浊，复吸纳西医及我藏、蒙、维、回、苗、彝诸民族医术之精华；创新之道，在于今之科技，既用其器，亦参照其道，反思己之医理，审问之，笃行之，深化之，普及之，于普及中认知人体及环境古今之异，以建成当代国医理论。欲达于斯境，或需百年欤？予恐西医既已醒悟，若加力吸收中医精粹，促中医西医深度结合，形成21世纪之新医学，届时"制高点"将在何方？国人于此转折之机，能不忧虑而奋力乎？

予所谓深研之原典，非指一二习见之书、千古权威之作；就医界整体言之，所传所承自应为医籍之全部。盖后世名医所著，乃其秉诸前人所述，总结终生行医用药经验所得，自当已成今世、后世之要籍。

盛世修典，信然。盖典籍得修，方可言传言承。虽前此50余载已启医籍整理、出版之役，惜旋即中辍。阅20载再兴整理、出版之潮，世所罕见之要籍千余部陆续问世，洋洋大观。

今复有"中医药古籍保护与利用能力建设"之工程，集九省市专家，历经五载，董理出版自唐迄清医籍，都 400 余种，凡中医之基础医理、伤寒、温病及各科诊治、医案医话、推拿本草，俱涵盖之。

噫！璐既知此，能不胜其悦乎？汇集刻印医籍，自古有之，然孰与今世之盛且精也！自今而后，中国医家及患者，得览斯典，当于前人益敬而畏之矣。中华民族之屡经灾难而益蕃，乃至未来之永续，端赖之也，自今以往岂可不后出转精乎？典籍既蜂出矣，余则有望于来者。

谨序。

第九届、十届全国人大常委会副委员长

许嘉璐

二〇一四年冬

王 序

　　中医学是中华民族在长期生产生活实践中，在与疾病作斗争中逐步形成并不断丰富发展的医学科学，是中国古代科学的瑰宝，为中华民族的繁衍昌盛作出了巨大贡献，对世界文明进步产生了积极影响。时至今日，中医学作为我国医学的特色和重要医药卫生资源，与西医学相互补充、相互促进、协调发展，共同担负着维护和促进人民健康的任务，已成为我国医药卫生事业的重要特征和显著优势。

　　中医药古籍在存世的中华古籍中占有相当重要的比重，不仅是中医学术传承数千年最为重要的知识载体，也是中医为中华民族繁衍昌盛发挥重要作用的历史见证。中医药典籍不仅承载着中医的学术经验，而且蕴含着中华民族优秀的思想文化，凝聚着中华民族的聪明智慧，是祖先留给我们的宝贵物质财富和精神财富。加强对中医药古籍的保护与利用，既是中医学发展的需要，也是传承中华文化的迫切要求，更是历史赋予我们的责任。

　　2010 年，国家中医药管理局启动了中医药古籍保护与利用能力建设项目。这既是传承中医药的重要工程，也是弘扬优秀民族文化的重要举措，不仅能够全面推进中医药的有效继承和创新发展，为维护人民健康做出贡献，也能够彰显中华民族的璀璨文化，为实现中华民族伟大复兴的中国梦作出贡献。

相信这项工作一定能造福当今，嘉惠后世，福泽绵长。

国家卫生与计划生育委员会副主任

国家中医药管理局局长

中华中医药学会会长

王国强

二〇一四年十二月

马 序

　　新中国成立以来，党和国家高度重视中医药事业发展，重视古籍的保护、整理和研究工作。自 1958 年始，国务院先后成立了三届古籍整理出版规划小组，分别由齐燕铭、李一氓、匡亚明担任组长，主持制订了《整理和出版古籍十年规划（1962—1972）》《古籍整理出版规划（1982—1990）》《中国古籍整理出版十年规划和"八五"计划（1991—2000）》等，而第三次规划中医药古籍整理即纳入其中。1982 年 9 月，卫生部下发《1982—1990 年中医古籍整理出版规划》，1983 年 1 月，中医古籍整理出版办公室正式成立，保证了中医古籍整理出版规划的实施。2002 年 2 月，《国家古籍整理出版"十五"（2001—2005）重点规划》经新闻出版署和全国古籍整理出版规划领导小组批准，颁布实施。其后，又陆续制定了国家古籍整理出版"十一五"和"十二五"重点规划。国家财政多次立项支持中国中医科学院开展针对性中医药古籍抢救保护工作，文化部在中国中医科学院图书馆专门设立全国唯一的行业古籍保护中心，国家先后投入中医药古籍保护专项经费超过 3000 万元，影印抢救濒危珍、善、孤本中医古籍 1640 余种，开展了海外中医古籍目录调研和孤本回归工作。2010 年，国家财政部、国家中医药管理局安排国家公共卫生专项资金，设立了"中医药古籍保护与利用能力建设项目"，这是继 1982～1986 年第一批、第二批重要中医药古籍整理之后的又一次大规模古籍整理工程，重点整理新中国成立后未曾出版的重要古籍，目标是形成并普及规范的通行本、传世本。

为保证项目的顺利实施，项目组特别成立了专家组，承担咨询和技术指导，以及古籍出版之前的审定工作。专家组中的许多成员虽逾古稀之年，但老骥伏枥，孜孜不倦，不仅对项目进行宏观指导和质量把关，更重要的是通过古籍整理，以老带新，言传身教，培养一批中医药古籍整理研究的后备人才，促进了中医药古籍保护和研究机构建设，全面提升了我国中医药古籍保护与利用能力。

作为项目组顾问之一，我深感中医药古籍保护、抢救与整理工作的重要性和紧迫性，也深知传承中医药古籍整理经验任重而道远。令人欣慰的是，在项目实施过程中，我看到了老中青三代的紧密衔接，看到了大家的坚持和努力，看到了年轻一代的成长。相信中医药古籍整理工作的将来会越来越好，中医药学的发展会越来越好。

欣喜之余，以是为序。

中国中医科学院研究员

马继兴

二〇一四年十二月

校注说明

　　《法古录》是一部本草专书，清·鲁永斌辑。鲁永斌，号宪德，山阴县（今浙江省绍兴市）人，其人生平史志无载，据书叙之末题记，本书写成于乾隆四十五年庚子（1780），自称已"年近古稀"，则其大约出生于清康熙五十二年（1713）后，卒年不详。鲁氏早年习儒，好古不倦，深受儒家思想影响。晚年开始学习和研究医经本草著作，其自叙曰"心专医学，时取古人之本草而博览之"，得医书之精义，则抄而录之。又感本草诸书或药味过少，或论药过简，或如《本草纲目》（简称《纲目》）之类，药论俱繁，缺少一部规模适度、便于读者批阅学习的本草著作。因此，鲁氏在素日积累的基础上，参阅《纲目》《本草备要》诸书，存众药之本性，集先哲之名言，汇为一编，名之《法古录》。

　　全书共分为天集、地集、人集三卷。天集包括总论部分的"法古录叙""集古""凡例""用药总义"和各论部分的草部药物；地集主要收录木部、果部、谷部和菜部药物；人集主要收录水部、土部、金部、石部、人部、禽部、兽部、鳞部、介部和虫部药物。全书共收正药品种 547 种，附药 296 种，总计843 种。

　　本书所选药物品种与《本草备要》大体相当，药物排列也采用其系统，药物品种依据《纲目》作了适当补充。如"禽"部药物，《本草备要》只收 5 种，本书增至 10 种，其余品类药物也有不同程度的增改。在药物分类方面，《本草备要》将药物分为 8 个部分，本书参照前代本草著作拆分为 15 类。如《本草备要》"禽兽"本为一部，本书析为两类。其余"金石水土""谷菜""鳞介鱼虫"等亦加以析分。但是其药物分类并未吸收《纲目》药物品类划分的新成果，存在着鳞介不分、鱼虫相混的不足。

本书正文内容主要节引或义引自李时珍《纲目》和汪昂《本草备要》，少量内容录自《开宝本草》和《本草汇》等书。所有引文中《纲目》所占篇幅最多，其次为《本草备要》，《开宝本草》和《本草汇》虽有引用，但篇幅极少。鲁氏引录诸家之文，先标出处，次书引文，一药之中引文多至20余家，所选录医家药论均经过斟酌去取，精心编排，文句亦经仔细推敲，颇具匠心。每药之下虽罗列历代诸家之语，但每味药物的采集、性味、功用、主治、炮制、配伍、宜忌，前后相贯，读来有浑然一体之感。

本书成书后并未付印，仅以稿本存世，后虽经影印，但由于旧式文字和版式阅读不便等原因，流传不广，识者不多。鲁氏编辑此书颇费匠心，遵好古不倦之志，循存众药本性之旨，集先哲本草之精华语，首尾一贯，锻炼成篇，于本草药性多有启发，对于中医药学习、研究和爱好者来说，不失为一部集思广益之作。

本书仅有上海中医药大学图书馆清乾隆四十五年（1780）原作者稿本，上海科学技术出版社1984年据原稿本曾影印出版。

本次整理以清乾隆四十五年（1780）原稿本为底本，并他校本书所引《黄帝内经素问》《证类本草》《本草纲目》《本草汇》《本草备要》诸书，遵照《中医古籍整理规范》要求，对全书进行了精心校勘和整理，具体处理方法如下。

一、标点

根据本书的实际内容，除标题外，对正文按引文出处适当分段，对全书进行标点。

二、校勘

以本书所引前代著作进行他校。尽管本书所列本草诸家繁多，但引文经与本草诸书核对，主要源自《本草纲目》《本草备要》《证类本草》《本草汇》，故本书他校以此四书为主，适当他校转引之书，如《黄帝内经素问》《苏沈良方》《圣济总录》等，并参以本校和理校，具体方法如下：

1. 凡底本中因写误的错别字及俗写字、异体字、古字，如太作大、少作小、己已作巳、主作生、毋作母、鼓作皷、炳作炳、燥作躁、赢作赢、暖作煖、痹作痹、粗作麁、蛔作蚘、奸作奸、胸作胷、效作効、纳作内、疹作胗、翻作番、罐作鑵等，予以径改，不出校。

2. 本书引文以节引和义引为主，凡底本与校本互异，若显系底本有误、脱、衍、倒有碍文义者，则据他校本或本书前后文例、文义改之、补之、删之或乙正之，并出校注明。若怀疑底本有误、脱、衍、倒者与所引之书二义虽异而均通者，则不改动原文，只出校注明疑误理由。若底本因纸残致脱文字者，凡能据字形轮廓、所引之书及医理大体可以判定出某字者，则补其字，并出注说明。

3. 原书中的药物名称如三棱作三稜、芒消作芒硝、牛蒡子作牛旁子、海金沙作海金砂、白扁豆作白藊豆、白鲜皮作白藓皮、紫菀作紫苑、栝楼作括楼或括蒌、白及作白芨、茴香子作懷香子、柏木作檗木、白僵蚕作白殭蚕等，凡属非别名之俗写字、异体字，一律径改为规范药物名称。

4. 原书为分卷目录，今均按原书正文标题，并参照原有细目，重新编订本书目录，置于正文之前。目录与正文标题不一致者，以正文内容加以校核，对正文标题或目录进行适当修改调整，凡据目录修改正文标题者均出校注明，凡据正文标题修改目录者不出校。"天集"总论之中部分篇章仅以段首两字抬头分别篇目，未设标题，为便于区分篇目，方便阅读和编目，今均据其文旨和前后文例补充标题，并出注说明。

5. 原书总论及每部类首尾有"鲁永斌之印""宪德""永斌""好古不倦""书林人家"等鲁氏本人印鉴，因无关文义，今并删之。

6. 本书"叙""集古""凡例"三篇原属"大集"总论部分，因其对本书阅读和利用有指导性质故将此三篇提至目录之前，以方便读者使用。

三、注释

1. 对难字、僻字、异读字，均先采用汉语拼音加直音的方法加以注音，后释字义，再出书证。书证均选取早于本书者。

2. 对费解的专用名词或术语加以注释，先释词义，后出书证。

3. 对本书常用的通假字予以指明，并解释其假借义。

叙①

古者民有疾病，未知药石。炎帝神农氏始味草木之滋，察其寒温平热之性，辨其君臣佐使之义，作方书以疗民疾，而医道立矣。嗣即黄帝继之，咨于岐伯，伦②《内经》，处方饵，而雷公、桐君之属佐之。由是而魏、晋、唐、宋，以及我朝，诸名医之相继而作本草者，历代各有其人，各存其说，议论药性，增删著述，其载籍有不可胜纪者矣。然《汤液》之品类少者，既过于简，而《纲目》之讲议多者，又觉其繁，使观者何所折衷也。是必于药性之主治而应用者确切指陈，务使繁简合宜，明白晓畅，而后可以启后学而裨实用。余今年近古稀，心专医学，时取古人之本草而博览之，得其精义，即为采录。存众物之本性，集先哲之名言，汇为一编，以传斯世。非敢自附于作者之末，不过好古而纂述之。名为《法古》，实即宜今，后之医者庶可以得集成之益云尔。

时乾隆四十五年九月九日

山阴③鲁永斌宪德题于飞来峰之东武山房

叙

一

---

① 叙："叙"及后文"集古""凡例"原属本书"天集"总论部分，为便于阅读使用，故将其提前至此。

② 伦：同"论"，叙说。《淮南子·修务训》："书传之微者，惟圣人能论之。"高诱注："论，叙也。"《广韵·魂韵》："论，说也。"

③ 山阴：今浙江省绍兴市，秦汉时设立，属会稽郡。

集　古

《神农本草经》梁·陶弘景注

陶弘景《名医别录》弘景，字通明，号华阳隐居，谥贞白先生

魏

《吴普本草》华佗弟子

《李当之药录》李当之亦华佗弟子

唐

苏恭《本草》

甄权《药性本草》

孙思邈《千金食治》孙真人

杨损之《删繁》

孟诜《食疗本草》

陈藏器《本草拾遗》

李珣《海药本草》

萧炳《四声本草》兰陵处士

蜀

韩保昇《本草重注》

宋

雷敩《炮炙论》敩亦称雷公，非黄帝时雷公也

北齐

徐之才《药对》

南唐

陈士良《食性本草》

宋

马志《开宝本草》

掌禹锡《嘉祐本草》

苏颂《图经本草》字之容

大明《日华本草》

金

张元素《珍珠囊》元素，字洁古

宋

唐慎微《证类本草》

陈承《别说》

寇宗奭《本草衍义》

元

王好古《汤液本草》好古，字进之，号海藏

李杲《用药法象》杲，字明之，号东垣

朱震亨《本草补遗》字彦修，世称丹溪先生

吴瑞《日用本草》字瑞卿

明

汪颖《食物本草》

王纶《集要》纶，字汝言，号节斋

陈嘉谟《本草蒙筌》字廷采

周宪王《救荒本草》王，号诚斋

宁原《食鉴本草》

汪机《本草会编》机，字省之

徐用诚《发挥》字彦纯

李时珍《本草纲目》号濒湖

清

汪讱庵《本草备要》名昂

凡　例

　　历代名医用药以活人，即著书以传世。故有言以人著者，亦有人以言重者。后之览者，考其姓名，察其意旨，则医学从此精进焉。近世医者掠古人之名姓议论，而妄参以臆说，不但埋没先哲，而且不解病源，欲其用药不错也难矣。兹集采录诸家，悉存姓字，如神农《本经》、雷敩《炮炙》、弘景、洁古之名，海藏、濒湖之号，各著于本草之中，则其言传，其人传，而是书亦无不传。

　　诸家本草，原欲使人对证发药也。若第言某药治某病，而不言其所以主治之由；第云某病用某药，而不告其所以当用之理，后学开卷茫然，莫知精义。即间有指示病情，训解药性，而说焉不详，语焉不精，能使①观者之心目豁然而洞然耶？兹集采录诸家议论，条分缕析，俱有②实义，可使知医之人一览了然。

　　药性经络，俱各载于药品之下。譬如色青味酸者入肝，即知其入足厥阴经也，何必另注厥阴等字。余经皆然，省而不赘。

　　药品主治，诸家析言者少，统言者多。如治痰之药，有治燥痰者，有治湿痰者，诸书第以除痰概之；头痛之药，有治内伤者，有治外感者，诸书惟言治头痛而已，殊觉混施，不无贻误。且如中风有数十余种，伤寒有二十余条，痹非一端，疝非一症，而更有虚实寒热之不同，老少强弱之各异，若但以一药

----

①　使：原残，据残字及文义补。
②　有：原残，据残字及文义补。

而概治之，则不无阙略而鲜效矣。兹集采录各家治法，分别而施，极其精详。如某病宜用某药，忌用某药，皆显而言之，切而指之，庶无阙略贻误之弊。

看本草者，当先知病症。因症用药，则药与症符，而病即可除。今世医家，错认病症而妄用药品，非徒无益而又害也。兹集采录先贤之论证用药者，而确切指示，见者可以静观自得焉。

药性有相畏相反者，各家本草俱载，而兹集不载。盖以相畏乃以相制，相反乃以相成。先哲曾言此义，虽并用无妨也，故不载。若药有断不可合用，用则伤人者，又于药品下详言之。

草、木、虫、鱼、人、物、鸟、兽、金、石、水、土各有性情，各有功用。兼且出有其地，取有其时。制伏者，咸有其法；煅制者，悉有其方。兹集采录诸说，既可以知天下之物情，亦可以资一生之博雅，见者可详阅之。

目 录

人　集

法古录

一二

天　集

用药总义

药有五味宜忌

岐伯曰：木生酸，火生苦，土生甘，金生辛，水生咸。辛散、酸收、甘缓、苦坚、咸耎①。毒药攻邪，五谷为养，五果为助，五畜为益，五菜为充，气合而服之，以补精益气，此五味各有所利，四时五脏病随所宜也。

五欲

肝欲酸，心欲苦，脾欲甘，肺欲辛，肾欲咸。此五味合五脏气也。

五宜

青色宜酸，肝病宜食酸；赤色宜苦，心病宜食苦；黄色宜甘，脾病宜食甘；白色宜辛，肺病宜食辛；黑色宜咸，肾病宜食咸。此五色合五味以配五脏之所宜者也。

五禁

肝病禁辛，宜食甘。心病禁咸，宜食酸。脾病禁酸，宜食咸。肺病禁苦，宜食酸。肾病禁甘，宜食辛。

时珍曰：五谷者，五味入胃，喜归本脏。有余之病，宜木味通之。五禁者，五脏不足之病，畏其所胜，而宜其所不胜。

---

① 耎（ruǎn 阮）：同"软"。柔弱。《玉篇·大部》："耎，柔也。"《素问·经脉别论》："心欲耎，急食咸以耎之。"王冰注："以脏气好耎，故以咸柔耎也。"

五走

酸走筋，筋病毋多食酸，多食酸令人癃。酸气涩收，胞得酸而缩卷，故水道不通也。苦走骨，骨病毋多食苦，多食令人变呕。苦入下脘，三焦皆闭，故变呕也。甘走肉，肉病毋多食甘，多食令人悗心。甘气柔润，胃柔则缓，缓则虫动，故悗心也。辛走气，气病毋多食辛，多食令人洞心。辛走上焦，与气俱行，入留心下，故洞心也。咸走血，血病毋多食咸，多食令人渴。血与咸相得则凝，则胃汁注之，故咽路焦而舌本干也。

五伤

酸伤筋，辛胜酸。苦伤气，咸胜苦。甘伤肉，酸胜甘。辛伤皮毛，苦胜辛。咸伤血，甘胜咸。

五过

味过于酸，肝气以津，脾气乃绝，肉胝伤胎而唇揭。味过于苦，脾气不濡，胃气乃厚，皮槁而手拔。味过于甘，心气喘满，色黑，肾气不平，骨痛而发落。味过于辛，筋脉沮绝，精神乃失，筋急而爪枯。味过于咸，大骨气劳，短心气抑①，脉凝滞而变色。

时珍曰：五走五伤者，本脏之味自伤也，即阴之五宫，伤在五味也。五过者，本脏之味伐其所胜也，即脏气偏胜也。

药有补泻

肝苦急血燥苦急，急食甘以缓之；肝欲散木喜条达，急食辛以散之；以辛补之，以酸泻之以散为补，以敛为泻。心苦缓缓则散逸，急食酸以收之；心欲软，急食咸以软之；以咸补之

---

① 短心气抑：《素问·生气通天论》作"短肌，心气抑"。

按：水能克火，然心以下交于肾为补，取既济之义也，以甘泻之。脾苦湿，急食苦以燥之；脾欲缓舒和，急食甘以缓之；以甘补之，以苦泻之。肺苦气上逆火旺克金，急食苦以泻之；肺欲收，急食酸以收之；以酸补之，以辛泄之。肾苦燥，急食辛以润之；肾欲坚坚固则无狂荡之患，急食苦以坚之；以苦补之，以咸①泻之。此五脏补泻之义也。

药有升降浮沉

味薄者升，甘平、辛平、辛微温、微苦平之药是也。气薄者降，甘寒、甘凉、甘淡寒凉、酸温、酸平、咸平之药是也。气厚者浮，甘热、辛热之药是也。味厚者沉，苦寒、咸寒之药是也。气味平者，兼四气四味，甘平、甘温、甘凉、甘辛平、甘微苦平之药是也。

李时珍曰：酸咸无升，甘辛无降，寒无浮，热无沉，其性然也。而升者引之以咸寒，则沉而直达下焦；沉者引之以酒，则浮而上至颠顶。此非窥天地之奥而达造化之权者，不能至此。一物之中，有根升、梢降，生升、熟降，是升降在物亦在人也。

药有君臣佐使

岐伯曰：方制君臣者，主病之谓君，佐君之谓臣，应臣之谓使，非上、中、下三品之谓也。所以明善恶之殊贯也。

张元素曰：为君者最多，为臣者次之，佐者又次之。药之于证，所主同者，则各等分。或云力大者为君。

李东垣曰：凡药之所用，皆以气味为主。补泻在味，随时

---

① 以咸：原字残缺，据《本草备要·药性总义》补。

换气。主病为君，假令治风，防风为君；治寒，附子为君；治湿，防己为君；治上焦热，黄芩为君；中焦热，黄连为君。兼见何证，以佐使药分治之，此制方之要也。

药有根茎花实苗皮骨肉

元素曰：凡药根之在土中者，中半已上，气脉之上行也，以生苗者为根；中半已下，气脉之下行也，以入土者为梢。病在中焦与上焦者，用根；在下焦者，用梢，根升梢降。人之身半已上，天之阳也，用头；中焦用身①；身半已下，地之阴也，用梢。虽一药而根梢各别用之，或差服亦罔效②。药之为枝者达四肢，为皮者达皮肤，为心、为干者内行脏腑。质之轻者上入心、肺，重者下入肝、肾。中空者发表，内实者攻里。枯燥者入气分，润泽者入血分。此上下内外，各以其类相从也。

时珍曰：草木有单使一件者，如羌活之根，木通之茎，款冬之花，葶苈之实，败酱之苗，大青之叶，大腹之皮，郁李之核，柏木之皮，沉香之节，苏木之肌，胡桐之泪，龙脑之膏是也。有兼用者，远志、小草、蜀漆、常山之类是也。有全用者，枸杞、甘菊之类是也。有一物两用者，当归头尾，麻黄根节，赤白茯苓，牛膝春夏用苗、秋冬用根之类是也。羽毛、鳞介、玉石、水火之属，往往皆然，不可一律论也。

药有七情③

有单行者，有相须者，有相使者，有相畏者，有相恶者，

---

① 身：原残，据《纲目》卷一《神农本经名例》补。
② 罔效：原残，据《纲目》卷一《神农本经名例》补。
③ 药有七情：原无，据文义及文例增。

有相反者，有相杀者。凡此七情，合和视之。当用相须、相使者良，勿用相恶、相反者。若有毒宜制，可用相畏、相杀者；不尔，勿合用也。

弘景曰：古方用药，亦有相恶、相反者并用，乃不为害。非妙达精微者，不知此理。如半夏有毒，须用生姜，取其相畏相制也。

宗奭曰：牛黄恶龙骨，而龙骨得牛黄更良，此因其①制伏故也。

东垣曰：防风能制黄芪，黄芪得防风其功愈大，乃相畏而相使也。

时珍曰：药有七情，独行者，单方不用辅也。相须者，同类不可离也，如人参、甘草、黄柏、知母之类。相使者，我之佐使也。相恶者，夺我之能也。相畏者，受彼之制也。相反者，两不相合也。相杀者，制彼之毒也。古方多有用相恶、相反者。盖相须、相使同用者，帝道也；相畏、相杀同用者，王道也；相恶、相反同用者，霸道也。有经有权，在用者识悟尔。

土地所出，真伪陈新，并各有法

宗奭曰：凡用药必须择土地所宜者为真。如上党人参、川西当归、齐州半夏、华州细辛。东壁土、冬月灰、半天河水②、热汤、浆水之类，其物至微，其用至广，盖亦有理。若不推究厥理，治病徒费其功。

杲曰：凡诸草、木、昆虫，产之有地；根、叶、花、实，采之有时。失其地，则性味少异；失其时，则气味不全。又况

---

① 因其：《纲目》卷一《神农本经名例》引寇宗奭作"有以"。
② 半天河水：又称上池水。指雨后竹篱头上、空树穴中及竹叶上之雨水。

新陈之不同，精粗之不等。倘不择而用之，其不效者医之过也。陶隐居《本草》言狼毒、枳实①、橘皮、半夏、麻黄、吴茱萸，皆须陈久者良，其余须精新也。然大黄、木贼、荆芥、芫花、槐花之类，亦宜陈久，不独六陈也。

药有宣、通、补、泄、轻、重、涩、滑、燥、湿十种

宣剂

之才曰：宣可去壅，生姜、橘皮之属是也。

杲曰：外感六淫之邪，欲传入里，三阴实而不受，逆于胸中，天分气分窒塞不通，而或哕、或呕，所谓壅也。三阴者，脾也。故必破气药，如姜、橘、藿香、半夏之类，泻其壅塞。

从正曰：仲景言春病在头，大法宜吐，是宣剂即涌剂也。凡风痫中风，胸中诸实，痰饮寒结，胸中热郁，上而不下，久则嗽喘满胀，水肿之病生焉，非宣剂莫能愈也。吐中有汗，如引涎、追泪、嚏鼻，凡上行者，皆吐法也。

时珍曰：壅者，塞也；宣者，布也，散也。郁塞之病，不升不降，传化失常，或郁久生病，或病久生郁。必药以宣布敷散之，不独涌越为宣也。是以气郁有余，则香附、抚芎之属以开之；不足，则补中益气以运之。火郁，微则山栀、青黛以散之，甚则升阳解肌以发之；湿郁，微则苍术、白芷之属以燥之，甚则风药以胜之；痰郁，微则南星、橘皮之属以化之，甚则瓜蒂、藜芦之属以涌之；血郁，微则桃仁、红花以行之，甚则或吐或利以逐之；食郁，微则山楂、神曲以消之，甚则上涌下利以去之。皆宣剂也。

---

① 枳实：原作"只实"，据《纲目》卷一《神农本经名例》补。

通剂

之才曰：通可去滞，通草、防己之属是也。

完素曰：留而不行，必通以行之，如水病为痰癖之类。以木通、防己之属攻其内，则留者行也。滑石、茯苓、芫花、甘遂、大戟、牵牛之类是也。

从正曰：通者，流通也。前后不得溲便，宜木通、海金沙、琥珀、大黄之属通之。痹痛郁滞，经隧不利，亦宜通之。

时珍曰：滞，留滞也。湿热之邪留于气分，而为痛痹癃闭者，宜淡味之药，上助肺气下降，通其小便，而泄气中之滞，木通、猪苓之类是也。湿热之邪留于血分，而为痹痛肿注、二便不通者，宜苦寒之药下引，通其前后，而泄血中之滞，防己之类是也。《经》曰：味薄者通，故淡味之药谓之通剂。

补剂

之才曰：补可去弱，人参、羊肉之属是也。

杲曰：人参甘温，能补气虚；羊肉甘热，能补血虚。羊肉补形，人参补气。凡气味与二药同者，皆是也。

时珍曰：《经》云：精不足者补之以味，形不足者补之以气。又云：虚则补其母。生姜之辛补肝，炒盐之咸补心，甘草之甘补脾，五味子之酸补肺，黄柏之苦补肾。又如茯神之补心气，生地黄之补心血；人参之补脾气，白芍药之补脾血；黄芪之补肺气，阿胶之补肺血；杜仲之补肾气，熟地黄之补肾血；芎䓖之补肝气，当归之补肝血之类皆补剂。不特人参、羊肉为补也。

泄剂

之才曰：泄可去闭，葶苈、大黄之属是也。

杲曰：葶苈苦寒，气味俱厚不减大黄，能泄肺中之闭，又泄大肠。大黄走而不守，能泄血闭肠胃渣秽之物。一泄气闭，利小便；一泄血闭，利大便。凡与二药同者，皆然。

从正曰：实则泻之。诸痛为实，痛随利减。芒硝、大黄、牵牛、甘遂、巴豆之属皆泻剂也。其催生下乳，磨积逐水，破经泄气，凡下行者皆下法也。

时珍曰：去闭，当作去实。《经》云：实者泻之，实则泻其子是矣。五脏五味皆有泻，不独葶苈、大黄也。肝实，泻以芍药之酸；心实，泻以甘草之甘；脾实，泻以黄连之苦；肺实，泻以石膏之辛；肾实，泻以泽泻之咸是矣。

轻剂

之才曰：轻可去实，麻黄、葛根之属是也。

从正曰：风寒之邪，始客皮肤，头痛身热，宜解其表，《内经》所谓轻而扬之也。痈疮疥痤，俱宜解表，汗以泄之，毒以熏之，皆轻剂也。凡熏洗蒸炙，熨烙刺砭，导引按摩，皆汗法也。

时珍曰：当作轻可去闭。有表闭、里闭、上闭、下闭。表闭者，风寒伤营，腠理闭密，阳气怫郁，不能外出，而为发热、恶寒、头痛、脊强诸病，宜轻扬之剂发其汗而表自解也。里闭者，火热郁抑，津液不行，皮肤干闭，而为肌热、烦热、头痛、目肿、昏瞀、疮疡诸病，宜轻扬之剂以解其肌而火自散也。上闭有二：一则外寒内热，上焦气闭，发为咽喉闭痛之证，宜辛凉之剂以扬散之则闭自开。一则饮食寒冷抑遏阳气在下，发为胸膈痞满闭塞之证，宜扬其清而抑其浊，则痞自泰也。下闭亦有二：有阳气陷下，发为里急后重，数至圊而不行之证，但升其阳而大便自顺，所谓下者举之也；有燥热伤肺，金气膹郁，窍闭于上，而膀胱闭于下，为小便不利之证，以升麻之类探而吐之，上窍通而小便自利矣，所谓病在下取之上也。

重剂

之才曰：重可去怯，磁石、铁粉之属是也。

时珍曰：重剂凡四。有惊则气乱而魂气飞扬，如丧神守者；有怒则气逆而肝火激烈、病狂善怒者，并铁粉、雄黄之类以平其肝。有神不守舍而多惊健忘、迷惑不宁者，宜朱砂、紫石英之类以镇其心。有恐则气下，精志失守而畏如人将捕者，宜磁石、沉香之类以安其肾。大抵重剂压浮火而坠痰涎，不独治怯也。故诸风掉眩及惊痫痰喘之病，吐逆不止及反胃之病，皆浮火痰涎为害，俱宜重剂以坠之。

滑剂

之才曰：滑可去着，冬葵子、榆白皮之属是也。

完素曰：涩则气着，必滑剂以利之。滑能养窍，故润利也。

从正曰：大便燥结，宜麻仁、郁李之类；小便淋沥，宜葵子、滑石之类。前后不通，两阴俱闭也，名曰三焦约。约者，束也。宜先以滑剂润养其燥，然后攻之。

时珍曰：着者，有形之邪，留着于经络脏腑之间也，便尿、浊带、痰涎、胞胎、痈肿之类是矣，皆宜滑药以引去其留着之物。此与木通、猪苓通以去滞相类而不同。木通、猪苓，淡泄之物，去湿热无形之邪；葵子、榆皮，甘滑之类，去湿热有形之邪。故彼曰滞，此曰着也。大便涩者，菠稜①、牵牛之属；小便涩者，车前、榆皮之属；精窍涩者，黄柏、葵花之属；胞胎涩者，黄葵子、王不留行之属；引痰涎自小便去者，则半夏、茯苓之属；引疮毒自小便去者，则五叶藤、萱草根之属，皆滑

---

① 菠稜：菠菜。

剂也。半夏、南星皆辛而涎滑，能泄湿气、通大便，盖辛能润、能走气、能化液也。或以为燥物，谬矣。湿去则土燥，非二物性燥也。

涩剂

之才曰：涩可去脱，牡蛎、龙骨之属是也。

完素曰：滑则气脱，如开肠洞泄、便溺遗失之类，必涩剂以收敛之。

从正曰：寝汗不禁，涩以麻黄根、防风；滑泄不已，涩以豆蔻、枯矾、木贼、罂粟壳；喘嗽上奔，涩以乌梅、诃子。凡酸味同乎涩者，收敛之义也。然此种皆宜先攻其本，而后收之可也。

时珍曰：脱者，气脱也，血脱也，精脱也，神脱也。脱则散而不收，故用酸涩温平之药，以敛其耗散。汗出亡阳，精滑不禁，泄痢不止，大便不固，小便自遗，久嗽亡津，皆气脱也。下血不已，崩中暴下，诸大亡血，皆血脱也。牡蛎、龙骨、海螵蛸、五倍子、五味子、乌梅、榴皮、诃黎勒、罂粟壳、莲房、棕灰、赤石脂、麻黄根之类，皆涩药也。气脱兼以气药，血脱兼以血药及兼气药，气者血之帅也。脱阳者见鬼，脱阴者目盲，此神脱也，非涩药所能收也。

燥剂

之才曰：燥可去湿，桑白皮、赤小豆之属是也。

完素曰：湿气淫胜，肿满脾湿，必燥剂以除之，桑皮之属。湿胜于上，以苦吐之，以淡渗之是也。

时珍曰：湿有外感，有内伤。外感之湿，雨露岚雾，地气水湿，袭于皮肉筋骨经络之间；内伤之湿，生于水饮酒食及脾弱肾强，固不可一例言也。故风药可以胜湿，燥药可以除湿，淡药可以渗湿，泄小便可以引湿，利大便可以逐湿，吐痰涎可以祛湿。湿而有热，苦寒之剂燥之；湿而有寒，辛热之剂燥之；不独桑皮、小豆为燥剂也。湿去则燥，故谓之燥。

润剂

之才曰：湿可去枯，白石英、紫石英之属是也。

完素曰：津耗为枯。五脏痿弱，营卫涸流，必湿剂以润之。

时珍曰：湿剂当作润剂。枯者燥也，阳明燥金之化，秋令也。风热怫甚，则血液枯涸而为燥病。上燥则渴，下燥则结；筋燥则强，皮燥则揭；肉燥则裂，骨燥则枯；肺燥则痿，肾燥则消。凡麻仁、阿胶膏润之属，皆润剂也。养血，则当归、地黄之属；生津，则麦门冬、栝楼根之属；益精，则苁蓉、枸杞之属。若但以石英为润药则偏矣。

药有色味气性所入①

凡药色青、味酸、气臊、性属木者，皆入足厥阴肝、足少阳胆经；色赤、味苦、气焦、性属火者，皆入手少阴心、手太阳小肠经；色黄、味甘、气香、性属土者，皆入足太阴脾、足阳明胃经；色白、味辛、气腥、性属金者，皆入手太阴肺、手阳明大肠经；色黑、味咸、气腐、性属水者，皆入足少阴肾、足太阳膀胱经。十二经中，惟手厥阴心包、手少阳三焦经无所主，其经通于足厥阴、少阳。厥阴主血，诸药入肝经血分者并入心包；少阳主气，诸药入胆经气分者并入三焦。命门相火，散行于胆、三焦、心包络，故入命门者并入三焦。此诸药入诸经之部分也。

---

① 药有色味气性所入：原无此标题，校者据文义及文例增。

药有形性气质所入①

药之为物，各有形、性、气、质。其入诸经，有因形相类者，如连翘似心而入心，荔枝核似睾丸而入肾之类；有因性相从者，如属木者入肝，属水者入肾；润者走血分，燥者入气分；本天者亲上，本地者亲下之类；有因气相求者，如气香入脾，气焦入心之类；有因质相同者，如药之头入头，干入身，枝入肢，皮行皮。又如红花、苏木，汁似血而入血之类，自然之理，可以意得也。

药之名以形色气味质时能②

药有以形名者，人参、狗脊之类是也；有以色名者，黄连、黑参之类是也；有以气名者，香薷之类是也；有以味名者，甘草、苦参之类是也；有以质名者，石膏、石脂、归身、归尾之类是也；有以时名者，夏枯、款冬之类是也；有以能名者，何首乌、骨碎补之类是也。

药有因其性为用者，有因其所胜而为制者，有气同则相求者，有气相克则相制者，有气有余而补不足者，有气相感则以意使者，有质同而性异者，有名异而实同者。故蛇之性上窜而引药，蝉之性外脱而退翳，虻饮血而用以治血，鼠善穿而用以治漏，所谓因其性而为用者如此。弩牙速产，以机发而不括也；杵糠下噎，以杵筑下也，所谓因其用而为使者如此。浮萍不沉水，可以胜酒；独活不摇风，可以治风，所谓因其所胜而为制也如此。麻，木谷而治风；豆，水谷而治水，所谓气相同则相求者如此。牛，土畜，乳可以止渴疾；豕，水畜，心可以镇恍

---

① 药有形性气质所入：此标题原无，据文义及文例增。
② 药之名以形色……时能：原无此标题，据文义及文例增。

惚，所谓因其气相克则相制也如此。熊肉振赢，兔肝明视，所谓其气有余补不足也如此。鲤之治水，鹜之利水，所谓因其气相感则以意使者如此。蜜成于蜂，蜜温而蜂寒；油生于麻，麻温而油寒，兹同质而异性也。蘼芜生于芎䓖，蓬累生于覆盆，兹名异而实同者也。所以如此之类，不可胜举。故天地赋形，不离阴阳，形色自然，又有法象。毛羽之类，生于阳而属于阴；鳞甲之类，生于阴而属于阳。空青法木，色青而主肝；丹砂法火，色赤而主心；云母法金，色白而主肺；磁石法水，色黑而主肾；黄石脂法土，色黄而主脾。故触类而长之，莫不有自然之理也。

药有丸散汤酒膏①

药性有宜丸者，宜散者，宜水煮者，宜酒渍者，宜膏煎者，亦有一物兼宜者，亦有不可入汤酒者，并随药性，不得违越。

华佗曰：汤可以荡涤脏腑，开通经络，调品阴阳。丸可以逐风冷，破坚积，进饮食。散可以去风寒暑湿之邪，散五脏之结伏，开肠利胃。

杲曰：汤者，荡也。去大病用之。散者，散也。去急病用之。丸者，缓也。舒缓而治之也。凡治至高之病，加酒煎；去湿，以生姜；补元气，以大枣；发散风寒，以葱白；去膈上痰，以蜜。细末者，不循经络，止去胃中及脏腑之积。气味厚者，白汤调；气味薄者，煎之，和滓服。去下部之疾，其丸极大而光且圆；治中焦者，次之；治上焦者，极小。稠面糊，取其迟化，直至下焦；或酒或醋，取其散②之意也；犯半夏、南星，

---

① 药有丸散汤酒膏：原无此标题，据底本文例、文义加。

② 散：《纲目》卷一作"收散"，当是，抄写致脱。

欲去湿者，丸以姜汁稀糊，取其易化也；水浸宿炊饼，又易化；滴水丸，又易化；炼蜜丸者，取其迟化而气循经络也；蜡丸，取其难化而旋旋取效，或毒药不伤脾胃也。

元素曰：病在头面及皮肤者，药须酒炒；在咽下脐上者，酒洗之；在下者，生用。寒药须酒浸曝干，恐伤胃也。当归酒浸，助发散之用也。

嘉谟曰：制药贵在适中，不及则功效难求，太过则气味反失。火制四：煅、炮、炙、炒。水制三：渍、泡、洗也。水火共制，蒸、煮二者焉。法造虽多，不离于此。酒制升提，姜制发散。入盐，走肾而软坚；用醋，注肝而住痛。童便制，除劣性而降下；米泔制，去燥性而和中；乳制，润枯生血；蜜制，甘缓益元；陈壁土制，窃真气骤补中焦；麦麸皮制，抑酷性勿伤上膈；乌豆汤、甘草汤渍曝，并解毒致令平和；羊酥油、猪脂油涂烧，咸渗骨容易脆断。去瓤者，免胀；抽心者，除烦。大概具陈，初学熟玩。

之才云：汤中用酒，须临熟时下之。

孟诜曰：凡服百药，忌食其心，心有毒也。

时珍曰：凡诸草木药，及滋补药并忌铁器，金性克木之生发气，肝肾受伤也。惟宜铜刀、竹刀修治乃佳。且亦有恶铜器者，宜用银器瓦罐为妙。

毒药疗病取去为度[①]

若用毒药疗病，先起如黍粟，病去即止；不去，倍之；不去，十之。取去为度。

弘景曰：今药中单行一两种有毒，只如巴豆、甘遂、将军，

---

① 毒药疗病取去为度：原无此标题，据底本文例、文义加。

不可便令尽剂。如《经》所云：一物一毒，服一丸如细麻；二物一毒，服二丸如大麻；三物一毒，服三丸如胡豆；四物一毒，服四丸如小豆；五物一毒，服五丸如大豆；六物一毒，服六丸如梧子；从此至十，皆以梧子为数。其中又有轻重，且如野狼毒、钩吻，岂如附子、芫花辈耶？此类皆须量宜。

宗奭曰：虽有此例，更合论人老少虚实，病之新久，药之多毒少毒，斟量之，不可执为定法。

草　部

黄芪[①]蜀脂

时珍曰：耆，长也。黄芪色黄，为补药之长，故名。达表生用，入补中药用蜜炙用。

甄权曰：主虚喘，肾衰耳聋，疗寒热，治发背，内补。

元素曰：黄芪甘温纯阳，其用有五：补诸虚不足，一也；益元气，二也；壮脾胃，三也；去肌热，四也；排脓止痛，活血生血，内托阴疽，为疮家圣药，五也。又曰：补五脏诸虚，治脉弦自汗，泻阴火，去虚热，无汗则发之，有汗则止之。

好古曰：黄芪，治气虚盗汗，并自汗及肤痛，是皮表之药；治咯血，柔脾胃，是中州之药；治伤寒尺脉不至，补肾脏元气，是里药。乃上中下内外三焦之药也。

丹溪曰：黄芪大补阳虚自汗。若表虚有邪，发汗不出者，服此又能自汗。又曰：黄芪补元气，肥白而多汗者为宜。若面黑形实而瘦者，服之令人胸满。

嘉谟曰：人参补中，黄芪实表。凡内伤脾胃，发热恶寒，

---

① 黄芪：原作"黄耆"，据今中药通用名改。

吐泄怠卧，胀满痞塞，神短脉微者，当以人参为君，黄芪为臣；若表虚自汗亡阳，溃疡痘疹阴疮者，当以黄芪为君，人参为臣，不可执一也。

杲曰：防风能制黄芪，黄芪得防风其功愈大，乃相畏而相使也。

甘草 国老

甄权曰：诸药中甘草为君，治七十二种乳石毒，解一千二百般草木毒，调和众药有功，故有国老之称。又曰：主腹中冷痛，治惊痫，除腹胀满，补益五脏，养肾气内伤，令人阴不痿。主妇人血沥腰痛，凡虚而多热者加用之。

《日华子》曰：安魂定魄，补五劳七伤，一切虚损，惊悸烦闷健忘，通九窍，利百脉，益精养气，壮筋骨。

李杲曰：甘草气薄味厚，可升可降，阴中阳也。阳不足者，补之以甘。甘温能除大热，故生用则气平，补脾胃不足而大泻心火；炙之则气温，补三焦元气而散表寒，除邪热，去咽痛，缓正气，养阴血。凡心火乘脾，腹中急痛，腹皮急缩者，宜倍用之。其性能缓急，而又协和诸药，使之不争。故热药得之缓其热，寒药得之缓其寒，寒热相杂者用之得其平。

好古曰：吐肺痿之脓血，消五发之疮疽。又曰：甘者令人中满，中满者勿食甘，甘缓而壅气，非中满所宜也。凡不满而用炙甘草为之补。若中满而用生甘草为之泻，能引诸药直至满所，甘味入脾，归其所喜，此升降浮沉之理也。

颂曰：按孙思邈《千金方》论云：甘草解百药毒，如汤沃雪。有中乌头、巴豆毒，甘草入腹即定，验如反掌。岭南人解蛊毒药，凡饮食时，先取炙熟甘草一寸，嚼之咽汁，若中毒，随即吐出。若经含甘草而食物不吐者，非毒物也。

时珍曰：甘草通入手足十二经，与大戟、芫花、甘遂、海藻四物相反，陶弘景言古方亦有相恶、相反者，乃不为害。非妙达精微者，不知此理。又曰：解小儿胎毒，惊痫，降火止痛。

生甘草梢

元素曰：生用治胸中积热，去茎中痛。

生甘草头

丹溪曰：行足厥阴、阳明二经污浊之血，消肿导毒。

时珍曰：主痈肿，宜入吐药。

生甘草节

时珍曰：主肿毒。

人参 神草

《本经》云：补五脏，安精神，定魂魄，止惊悸，除邪气，明目开心益智。久服轻身延年。

甄权曰：主五劳七伤，虚损痰弱，止呕哕，补五脏六腑，保中守神，消胸中痰。治肺痿及痫疾，冷气逆上，伤寒不下食。凡虚而多梦纷纭者加之。

大明云：消食开胃，调中治气，杀金石药毒。

元素曰：治肺胃阳气不足，肺气虚促，短气少气，补中缓中，泻心、肺、脾、胃中火邪，止渴生津液。又曰：人参得升麻引用，补上焦之元气，泻肺中之火；得茯苓引用，补下焦之元气，泻肾中之火；得麦门冬则生脉；得干姜则补气。

杲曰：得黄芪、甘草乃甘温除大热，泻阴火，补元气，又为疮家圣药。又曰：人参甘温，能补肺中元气。肺气旺则四脏之气皆旺，精自生而形自盛，肺主诸气故也。

时珍曰：男妇一切虚证，发热自汗，眩晕头痛，反胃吐食，痎疟，滑泻久痢，小便频数淋沥，劳倦内伤，中风中暑，痿痹，吐血，嗽血，下血，血淋，血崩，胎前产后诸病。

白飞霞①云：人参炼膏服，回元气于无何有之乡，凡病后气虚及肺虚嗽者并宜之。若气虚有火者，合天门冬膏对服之。

王纶曰：凡酒色过度，损伤肺肾真阴，阴虚火动，劳嗽吐血、咳血等证，勿用之。

机曰：节斋、王纶之说，本于海藏王好古，但纶又过于矫激②。丹溪言虚火可补，须用参、芪。是知阴虚劳瘵之证，未尝不用人参也。

言闻③曰：凡人面白、面黄、面青黧悴者，皆脾、肺、肾气不足，可用也；面赤、面黑者，气壮神强，不可用也。脉之浮而芤、濡、虚、大、迟缓无力，沉而迟、涩、弱、细、结、代无力者，皆虚而不足，可用也；若弦长紧实、滑数有力者，皆火郁内实，不可用也。洁古谓喘嗽勿用者，痰实气壅之喘也；若肾虚气短喘促者，必用也。仲景谓肺寒而咳勿用者，寒束热邪，壅郁在肺之咳也；若自汗恶寒而咳者，必用也。东垣谓久病郁热在肺勿用者，乃火郁于内宜发不宜补也；若肺虚火旺，气短自汗者，必用也。丹溪言诸痛不可骤用者，乃邪气方锐，宜散不宜补也；若里虚吐利及久病胃弱，虚痛喜按者，必用也。

---

① 白飞霞：明代医家韩懋（1441—1522），又名白自虚，字天爵，号飞霞子，人称白飞霞。著有《韩氏医通》《海外奇方》等。

② 矫激：过激、偏激。《周易易海撮要》卷二："自古观其君而去者，以未平之志，为愤世疾邪之事，多失之矫激太过。"《左氏博议·宋代子兹父请立子鱼》："彼矫激而强为骇世之行者，岂非平居自视无善之可为，不得不出此耶。"

③ 言闻：李言闻，字子郁，号月池，湖北蕲春人，明代医家，为李时珍之父。著有《四诊发明》《痘疹证治》《脉学举要》《蕲艾传》《人参传》等。

节斋谓阴虚火旺勿用者，乃血虚火亢能食，脉弦而数，凉之则伤胃，温之则伤肺，不受补者也；若自汗气短，肢寒脉虚者，必用也。如此详审，则人参之可用不可用，思过半矣。

好古曰：洁古言以沙参代人参，取其味甘也。然人参补五脏之阳，沙参补五脏之阴，安得无异？

言闻曰：人参与藜芦相反，然痰在胸膈，以人参、藜芦同用而取涌越，是激其怒性也。此皆精微妙奥，非达权衡者不能知。

人参芦

震亨曰：人参入手太阴，补阳中之阴；芦则反能泻太阴之阳。亦如麻黄，苗能发汗，根则止汗之义。凡痰在上膈，在经络，非吐不可者，以参芦涌吐之。

时珍曰：吐虚劳痰饮。

吴绶曰：人弱者以参芦代瓜蒂。

沙参 白参

好古曰：沙参味甘微苦，厥阴本经之药，又为脾经气分药。微苦补阴，甘则补阳，故洁古取沙参代人参。盖人参性温，补五脏之阳；沙参性寒，补五脏之阴。虽云补五脏，亦须各用本脏药相佐使，随所引而相辅之可也。

《本经》：治血积惊气，除寒热，补中，益肺气。

大明曰：补虚，止惊烦，益心肺，并一切恶疮疥癣及身痒，排脓，消肿毒。

甄权曰：去皮肌浮风，疝气下坠，治常欲眠，养肝气，宣五脏风气。

时珍曰：清肺火，治久咳肺痿。又曰：人参甘苦温，其体重实，专补脾胃元气，因而益肺与肾，故内伤元气者宜之。沙参甘淡而寒，其体轻虚，专补肺气，因而益脾与肾，故金受火克者宜之。一补阳而生阴，一补阴而制阳，不可不辨。

元素曰：肺寒者，用人参；肺热者，用沙参代之，取其味甘也。

丹参奔马草

《本经》：治心腹邪气，寒热积聚，破癥除瘕，止烦满，益气。

《别录》曰：养血，去心腹痛疾，结气，腰脊强，脚痹，除风邪留热。久服利人。

《日华子》曰：养神定志，通利关脉，治冷热劳，骨节疼痛，四肢不遂，头痛赤眼，热温狂闷，破宿血，生新血，安生胎，落死胎，止血崩带下，调妇人经脉不匀，血邪心烦，恶疮疥癣，瘿赘肿毒，丹毒，排脓止痛，生肌长肉。

时珍曰：活血，通心包络，治疝痛。又曰：丹参色赤味苦，气平而降，阴中之阳也。入手少阴、厥阴之经，心与包络血分药也。能破宿血，补新血，止崩带，调经，其功兼四物，大类当归、地黄、芎藭、芍药故也。

弘景曰：渍酒饮，疗风痹足软。

炳曰：丹参治风软脚，可逐奔马，故名奔马草。

时珍曰：五参五色配五脏。故人参入脾，曰黄参；沙参入肺，曰白参；玄参入肾，曰黑参；牡蒙入肝，曰紫参；丹参入心，曰赤参。其苦参，则右肾命门之药也。

玄参黑参

甄权曰：热风头痛，伤寒劳复，治暴结热，散瘤瘰瘰疬。

大明曰：治游风，补劳损，心惊烦躁，骨蒸传尸邪气，止健忘，消肿毒。

时珍曰：滋阴降火，解斑毒，利咽喉，通小便血滞。又曰：肾水受伤，真阴失守，孤阳无根，发为火病。法宜壮水以制火，故玄参与地黄同功。其消瘰疬亦是散火。

元素曰：足少阴肾经君药也，治胸中氤氲之气、无根之火，当以玄参为圣剂也。

《本经》：治腹中寒热积聚，女子产乳余疾，补肾气，令人明目。

敩曰：蒸熟晒干用。勿犯铜器，犯之噎人喉，丧人目。

紫参 牡蒙

《本经》：治心腹积聚，寒热邪气，通九窍，利大小便。

《别录》曰：微寒。疗肠胃大热，唾血衄血，肠中聚血，痈肿诸疮，止渴益精。

甄权曰：治心腹坚胀，散瘀血，治妇人血闭不通。

好古曰：治血痢。

时珍曰：入足厥阴之经，肝脏血分药也。故治诸血病，及寒热疟痢，痈肿积块之属厥阴者。

苏恭曰：牡蒙治金疮，破血生肌止痛。

白术 山蓟

《本经》：治风寒湿痹，死肌痉疸，止汗除热消食。作煎饵久服，轻身延年不饥。

《别录》曰：主大风在身面，风眩头痛，目泪出，消痰水，逐皮间风水结肿，除心下急满，霍乱吐下不止，利腰脐间血，益津液，暖胃消谷嗜食。

甄权曰：治心腹胀满，腹中冷痛，胃虚下利，多年气痢，除寒热，止呕逆。

大明：治反胃，利小便，主五劳七伤，补腰膝，长肌肉，治冷气，痃癖气块，妇人冷癥瘕。

好古曰：本草无苍、白术之名。近世多用白术，治皮间风，出汗，消痰，补胃，和中，利腰脐间血，通水道，上而皮毛，中而心胃，下而腰脐，在气主气，在血主血，无汗则发，有汗则止，与黄芪同功。

元素曰：白术除湿益燥，和中补气。其用有九：温中，一也；去脾胃中湿，二也；除胃中热，三也；强脾胃，进饮食，四也；和胃生津液，五也；止肌热，六也；四肢困倦，嗜卧，目不能开，不思饮食，七也；止渴，八也；安胎，九也。又曰：止泻痢，消足胫湿肿。得枳实消痞满气分，佐黄芩安胎清热。

机曰：脾恶湿，湿胜则气不得施化，津何由生？故曰：膀胱者津液之府，气化则能出焉。用白术以除其湿，则气得周流而津液生矣。

讱庵曰：血燥无湿者禁用。能生脓作痛，故溃疡忌之，以其补气故也。凡胀满者忌用，白术闭气，然亦有塞因塞用者，惟用之得宜耳。

嘉谟曰：咀后，人乳汁润之，制其性也。脾病，以陈壁土炒过，窃土气以助脾也。

苍术 赤术

时珍曰：白术，甘而微苦，性温而和；赤术，甘而辛烈，性温而燥，阴中阳也，可升可降，入足太阴、阳明，手太阴、阳明、太阳之经。治湿痰留饮，或夹瘀血成窠囊，及脾湿下流，浊沥带下，滑泻肠风。

元素曰：苍术与白术主治同，但比白术气重而体沉。若除上湿发汗，功最大；若补中焦，除脾胃湿，力少不如白术。腹中窄狭者，须用之。

《别录》曰：主头痛，消痰水，逐皮间风水结肿，除心下急满，霍乱吐下不止，暖胃消谷嗜食。

《日华子》曰：治筋骨软弱，痃癖气块，妇人冷气癥瘕，山岚瘴气温疾。

李杲曰：除湿发汗，健胃安脾，治痿要药。

丹溪云：苍术治湿，上、中、下皆有可用。又能总解诸郁。痰、火、湿、食、气、血，六郁也。

大明曰：用术，以米泔浸一宿，入药。

讱庵曰：苍术强脾发汗，燥结汗多者忌用。

葳蕤 玉竹

《本经》云：女萎主中风暴热，不能动摇，跌筋结肉，诸不足。久服，去面黑皯，好颜色润泽，轻身不老。

《别录》曰：葳蕤主心腹结气，虚热湿毒腰痛，茎中寒，及目痛烂泪出。

甄权曰：治时疾寒热，内补不足，去虚劳客热。头痛不安，加而用之，良。

大明曰：除烦闷，止消渴，润心肺，补五劳七伤，虚损，腰脚疼痛。天行热狂，服食无忌。

杲曰：葳蕤能升能降，阳中阴也。其用有四：主风淫四末，两目泪烂，男子湿注腰痛，女子面生黑皯。

时珍曰：女萎即葳蕤。性平味甘，柔润可食。予每用治虚劳寒热痁^①疟，及一切不足之证，用代参芪，不寒不燥，大有殊功，不止于去风热湿毒而已。

敩曰：采得以竹刀刮去皮节，洗净，蜜水或酒浸一宿，蒸用。

黄精 菟竹

《别录》曰：补中益气，除风湿，安五脏。久服轻身，延年不饥。

大明曰：补五劳七伤，助筋骨，耐寒暑，益脾胃，润心肺。单服九蒸九曝食之，驻颜断谷。

时珍曰：黄精受戊己之淳气，故为补黄宫之胜品。土者万物之母，母得其养，则水火既济，木金交合，而诸邪自去，百病不生矣。《神仙芝草经》云：黄精宽中益气，使五脏调良，肌肉充盛，骨髓坚强，又能下三尸虫。上尸名彭质，好宝货，百日下；中尸，名彭矫，好五味，六十日下；下尸名彭居，好五色，三十日下，皆烂出也。根为精气，花实为飞英，皆可服食。《抱朴子》云：黄精，服其花胜其实，服其实胜其根。其断谷不及术，术饵令人肥健，可以负重涉险，但不及黄精甘美易食。

诜曰：饵黄精，须九蒸九曝。若生，则刺人咽喉。

狗脊 强脊

《本经》：治腰背强，关机缓急，周痹，寒湿膝痛，颇利老人。

《别录》曰：甘，微温。疗失溺不节，男女脚弱，腰痛，风邪淋露，少气目暗，坚脊，利俯仰，女子伤中关节重。

---

① 痁（shān 姗）：古病名，即疟疾。《说文·广部》："痁，有热疟。"《疟疾论疏》："痎疟总名曰痁。痁者，秋时寒热兼作，即痁作而金伏者是也。"

甄权曰：男子女人毒风软脚，肾气虚弱，续筋骨，补益男子。

时珍曰：今人惟锉炒，去毛须用。又曰：强肝肾，健骨，治风虚。有黄毛，如狗形者名金毛狗脊。去毛，切，酒拌蒸，或熬膏，良。

石斛金钗、杜兰

《本经》：治中，除痹下气，补五脏虚劳羸瘦，强阴益精。久服，厚肠胃。

《别录》：补内绝不足，平胃气，长肌肉，逐皮肤邪热痱气，脚膝疼冷痹弱，定志除惊。轻身延年。

甄权曰：益气除热，治男子腰脚软弱，健阳，逐皮肌风痹，骨中久冷，补肾益力。

《日华子》云：壮筋骨，暖水脏，益智清气。

宗奭曰：治胃中虚热有功。

时珍曰：石斛气平，味甘、淡、微咸，阴中之阳，降也。乃足太阴脾、足少阴右肾之药。深师云：囊湿精少，小便余沥者，宜加之。又曰：治发热自汗，痈疽排脓内塞。

敩曰：石斛镇涎，涩丈夫元气。酒浸酥蒸，服满一镒①，永不骨痛也。

远志苗名小草

时珍曰：此草服之能益智强志，故有远志之称。《世说》载郝隆讥谢安云：处则为远志，出则为小草。

《本经》：治咳逆伤中，补不足，除邪气，利九窍，益智慧，

---

① 镒（yì 益）：古代重量单位，一镒合二十两，一说合二十四两。

耳目聪明，不忘，强志倍力。久服轻身不老。

《别录》曰：利丈夫，定心气，止惊悸，益精，去心下膈气，皮肤中热，面目黄。

甄权曰：治健忘，安魂魄，令人不迷，坚壮阳道。

《日华子》曰：长肌肉，助筋骨，妇人血噤失音，小儿客忤。

好古曰：肾积奔豚。

时珍曰：远志入足少阴肾经，非心经药也。盖精与志，皆肾经之所藏也。肾经不足，则志气衰，不能上通于心，故迷惑善忘。远志补肾，其功专于强志益精，治善忘，并治一切痈疽。陈言《三因方》远志酒治痈疽，云有奇功，盖亦补肾之力尔。

之才云：杀天雄、附子、乌头毒，煎汁饮之。

斅曰：去心，否则令人烦闷。仍用甘草汤浸一宿，焙干用。

叶

《别录》曰：益精补阴气，止虚损梦泄。

石菖蒲 昌阳

《本经》：治风寒湿痹，咳逆上气，开心孔，补五脏，通九窍，明耳目，出音声。主耳聋痈疮，温肠胃，止小便利。久服轻身，不忘不迷惑，延年。益心智，高志不老。

甄权：治耳鸣头风泪下，鬼气，杀诸虫，恶疮疥瘙。

好古曰：治心积伏梁。

大明：治多忘，除烦闷，止心腹痛，霍乱转筋，及耳痛。

时珍：治中恶卒死，客忤癫痫，下血崩中，安胎漏，散痈肿。捣汁服，解巴豆、大戟毒。

牛膝 百倍

《本经》：治寒湿痿痹，四肢拘挛，膝痛不可屈伸，逐血气，伤热火烂，堕胎。久服轻身耐老。

《别录》曰：疗伤中少气，男子阴消，老人失溺，补中续绝，益精利阴气，填骨髓，止发白，除脑中痛及腰脊痛，妇人月水不通，血结。

甄权曰：治阴痿，补肾，助十二经脉，逐恶血。病人虚羸者，加而用之。

大明：治腰膝软怯冷弱，破癥结，排脓止痛，产后心腹痛，并血运①，落死胎。

震亨曰：牛膝能引诸药下行，筋骨痛风在下者宜加用之。

时珍曰：牛膝乃足厥阴、少阴之药。所主之病，大抵得酒则能补肝肾，生用则能去恶血。其治腰膝骨痛，足痿，阴消，失溺，久疟，伤中少气诸病，非取其补肝肾之功欤？其癥瘕心腹诸痛，痈肿恶疮，折伤，喉齿淋痛，尿血，经候胎产诸病，非取其去恶血之功欤？

宗奭曰：同苁蓉浸酒服，益肾。竹木刺入肉，嚼烂罨之，即出。

讱庵云：下行则生用，滋补则焙用，或酒拌蒸过用。然性下行而滑窍，梦遗失精及脾虚下陷，因而腿膝肿者禁用。

甘菊花 女节

《本经》：治诸风头眩肿痛，目欲脱，泪出，皮肤死肌，恶风湿痹。久服利血气，轻身耐老延年。

甄权：治头目风热，风旋倒地，脑骨疼痛，身上一切游风令消散，利血脉，并无所忌。

好古曰：主肝气不足。

---

① 血运："运"通"晕"。血运，指因失血或血虚引起的眩晕。

元素曰：养目血，去翳膜。

损之曰：甘者入药，苦者不入药。其治头风，则白者尤良。

时珍曰：菊春生夏茂，秋花冬实，备受四气，饱经露霜，味兼甘苦，性禀平和。昔人谓其能除风热，益肝补阴，盖不知其得金水之精英尤多，能益金水二脏也。补水所以制火，益金所以平木，木平则风息，火降则热除，用治诸风头目，其旨深微。黄者，入金水阴分；白者，入金水阳分；红者，行妇人血分。皆可入药，神而明之，存乎其人。其苗可蔬，叶可啜，花可饵，根实可药，囊之可枕，酿之可饮，自本至末，罔不有功。大抵惟以单瓣、味甘者入药。花小、味苦者名苦薏，即野菊也。《牧竖闲谈》① 云：真菊延龄，野菊泄人。

丹溪曰：服之大伤胃气。

时珍曰：野菊捣，傅痈肿疔毒，瘰疬眼息。

五味子 玄及

恭曰：五味，皮肉甘酸，核中辛苦，都有咸味，此则五味具也。

《本经》：治益气，咳逆上气，劳伤羸瘦，补不足，强阴，益男子精。

甄权：治中下气，止呕逆，补虚劳，令人体悦泽。

大明曰：明目，暖水脏，壮筋骨，治风消食，反胃，霍乱转筋，痃癖，奔豚冷气，消水肿心腹气胀，止渴，除烦热，解酒毒。

东垣云：生津止渴，治泻痢，补元气不足，收耗散之气，

---

① 牧竖闲谈：原作"牧署闲谈"，据《本草纲目》卷十五《菊》改。《牧竖闲谈》，宋·景焕著。

瞳子散大。又曰：收肺气，乃火热必用之药，故治嗽以之为君。但有外邪者不可骤用，恐闭其邪气，必先发散而后用之乃良。有痰者，以半夏为佐；喘者，阿胶为佐，但分两少不同耳。

机曰：五味治喘嗽，须分南北。南产者色红，北产者色黑。生津止渴，润肺补肾，劳嗽，宜用北者；风寒在肺，宜用南者。

时珍曰：酸咸入肝而补肾，辛苦入心而补肺，甘入中宫而益脾胃。入补药熟用，入嗽药生用。

元素曰：黄昏嗽乃火气浮入肺中，不宜用凉药，宜五味子、五倍子敛而降之。

敩曰：蜜浸蒸，焙干用。

讱庵云：退热敛汗，止呕住泻，消水肿，解酒毒，宁嗽定喘。如嗽初起，脉数有实火者忌用。

天门冬 天棘

《别录》曰：保定肺气，去寒热，养肌肤，利小便，冷而能补。

甄权曰：天门冬冷而能补，患人五虚[①]而热者，宜加用之。和地黄为使，服之耐老，头不白。又曰：肺气咳逆，喘息促急，肺痿生痈吐脓，除热，通肾气，止消渴，去热中风，治湿疥[②]。

大明曰：镇心，润五脏，补五劳七伤，吐血，治嗽消痰，

---

① 五虚：五脏虚所致5种临床表现。《素问·玉机真脏论》："脉细、皮寒、气少、泄利前后、饮食不入，此谓五虚。"王冰注："虚谓真气不足也。然脉细心也，皮寒肺也，气少肝也，泄利前后肾也，饮食不入脾也。"

② 湿疥：原残，据《本草纲目》卷十八《天门冬》引文补。

去风热烦闷①。

元素曰：苦②以泄滞血，甘以助元气，及治血妄行，此天门冬之功也。保定肺气，治血③热侵肺，上气喘促，宜加人参、黄芪为主，用之神效④。

嘉谟曰：天⑤冬、麦门冬并入手太阴，祛烦解渴，止咳消痰。而麦门冬兼行手少阴，清心降火，使肺不犯邪，故止咳立效。天门冬复足少阴，滋肾助元，全其母气，故消痰殊功。盖肾主津液，燥则凝而为痰，得润剂则化，所谓治痰之本也。

时珍曰：天门冬润燥滋阴，清金降火，益水之上源，故能下通肾气，入滋补方，合群药用之有效。若脾胃虚寒人，单饵既久，必病肠滑，反成痼疾。此物性寒而润，能利大肠故也。

斅曰：采得去皮、心，酒蒸，曝干用。

麦门冬 禹韭、不死草

《别录》曰：疗身重目黄，心下支满，虚劳客热，口干燥渴，止呕吐，强阴益精，保神，定肺。

藏器：去心热，止烦热，寒热体劳，下痰饮。又曰：久服轻身明目。和车前、地黄丸服，去湿痹，变白，夜视有光。

大明：治五劳七伤，安魂定魄，止嗽。治肺痿吐脓，时疾热狂头痛。

甄权：治热毒大水，面目肢节浮肿，下水，主泄精。

---

① 去风热烦闷：原残，据《本草纲目》卷十八《天门冬》引文补。
② 元素曰苦：原残，据《本草纲目》卷十八《天门冬》引文补。
③ 门冬之功也……治血：原残，据《本草纲目》卷十八《天门冬》引文补。
④ 神效：原残，据《本草纲目》卷十八《天门冬》引文补。
⑤ 嘉谟曰天：原残，据《本草纲目》卷十八《天门冬》引文补。

元素曰：治肺中伏火，补心气不足，主血妄行，及经水枯，乳汁不下。

宗奭曰：麦门冬治肺热之功为多，其味苦，但专泄而不专收，寒多人禁服。治心肺虚热及虚劳。与地黄、阿胶、麻仁，同为润经益血、复脉通心之剂；与五味子、枸杞子，同为生脉之剂。

弘景曰：汤浸，抽去心，不尔令人烦。

款冬花 钻冻

宗奭曰：百草中，惟此不顾冰雪，虽在坚冻之下，至时亦生芽，故世谓之钻冻。入药须微见花者良。如已芬芳，则都无气力。又曰：有人病嗽多日，燃款冬花，以笔管吸其烟，满口则咽之，果效。

《本经》：治咳逆上气，善喘，喉痹，诸惊痫寒热邪气。

《别录》：治消渴，喘息呼吸。

甄权：疗肺气，心促急，热劳咳，连连不绝，涕唾稠黏，肺痿肺痈，吐脓血。

大明曰：润心肺，益五脏，除烦消痰，洗肝明目，及中风等疾。

《本草汇》[①] 曰：隆冬独秀，先春开敷，得肾之体，先肝之用，故为温肺理嗽之最。

甘草水浸一宿，暴用。

紫菀 返魂草

《本经》：治咳逆上气，胸中寒热结气，去蛊毒痿蹶，安

---

① 本草汇：清·郭佩兰撰，首刊于1655年。

五脏。

《别录》：疗咳唾脓血，止喘悸，五劳体虚，补不足，小儿惊痫。

甄权曰：治尸疰，补虚下气，劳气虚热，百邪鬼魅。

大明曰：调中，消痰，止渴，润肌肤，添骨髓。

好古曰：益肺气，主息贲。

《本草汇》云：苦能达下，辛可益金，故吐血保肺，收为上剂。虽入至高，善于达下，使气化及于州都，小便自利，人所不知。

讱庵云：能开喉痹，取恶涎，然辛散性滑，不可多用独用。以蜜水浸，焙用。

恭曰：白菀即女菀，功与紫菀相似。

时珍曰：白菀，即菀之色白者也。紫入血分，白入气分。

旋覆花 金沸草

《本经》：治结气胁下满，惊悸，除水，去五脏间寒热，补中下气。

《别录》：消胸上痰结，唾如胶漆，心胸痰水，膀胱留饮，风气湿痹，利大肠，通血脉，益色泽。

甄权：主水肿，逐大腹，开胃，止呕逆不下食。

好古曰：消坚软痞，治噫气。

丹溪曰：寇宗奭言其行痰水，去头目风，亦走散之药。病人涉虚者，不宜多服，冷利大肠，宜戒之。

时珍曰：旋覆乃手太阴肺、手阳明大肠药也。所治诸病，其功只在行水下气，通血脉尔。

敩曰：采得花，去蕊并皮壳及蒂子，蒸用。

根能续筋，凡筋断者，捣傅，半月不开，筋自续矣①。

百部_{婆妇草}

《别录》：治咳嗽上气。

甄权曰：治肺热，润肺。

大明：治传尸骨蒸劳，治疳，杀蛔虫、寸白、蛲虫，及一切树木蛀虫，烬之触烟即死。杀虱及蝇蠓。

弘景曰：作汤洗牛、犬②，去虱。

时珍曰：百部亦天门冬之类，故皆治肺病杀虫。但百部气温，寒嗽宜之；天冬性寒，热嗽宜之，此为异耳。

敩曰：凡采得以竹刀劈，去心、皮，酒浸，焙干用。

桔梗_{白药}

《别录》曰：利五脏肠胃，补血气，除寒热风痹，温中消谷，疗喉咽痛，下蛊毒。

甄权曰：治下痢，破血积，消气聚痰涎，去肺热气促嗽逆，除腹中冷痛，主中恶及小儿惊痫。

《日华子》曰：下一切气，止霍乱转筋，心腹胀痛，补五劳，养气，除邪辟温，破癥瘕肺痈，养血排脓，补内漏及喉痹。

李东垣云：治寒呕。

元素曰：利窍，除肺部风热，清利头目咽嗌，胸膈滞气及痛，除鼻塞。

好古曰：桔梗气微温，味苦辛，味厚气轻，阳中之阴，升

① 根能续筋……筋自续矣：《纲目》卷十八《旋花》"附方"引《外台秘要》："被斫断筋。旋覆根捣汁，沥疮中，仍以滓傅之。日三易，半月即断筋便续。"

② 犬：原作"大"，据《纲目》卷十八《百部》"主治"引陶弘景文改。

也。入手太阴肺经气分及足少阴经。

元素曰：桔梗清肺气，利咽喉，其色白，故为肺部引经。与甘草同行，为舟楫之剂。如大黄苦泄峻下之药，欲引至胸中至高之分成功，须用辛甘之剂升之。譬如铁石入江，非舟楫不载。所以诸药有此一味，不能下沉也。

时珍曰：主口舌生疮，赤目肿痛。

震亨云：干咳嗽，乃痰火之邪郁在肺中，宜苦梗以开之；痢疾腹痛，乃肺金之气郁在大肠，亦宜苦梗开之，后用痢药。此药能开提气血，故气药中宜用之。

时珍曰：刮去浮皮，米泔水浸一夜，切片，微炒用。

芦头

时珍曰：吐上膈风热痰实，生研末，白汤调服一二钱，探吐。

荠苨 甜桔梗

《别录》曰：解百药毒。

大明曰：杀蛊毒，治蛇虫咬，热狂温疾，署毒箭。

甚殷曰：利肺气，和中，明目，止痛。

孟诜曰：食之，压丹石发动。

时珍曰：荠苨寒而利肺，甘而解毒，乃良品也，而世不知用，惜哉。又曰：主咳嗽，消渴，强中，疮毒疔肿，辟沙虱，短狐毒。

荠苨似桔梗，而味甘不苦。似人参，体虚无心，奸贾多用以乱人参。

马兜铃 独行根

《开宝》：治肺热咳嗽，痰结喘促，血痔瘘疮。

甄权曰：肺气上争，坐息不得，咳逆连连不止。

元素曰：清肺气，去肺中湿热。

时珍曰：马兜铃体轻而虚，熟则悬而四开，有肺之象，故能入肺。气寒，味苦微辛，寒能清肺热，苦辛能降肺气。钱乙补肺阿胶散用之，非取其补肺，乃取其清热降气也，邪去则肺安矣。其中所用阿胶、糯米，则正补肺之药也。汤剂中用多亦作吐，故崔氏方用以吐蛊。其不能补肺，又可推矣。

敩曰：蔓生，实如铃，去筋膜，取净子焙用。

根有香气，故名土青木香。

独行根

志曰：有毒，不可多服，吐利不止。

《唐本》：取汁服，吐蛊毒。又捣末水调，涂疔肿。

时珍曰：青木香利大肠，治头风瘙痒秃疮。

白前 石蓝

《别录》：治胸胁逆气，咳嗽上气，呼吸欲绝。

《日华子》云：主一切气，肺气烦闷，奔豚肾气。

宗奭曰：白前能保定肺气，治嗽多用，以温药相佐使尤佳。

时珍曰：色白而味微辛甘，手太阴药也。长于降气，肺气壅实而有痰者宜之。若虚而长哽气者，不可用也。

敩曰：生甘草水浸一伏时①，去头须，焙干用。

白及 连及草

《日华子》曰：止惊邪，血邪，血痢，痫疾风痹，赤眼癥结，温热疟疾，发背瘰疬，肠风痔瘘，扑损，刀箭疮，汤火疮，

---

① 一伏时：又作一复时，即二十四小时。

生肌止痛。

甄权云：除白癣疥虫，结热不消，阴下痿，面上皯皰，令人肌滑。

李杲曰：止肺血。

恭曰：山野人患手足皲拆①者，嚼以涂之，有效。为其性粘也。

颂曰：金疮不瘥及痈疽方多用之。

时珍曰：白及性涩而收，得秋金之令，故能入肺止血，生肌治疮也。

震亨曰：凡吐血不止，宜加白及。

《摘玄》云：试血法：吐在水碗内，浮者，肺血也；沉者，肝血也；半浮半沉者，心血。各随所见，以羊肺、羊肝、羊心煮熟，蘸白及末，日日服之。

人之五脏，唯肺叶损坏者，得白及补之，可以复生。昔有囚遭讯拷，肺损，用白及为末，米饮日服，肺仍如故，后因凌迟，剖其胸，肺窍皆白及填补，色犹不变。

半夏水玉

《本经》：伤寒寒热，心下坚，胸胀胁逆，头眩，咽喉肿痛，肠鸣下气，止汗。

《别录》：消心腹胸膈痰热满结，咳嗽上气，心下急痛，坚痞，时气，呕逆，消痈肿，疗痿黄，悦泽面目，堕胎。

甄权曰：消痰，下肺气，开胃健脾，止呕吐，去胸中痰满。生者摩痈肿，除瘿瘤瘿气。

大明曰：治吐食反胃，霍乱转筋，肠腹冷，痰疟。

---

① 拆：同"坼"，裂开。

元素曰：治寒痰，及形寒饮冷，伤肺而咳，消胸中痞，膈上痰，除胸寒，和胃气，燥脾湿，治痰厥头痛，消肿散结。又曰：热痰佐以黄芩，风痰佐以南星，寒痰佐以干姜，痰痞佐以陈皮、白术。多用则泻脾胃，诸血证及口渴者禁用，为其燥津液也。孕妇忌之，用生姜则无害。

甄权曰：半夏，使也。虚而有痰气者，宜加用之。

震亨曰：治眉棱骨痛。

时珍曰：除腹胀，目不得瞑，白浊梦遗带下。又曰：脾无留湿不生痰，故脾为生痰之源，肺为贮痰之器。半夏能主痰饮及腹胀者，为其体滑而味辛性温也。涎滑能润，辛温能散亦能润，故行湿而通大便，利窍而泄小便。所谓辛走气，能化液，辛以润之是矣。

机曰：俗以半夏性燥有毒，多以贝母代之。贝母乃太阴肺经之药，半夏乃太阴脾①经、阳明胃经之药，何可代也？夫咳嗽吐痰，虚劳吐血，或痰中见血，诸郁，咽痛喉痹，肺痈肺痿，痈疽，妇人乳难，此皆贝母为向导，半夏乃禁用之药。若涎者脾之液，美味膏粱炙煿，皆能生脾胃湿热，故涎化为痰，久则痰火上攻，令人昏愦口噤，偏废僵仆，謇涩不语，生死旦夕，自非半夏、南星，曷可治乎？若以贝母代之，则翘首待毙矣。

弘景曰：凡用，以汤洗十许过，令滑尽。不尔，有毒戟人咽喉。方中有半夏，必须用生姜者，以制其毒故也。

时珍曰：今人惟洗去皮垢，以汤泡，浸七日，逐日换汤，晾干切片，姜汁拌焙入药。或研末，以姜汁入汤浸三日，澄去涎水，晒干，谓之半夏粉。或将粉用姜汁和作饼，谓之半夏饼。

---

① 脾：原作"肺"，抄误。据《纲目》卷十七《半夏》"发明"引汪机文改。

或研末以姜汁、白矾汤和作饼，楮叶包置篮中，待生黄衣，日干用，谓之半夏曲。

白飞霞云：痰分之病，半夏为主，造而为曲尤佳。治湿痰，以姜汁、白矾汤和之；治风痰，以姜汁及皂荚煮汁和之；治火痰，以姜汁、竹沥和之；治寒痰，以姜汁、矾汤，入白芥子末和之。此造曲妙法也。

天南星虎掌

《本经》：治心痛，寒热结气，积聚，伏梁，伤筋，痿，拘缓。利水道。

《别录》曰：除阴下湿，风眩。

甄权：主疝瘕肠痛，伤寒时疾，强阴。

《开宝》：主中风麻痹，除痰下气，利胸膈，攻坚积，消痈肿，散血堕胎。

藏器曰：金疮，折伤，瘀血，捣傅之。

大明：治蛇虫咬，疥癣恶疮。

元素曰：去上焦痰及眩晕。

东垣：主破伤风，口噤身强。

好古曰：补肝风虚，治痰，功同半夏。

东垣云：苦、辛，有毒。阴中之阳，可升可降，乃肺经之本药。

丹溪曰：欲其下行，以黄柏①引之。

时珍曰：虎掌乃手足太阴脾肺之药，味辛而麻，故能治风散血；气温而燥，故能胜湿除涎；性紧而毒，故能攻积拔肿而治口㖞舌糜。杨士瀛《直指方》云：诸风口噤，宜用南星，更

---

① 黄柏：原作"黄蘗"，按"蘗"同"檗"，异体字，今据中药正名改，下同。

以人参、石菖蒲佐之。又曰：得防风则不麻，得牛胆则不燥，得火炮①则不毒。凡南星须用一两以上者佳。治风痰，有生用者，须温汤洗净，仍以白矾汤，或入皂角汁，浸三日夜，日日换水，暴干用。若熟用者，以酒浸一宿，桑柴火蒸之，常洒酒入甑内，令气猛。一伏时取出，竹刀切开，味不麻舌为熟。未熟再蒸，至不麻乃止。脾虚多痰，则以生姜渣和黄泥包南星煨熟，去泥焙用。造南星曲与造半夏曲同法。造胆星法：以南星生研末，腊月取黄牯牛胆汁和匀，纳入胆中，挂风处阴干，年久九制者佳②。

贝母空草

《本经》：伤寒烦热，淋沥，邪气，疝瘕，喉痹，乳难，金疮，风痉。

《别录》：疗腹中结实，心下满，目眩项直，咳嗽上气，止烦热渴，出汗，安五脏，利骨髓。

《日华子》云：消痰，润心肺。末和沙糖丸含，止嗽。烧灰油调，傅人畜恶疮，敛疮口。

甄权曰：主胸胁逆气，时疾，黄疸，吐血，咯血，肺痿，肺痈。以七枚作末酒服，治产难及胞衣不出。与连翘同服，主项下瘤瘿疾。

颂曰：贝母治恶疮。唐时有人脶上生人面疮，能饮食，诸药不效。至贝母，其疮乃聚眉闭目。灌之数日，成痂而愈。

敩曰：去心，糯米拌，炒黄，去米用。

---

① 炮：炮制。
② 年久九制者佳：《纲目》卷十七《天南星》"修治"作："年久者弥佳。"

栝楼 瓜蒌仁

《别录》：治胸痹，悦泽人面。

大明曰：子炒用，补虚，口干，润心肺。治吐血，肠风泻血，赤白痢，手面皱。

时珍曰：润肺燥，降火，治咳嗽，涤痰结，利咽喉，止消渴，利大肠，消痈肿疮毒。又曰：张仲景治胸痹痛引心背，咳唾喘息，及结胸满痛，皆用栝楼实。乃取其甘寒不犯胃气，能降上焦之火，使痰气下降也。

丹溪曰：栝楼实治胸痹者，以其味甘性润。甘能补肺，润能降气。胸中有痰者，乃肺受火逼，失其降下之令。今得甘缓润下之助，则痰自降，宜其为治嗽之要药也。且又能洗涤胸膈中垢腻郁热，为治消渴之要药。

讱庵曰：通乳消肿，治酒黄热痢，二便不通。炒香酒服，止一切血。但泻者忌用。

恭曰：用根作粉，洁白美好，食之大宜虚热人。

周宪王曰：秋冬采根，去皮寸切，水浸，逐日换水，四五日取出，捣烂，以绢滤汁，澄粉晒干，即名天花粉。

天花粉 栝楼根

杲曰：栝楼根纯阴，解烦渴，行津液。心中枯涸者，非此不能除。与辛酸同用，导肿气。

《本经》：治消渴身热，烦满大热，补虚安中，续绝伤。

《别录》曰：除肠胃中痼热，八疸，身面黄，唇干口燥短气，止小便利，通月水。

《日华子》云：治热狂时疾，通小肠，消肿毒，乳痈发背，痔瘘疮疖，排脓生肌，长肉，消扑损瘀血。

成无己曰：津液不足则为渴。栝楼根味苦、微寒，润枯燥而通行津液，是为渴所宜也。

时珍曰：栝楼根味甘、微苦、酸。酸能生津，感召之理，故能止渴润枯。微苦降火，甘不伤胃。昔人只言其苦寒，似未深察。

夏枯草 乃东

震亨曰：此草夏至后即枯。盖禀纯阳之气，得阴气则枯，故有是名。

《本经》：治寒热，瘰疬，鼠瘘，头疮，破癥，散瘿结气，脚肿湿痹，轻身。

震亨曰：本草言夏枯草大治瘰疬，散结气。有补养厥阴血脉之功而不言及。观其退寒热，虚者可使；若实者，以行散之药佐之，外以艾灸，亦渐取效。

楼全善曰：夏枯草治目珠疼至夜则甚者，神效。或用苦寒药点之反甚者，亦神效。盖目珠连目本，即系也，属厥阴之经。夜甚及点苦寒药反甚者，夜与寒亦阴故也。夏枯禀纯阳之气，补厥阴血脉，故治此如神，以阳治阴也。

海藻 落首

《本经》：瘿瘤结气，散颈下硬核痛，痈肿，癥瘕，坚气，腹中上下雷鸣，下十二水肿。

《别录》曰：疗皮间积聚暴癀，瘤气结热，利小便。

甄权曰：治气急心下满，疝气下坠，疼痛卵肿，去腹中幽幽作声。

李珣曰：治奔豚气，脚气，水气浮肿，宿食不消，五膈痰壅。

诜曰：海藻起男子阴，消男子瘭疾，宜常食之。南方人多食，北方人效之，倍生诸疾，更不宜矣。

元素曰：海藻气味俱厚，纯阴，沉也。治瘿瘤马刀诸疮，坚而不溃者。《经》云：咸能软坚，营气不从，外为浮肿。随各引经药治之，肿无不消。

时珍曰：海藻咸能润下，寒能泄热引水，故能消瘿瘤、结核阴癀之坚聚，而除浮肿脚气，留饮痰气之湿热，使邪气自小便出也。按之才曰反甘草，而东垣治瘰疬马刀，有散肿溃坚汤，海藻、甘草两用之。盖以坚积之病，非平和之药所能取捷，必令反夺以成其功也。

海 带

《嘉祐》曰：催生，治妇人病，及疗风，下水。

时珍曰：治水病，瘿瘤，与海藻同。

禹锡曰：用以下水，胜于海藻、昆布。

昆布 纶布

《别录》曰：治十二种水肿，瘿瘤，积聚，结气，瘘疮。

藏器曰：治阴癀，膈噎，含之咽汁。

杲曰：咸能软坚，故瘿坚如石者，非此不除，与海藻同功。

诜曰：昆布下气，久服瘦人，无此疾者不可食。又曰：凡是海中菜，皆损人，不可多食。

时珍曰：海藻、海带、昆布，俱洗净咸味，焙干用。

独活 独摇草

《本经》：治风寒所击，奔豚，痫，痓，女子疝瘕。

《别录》曰：疗诸贼风，百节痛风，无问久新。

甄权曰：独活治诸中风湿冷，奔喘逆气，皮肤苦痒，手足挛痛，劳损，风毒齿痛。

李杲：治风寒湿痹，酸痛不仁，诸风掉眩，颈项难伸。

恭曰：疗风宜用独活；兼水，宜用羌活。

弘景曰：一茎直上，不为风摇，故曰独活。

《别录》曰：此草得风不摇，无风自动，故名独摇草。

羌活 胡王使者

甄权曰：羌活治贼风失音不语，多痒，手足不遂，口面㖞斜，遍身㿏[1]痹、血癞。

好古曰：去肾间风邪，搜肝风，泻肝气，治项强腰脊痛。

嘉谟曰：羌活本手足太阳表里引经之药，又入足少阴、厥阴，名列君部之中，非比柔懦之主，小无不入，大无不通，故能散肌表八风之邪，利周身百节之痛。

机曰：《本经》独活一名羌活，本非二物。后人见其形色气味不同，故为异论。

时珍曰：独活、羌活乃一类二种，以中国者为独活，西羌者为羌活，苏颂所说颇明。羌活、独活皆能逐风胜湿，透关利节，但气有刚、劣不同耳。

好古曰：羌活乃足太阳、厥阴、少阴药，与独活不分二种。后人因羌活气雄，独活气细。故雄者，治足太阳风湿相搏头痛，肢节痛，一身尽痛者，非此不能除，乃却乱反正之主君药也。细者，治足少阴伏风头痛，两足湿痹，不能动止者，非此不能治，而不治太阳之证。

《日华子》曰：羌活治一切风并气，筋骨挛拳，骨节酸疼，头旋，目赤疼痛，五劳七伤，利五脏及伏梁水气。

---

[1] 㿏（qún 群）：肢本麻痹。《玉篇·广部》："㿏，痹也。"

张元素曰：风能胜湿，故羌活能治水湿。独活与细辛同用，治少阴头痛，头运目眩，非此不能除；羌活与川芎同用，治太阳、少阴头痛，透关利节，治督脉为病，脊强而厥。

时珍曰：二活苦辛而温味之薄者，阴中之阳，故能引气上升，通达周身，而散风胜湿。

防风屏风

时珍曰：防者，御也。其功疗风最要，故名。屏风者，防风之隐语也。

元素曰：味辛而甘，气温，气味俱薄，浮而升，阳也。手足太阳经之本药。

好古曰：又行足阳阴、太阴二经，为肝经气分药。

《本经》：治大风，头眩痛恶风，风邪目盲无所见，风行周身，骨节疼痹，烦满。久服轻身。

大明：治三十六般风，男子一切劳劣，补中益神，风赤眼，止冷泪及瘫痪，通利五脏关脉，五劳七伤，羸损盗汗，心烦体重，能安神定志，匀气脉。

元素曰：治上焦风邪，泻肺实，散头目中滞气，经络中留湿，主上部见血。又曰：防风，治风通用。身半以上风邪用身，身半以下风邪用梢，治风去湿之仙药也，风能胜湿故尔。能泻肺实，误服泻人上焦元气。

东垣云：防风治一身尽痛，乃卒伍卑贱之职，随所引而至，乃风药中润剂也。若补脾胃，非此引用不能行。凡脊痛项强，不可回顾，腰似折，项似拔者，乃手足太阳证，正当用防风。凡疮在胸膈以上，虽无手足太阳证，亦当用之，为能散结，去上部风。病人身体拘倦者，风也，诸疮见此证，亦须用之。又曰：防风能制黄芪，黄芪得防风其功愈大，乃相畏而相使者也。

之才云：防风得葱白，能行周身；得泽泻、蒿本，疗风；得当归、芍药、阳起石、禹余粮，疗妇人子脏风。得黄芪、芍药，又能实表止汗。

讱庵云：泄泻不因寒湿、火升、发嗽，阴虚盗汗、阳虚自汗者並禁用。

藁本微茎

《本经》：治妇人疝瘕，阴中寒肿痛，腹中急，除风头痛，长肌肤，悦颜色。

《别录》曰：辟雾露，润泽，疗风邪，痹曳①，金疮，可作沐药面脂。

甄权曰：治一百六十种恶风，鬼疰，流入，腰痛冷，能化小便，通血，去头风䵟皰。

李杲曰：治头面身体皮肤风湿。

好古曰：督脉为病，脊强而厥。

时珍曰：治痈疽，排脓内塞。

元素曰：藁本乃太阳经风药，其气雄壮，寒气郁于本经，头痛、颠顶痛，大寒犯脑，痛连齿颊，非此不能除。与木香同用，治雾露之清邪中于上焦。与白芷同作面脂，既治风，又治湿，亦各从其类也。

葛根干葛

《本经》：治消渴，身大热，呕吐，诸痹，起阴气，解诸毒。

《别录》曰：疗伤寒中风头痛，解肌发表，出汗，开腠理，

---

① 痹（duǒ躲）曳：同"痹"。痹曳，指筋脉弛缓无力之病证。《灵枢·口问》："岐伯曰：胃不实则诸脉虚，诸脉虚则筋脉懈惰，筋脉懈惰则行阴用力，气不能复，故为痹。"

疗金疮，止胁风痛。

甄权曰：治天行上气呕逆，开胃下食，解酒毒。

藏器曰：生者堕胎。蒸食消酒毒，可断谷不饥。作粉尤妙。

大明曰：治胸膈烦热发狂，止血痢，通小肠，排脓，破血。敷蛇虫啮，署毒箭伤。

之才曰：杀野葛、巴豆、百药毒。

苏恭曰：猘狗伤，捣汁饮，并末敷之。

《开宝》云：作粉，止渴，利大小便，解酒，去烦热，压丹石，敷小儿热疮。捣汁饮，治小儿热痞。

杲曰：干葛其气轻浮，鼓舞胃气上行，生津液，又解肌热，治脾胃虚弱，泄泻圣药也。

元素曰：升阳生津。脾虚作渴者，非此不除。勿多用，恐伤胃气。

弘景曰：生葛捣汁饮，解温病发热。五月五日午时，取根叶为屑，疗金疮断血为要药，亦疗疟及疮，至良。

徐用诚曰：葛根气味俱薄，轻而上行，浮而微，阳中阴也。其用有四：止渴，一也；解酒，二也；发散表邪，三也；发疮疹难出，四也。

震亨曰：凡癍痘已见红点，不可用葛根、升麻，恐表虚，反增癍烂也。

葛花

《别录》曰：消酒。

时珍曰：治肠风下血，散郁火，解酒毒。

升麻 周麻

《本经》云：解百毒，杀百精老物殃鬼，辟瘟疫、瘴气、邪气，蛊毒入口皆吐出，中恶腹痛，时气毒疬，头痛寒热，风肿诸毒，喉痛口疮。

《日华子》曰：安魂定魄，鬼附啼泣，疳䘌，游风肿毒。

元素曰：性温，味辛微苦。气味俱薄，浮而升，阳也。为足阳明、太阴引经的药。得葱白、白芷，亦入手阳明、太阴，治阳明头痛，补脾胃，去皮肤风邪，解肌肉间风热，疗肺痿咳唾脓血，能发浮汗。又曰：补脾胃药，非此为引用，不能取效。脾痹非此不能除。其用有四：手足阳明引经，一也；升阳气于至阴之下，二也；去至高之上及皮肤风邪，三也；治阳明头痛，四也。

时珍曰：消斑疹，行瘀血，治阳陷眩运，胸胁虚痛，久泄，下痢后重，遗浊，带下，崩中，血淋，下血，阴痿，足寒。得柴胡，引生发之气上行；同葛根，能发阳明之汗。又升麻能解痘毒，惟初发热时可用；痘已出后，气弱或泄泻者亦可少用。若见痘多，必不可用，为其升发也。又得治蛊方，毒在上以升麻吐之，在腹用郁金下之，或和二物不吐则下，为其解毒也。

杲曰：升麻，发散阳明风邪，升胃中清气，又引甘温之药上升，以补卫气之散而实其表。故元气不足者，用此于阴中升阳。又缓带脉之缩急。凡胃虚伤冷，郁遏阳气于脾土者，宜升麻、葛根以升散其火郁。又曰：引葱白，散手阳明风邪。引石膏，止阳明齿痛。人参、黄芪，非此引之，不能上行。

甄权曰：小儿惊痫，热壅不通，疗痈肿。

好古曰：牙根浮烂恶臭，太阳鼽衄，为疮家圣药。

白芷 芳香、泽芬

《本经》：女人漏下赤白，血闭阴肿，寒热，头风侵目，泪出，长肌肤，润泽颜色，可作面脂。

大明曰：治目赤胬①肉，去面䵟，疵瘢，补胎漏滑落，破宿血，补新血，乳痈，发背，瘰疬，肠风痔瘘，疮痍癣疥，止痛排脓。

甄权曰：止心腹血刺痛，女人沥血腰痛，血崩。

元素曰：气温，味苦、大辛。气味俱轻，阳也。手阳明引经本药，同升麻则通行手、足阳明经，亦入手太阴经。解利手阳明头痛，中风寒热，及肺经风热，头面皮肤风痹燥痒。

杲曰：白芷疗风通用，其气芳香，能通九窍，表汗不可缺也。

刘完素曰：治正阳明头痛，热厥头痛，加而用之。

时珍曰：治鼻渊，鼻衄，齿痛，眉棱骨痛，大肠风秘，小便去血，妇人血风眩运，反胃吐食，解砒毒蛇伤，刀箭金疮。

好古曰：同辛夷、细辛用，治鼻病。入内托散用，长肌肉，则入阳明可知矣。

细辛少辛

《本经》：治咳逆上气，头痛，脑动，百节拘挛，风湿痹痛。

《别录》曰：温中，下气，破痰，利水道，开胸中滞结，除喉痹，齆②鼻不闻香臭，风痫癫疾，下乳结，汗不出，血不行，安五脏，益肝胆，通精气。

好古曰：润肝燥，治督脉为病，脊强而厥。治口舌生疮，大便燥结，起目中倒睫。

甄权曰：添胆气，治嗽，去皮风湿痒，风眼泪下，除齿痛，血闭，妇人血沥腰痛。

---

① 胬：原作"弩"，形近致误，据文义改。
② 齆（wèng 瓮）鼻：鼻塞不通而发音不清。

宗奭曰：治头面风痛，不可缺此。

元素曰：细辛气温，味大辛，气厚于味，阳也，升也，入足厥阴、少阴血分，为手少阴引经之药。香味俱细，故入少阴，与独活相类。以独活为使，治少阴头痛如神。亦止诸阳头痛，诸风通用之。味辛而热，温少阴之经，散水气以去内寒。

成无己曰：水停心下不行，则肾气燥，宜辛以润之。细辛之辛，以行水气而润燥。

时珍曰：辛温能散，故诸风寒、风湿、头痛、痰饮、胸中滞气、惊痫者，宜用之。口疮、喉痹、䘌齿诸病用之者，取其能散浮热，亦火郁则发之之义也。辛能泄肺，故风寒咳嗽上气者，宜用之。辛能补肝，故胆气不足，惊痫眼目诸病，宜用之。辛能润燥，故通少阴及耳窍，便涩者，宜用之。

弘景曰：含之去口臭。

承曰：味厚性烈，不可过一钱。若多用，则气闷塞不通而死。

敩曰：须拣去双叶者，误服害人。

柴胡 地薰

《本经》曰：柴胡[1]治心腹、肠胃中结气，饮食积聚，寒热邪气，明目益精。

《别录》：除伤寒心下烦热，诸痰热结实，胸中邪逆，五脏间游气，大肠停积水胀，及湿痹拘挛。

大明曰：补五劳七伤，除烦止惊，益气力，消痰止嗽，润心肺，添精髓，健忘。

---

[1] 柴胡：原作"茈胡"，《本经》柴胡之名，今据中药通用名改，后同。

元素曰：除虚劳，散肌热，去早晨潮热，寒热往来，胆瘅，妇人产前产后诸热，心下痞，胸胁痛。

时珍曰：治阳气下陷，平肝胆三焦包络相火，及头痛眩运，目昏赤痛，障翳，耳聋鸣，诸疟，及肥气寒热，妇人热入血室，经水不调，小儿痘疹余热，五疳羸热。

东垣曰：手足少阳、厥阴四经引经药也。在脏主血，在经主气。欲上升，则用根以酒浸；欲中及下降，则用梢。又曰：能引清气而行阳道，伤寒外感，有热则加之，无热则不加也。凡诸疟，以柴胡为君，随所发时所在经分，佐以引经之药。十二经疮疽中，须用柴胡以散诸经血结气聚，功与连翘同也。

颂曰：张仲景治伤寒，有大、小柴胡及柴胡加龙骨、柴胡加芒消等汤，故后人治寒热，此为最要之药。

时珍曰：行手、足少阳，以黄芩为佐；行手、足厥阴，以黄连为佐。

承曰：柴胡以银夏者最良。

机曰：解散用北柴胡，虚热用软柴胡，为良。

前胡 <small>渝胡</small>

时珍曰：味甘、辛，气微平，阳中之阴，降也。乃手足太阴、阳明之药，与柴胡纯阳上升入少阳、厥阴者不同也。其功长于下气，故能治痰热喘嗽、痞膈呕逆诸疾，气下则火降，痰亦降矣。所以有推陈致新之绩，为痰气要药。

《本经》：治痰满胸胁，中痞，心腹结气，风头痛，去痰下气。治伤寒寒热，推陈致新，明目益精。

甄权：能去热实，及时气内外俱热，单煮服之。

《日华子》曰：治一切气，破癥结，开胃下食，通五脏，主霍乱转筋，骨节烦闷，反胃呕逆，气喘咳嗽，安胎，小儿一切疝气。

切庵曰：柴胡、前胡均是风药，但柴胡性升，前胡性降，为不同耳。肝胆经风痰，非前胡不能除也。

麻黄 龙沙

《本经》：治中风伤寒头痛，温疟，发表出汗，去邪热气，止咳逆上气，除寒热，破癥坚积聚。

《别录》曰：五脏邪气缓急，风胁痛，止哮喘，通腠里，解肌，泄邪恶气，赤黑斑毒。不可多服，令人虚。

甄权曰：治身上毒风疹痹，皮肉不仁。主壮热温疫，山岚瘴气。

大明曰：通九窍，调血脉，开毛孔皮肤。

元素曰：去营中寒邪，泄卫中风热。

时珍曰：散赤目肿痛，水肿，风肿。麻黄发汗之气，驶不能御，而根节止汗，效如影响。物理之妙，不可测度如此。

弘景曰：麻黄疗伤寒，解肌第一药。

杲曰：轻可去实，麻黄、葛根之属是也。六淫有余之邪，客于阳分皮毛之间，腠理闭拒，营卫气血不行，故谓之实。二药轻清表散，故可去之。麻黄微苦，其形中空，阴中之阳，入足太阳寒水之经。其经循背下行，本寒而又受外寒，故宜发汗，去皮毛气分寒邪，以泄表实。若过发，则汗多亡阳。或饮食劳倦，及杂病自汗表虚之证，误用麻黄则脱人元气，不可不禁，夏月尤忌。

时珍曰：服麻黄自汗不止者，以冷水浸头发，仍用扑法即止。凡服麻黄，须避风一日，不尔，病复作也。凡用须佐以黄芩，则无赤眼之患。

弘景曰：用茎去节、根，煮十余沸，掠去浮沫，沫令人烦，根节能止汗故也。或醋泡，或蜜炒，随方任用。

根、节

弘景曰：止汗，夏月杂粉扑之。牡蛎粉、粟粉并麻黄根等分，为末，生绢袋盛贮。盗汗出，即扑，手摩之。

时珍曰：麻黄发汗，而根节止汗，物理之妙如此。凡自汗有风湿、伤风、风温、气虚、血虚、脾虚、阴虚、胃热、痰饮、中暑、亡阳、柔痓诸证，皆可随证用之。当归六黄汤加麻黄根，治盗汗尤捷。盖其性能行周身肌表，引诸药至卫分而固膜，人但知扑之之妙，而不知服饵之功尤良也。

荆芥_{假苏}

《本经》：治寒热鼠瘘，瘰疬生疮，破结聚气，下瘀血，除湿疸。

藏器曰：去邪，除劳渴，冷风出汗，煮汁服之。捣烂醋和，敷疔肿肿毒。

甄权：治恶风贼风，口面㖞斜，遍身瘰痹。辟邪毒气，通利血脉，传送五脏不足气，助脾胃。

士良云：主血劳，风气壅满，背脊疼痛，虚汗，理丈夫脚气，筋骨烦疼，及阴毒阳毒，伤寒头痛，头旋目眩，手足筋急。

《日华子》曰：利五脏，消食下气，治暴伤寒，能发汗。

苏恭曰：治妇人血风及疮疥为要药。

孟诜曰：产后中风身强直，研末酒服。

时珍曰：荆芥入足厥阴经气分，其功长于祛风邪，散瘀血，破结气，消疮毒。盖厥阴乃风木也，主血，而相火寄之，故风病、血病、疮病为要药。又曰：散风热，清头目，利咽喉，消疮肿，治项强，目中黑花，及生疮，阴癫，吐血衄血，下血血痢，崩中痔漏。戴院使^①评为产后要药，盖产后去血过多，腹内空虚，则自生风，故常有崩运之患，不待外风袭之也。荆芥最能散血中之风。

李士材曰：风在皮里膜外，荆芥主之，非若防风能入骨肉也。

李廷飞《延寿书》云：凡食一切无鳞鱼，忌荆芥。食黄鳝鱼后食之，令人吐血，惟地浆可解。与蟹同食，动风。

穗在于巅，尤善升发，故治上者，连穗用。凡血遇黑即止，治血炒黑用。

连翘 三廉

元素曰：性凉，味苦，轻清而浮，升也，阳也。其用有三：泻心经客热，一也；去上焦诸热，二也；为疮家胜药，三也。

杲曰：散诸经血结气聚，消肿。十二经疮药中不可无此，乃结者散之之义。

好古曰：手足少阳之药，治疮疡瘿瘤结核有神，与柴胡同功，但分气血之异。与鼠粘同用，治疮疡更效。

《本经》：寒热，鼠瘘，瘰疬，痈肿，恶疮，瘿瘤，结热蛊毒。

《日华子》曰：通小肠，通月经，治疮疖，止痛排脓。

时珍曰：连翘乃少阴心经、厥阴包络气分主药也。诸痛疮痒痛，皆属心火，故为十二经疮家圣药，而兼治手足少阳、手阳明三经气分之热也。

---

① 戴院使：指元末明初医家戴思恭（1324—1405），字原礼，号肃斋，诸暨人，明·建文帝时任太医院院使，著有《证治要诀》《推求师意》《金匮钩玄》等书。

紫苏 赤苏

孟诜曰：除寒热，治一切冷气。

《日华子》曰：补中益气，治心腹胀满，止霍乱转筋，开胃下食，止脚气，通大小肠。

《别录》曰：下气，除寒，温中。

苏颂曰：通心经，益脾胃，煮饮尤胜，与陈皮相宜。

甄权曰：以叶生食，作羹杀一切鱼肉毒。

时珍曰：解肌发表，散风寒，行气宽中，消痰利肺，和血，温中止痛，定喘安胎。解鱼蟹毒，治蛇犬伤。又曰：紫苏，近世要药也。其味辛，入气分；其色紫，入血分。故同橘皮、砂仁则行气安胎；同藿香、乌药，则温中止痛；同香附、麻黄，则发汗解肌；同芎䓖、当归则和血散血；同木瓜、厚朴则散湿解暑，治霍乱、脚气；同桔梗、枳壳，则利膈宽肠；同杏仁、莱菔子，则消痰定喘。

涂虎犬蛇虫伤。

苏子

《别录》曰：下气温中。

《日华子》云：调中，益五脏。止霍乱呕吐，反胃，补虚劳，肥健人，利大小便，破癥结，消五膈，消痰止嗽，润心肺。

宗奭曰：治肺气喘急。

时珍曰：苏子与叶同功，发散风邪，宜用叶；清利上下，则宜用子。

㘅庵云：叶发汗散寒，梗顺气安胎，子降气开郁，消痰定喘。表弱气虚者忌用叶，肠滑气虚者忌用子。苏梗下气稍缓，虚者宜之。苏子炒研用。

薄荷 _{金钱薄荷}

元素曰：薄荷辛凉，气味俱薄，浮而升，阳也。故能去高巅及皮肤风热。

士良曰：能引诸药入营卫，故能发散风寒。

《唐本》：治贼风伤寒，发汗，恶气，心腹胀满，霍乱，宿食不消。下气。

思邈曰：作菜久食，却肾气，辟邪毒，除劳气，令人口气香洁。煎汤洗漆疮。

《日华子》曰：治中风失音，吐痰。

苏颂曰：主伤风头脑痛，通关格，及小儿风涎，为要药。

李杲曰：清头目，除风热。

宗奭曰：小儿惊狂壮热，须此引药。又治骨蒸热劳，用其汁与众药熬为膏。猫食薄荷则醉，物相感尔。

时珍曰：薄荷入手太阴、足厥阴，辛能发散，凉能清利，专于消风散热，故头痛头风，眼目咽喉口齿诸病，小儿惊热及瘰疬疮疥为要药。捣汁含漱，去舌苔语涩，挼叶塞鼻，止衄血。涂蜂螫蛇伤，取其汁，涂猫咬有效。

甄权曰：通利关节，发毒汗，去愤气，破血止痢。

水苏 _{鸡苏、龙脑薄荷}

《本经》：下气杀谷，除饮食。辟口臭，去邪毒，辟恶气。

《本经》：主吐血，衄血，血崩。

《日华子》曰：治肺痿血痢，崩中带下。

苏颂曰：主诸气疾及脚肿。

时珍曰：鸡苏之功，专于理血，下气清肺，辟恶消谷。治血病，果有殊效也。

木　贼

《嘉祐》：治目疾，退翳膜，消积块，益肝胆，疗肠风，止痢，及妇人月水不断，崩中赤白。

时珍曰：木贼气温，味微甘苦，中空而轻，阳中之阴，升也，浮也。与麻黄同形同性，故亦能发汗解肌，升散火郁风湿，治眼目并诸血疾也。又曰：止泪，止血，去风湿疝痛，大肠脱肛。

禹锡曰：木贼得牛角、麝香，治休息久痢。得禹余粮、当归、芎藭，治崩中赤白。得槐蛾、桑耳，治肠风下血。得槐子、枳实，治痔疾出血。

震亨曰：木贼去节烘过，发汗至易，本草不曾言及。

浮萍 水萍、紫背浮萍

《本经》：治暴热身痒，下水气，止消渴。

大明：治热毒、风热、热狂，熁①肿毒，汤火伤，风疹。

藏器曰：捣汁服，主水肿，利小便。酒服方寸匕，治人中毒。为膏，敷面疮。

震亨曰：浮萍发汗，胜于麻黄。

时珍曰：浮萍其性轻浮，入肺经，达皮肤，所以能发扬邪汗也。主风湿麻痹，脚气，打扑伤损，目赤翳膜，口舌生疮，吐血衄血，癜风丹毒。又去风丹。以浮萍为末，蜜丸酒服。每服一丸，如弹子大，能治左瘫右痪，三十六种风，偏正头风，口眼喎斜，大风癞风，一切无名风及脚气，并打扑伤损及胎孕有伤。服过百粒，即为全人。

---

① 熁（xié 斜）：外敷。《普济方》卷二百七十八："热涂熁肿处，日再用之。"《证治准绳》卷一百《敷贴》："宜捣生寒药贴熁。"

颂曰：治恶疾疬疮遍身者，浓煮汁浴，半日多效。此方甚奇。

水萍以紫背着良，七月半收，晒干用。烧烟辟蚊。

苍耳子葈耳、地葵

藏器曰：治风头寒痛，风湿周痹，四肢拘挛痛，恶肉死肌，膝痛。久服益气。

甄权曰：治肝热，明目。

大明：治一切风气，填髓，暖腰脚，瘰疬疥疮瘙痒。

时珍曰：炒香，浸酒服，去风补益。

昂曰：甘苦性温，善发汗，散风湿，上通脑顶，下行足膝，外达皮肤。治头痛目暗，齿痛鼻渊，肢挛痹痛。

炒熟去刺，或酒拌蒸用，忌猪肉。叶捣汁，治产后痢。

天麻赤剑、定风草、鬼督邮

《本经》：杀鬼精物，蛊毒恶气。久服益气力，长阴肥健。

《别录》：治消痈肿，下支满，寒疝下血。

《开宝》云：天麻主诸风湿痹，四肢拘挛，小儿风痫惊气，利腰膝，强筋力。

甄权曰：治冷气痪痹，瘫痪不随，语多恍惚，善惊失志。

元素曰：治风虚，眩晕，头痛。

杲曰：肝虚不足者，宜天麻、芎藭以补之。其用有四：疗大人风热头痛，小儿风痫惊悸，诸风麻痹不仁，风热语言不遂。

时珍曰：天麻，乃肝经气分之药。《素问》云：诸风掉眩，皆属于木①。故天麻入厥阴之经而治诸病。按罗天益云眼黑头

---

① 木：《素问·至真要大论》作"肝"。

旋，风虚内作，非天麻不能治。又名定风草，故为治风之神药。

汪庵曰：风药中须兼养血药，制其燥也；养血药或兼搜风药，宣其滞也。古云：治风先治血，血行风自灭。

湿纸包煨熟，切片，酒浸一宿，焙干用。

秦艽秦纠

《本经》：寒热邪气，寒湿风痹，肢节痛，下水利小便。

《别录》曰：疗风无问久新，通身挛急。

大明曰：传尸骨蒸，治疳及时气。

甄权曰：疗酒黄、黄疸，解酒毒，去头风。

元素曰：除阳明风湿，及手足不遂，口噤，牙痛口疮，肠风泻血，养血荣筋。

好古曰：泻热，益胆气，治虚劳发热。

时珍曰：秦艽，手足阳明经药也。阳明有湿，则身体酸疼烦热；阳明有热，则日晡潮热骨蒸。所以用之者，取其去阳明之湿热也，兼入肝胆，故手足不遂、黄疸烦渴之病须之。

豨莶草希仙

藏器曰：主久疟痰癖，捣汁服取吐。捣敷虎伤、狗咬、蜘蛛咬，蚕咬、蠼螋溺疮。

苏恭曰：主金疮止痛，断血生肉，除诸恶疮，消浮肿。捣封之，汤渍、散敷并良。又治热䘌烦满不能食。捣汁服，则令人吐。

颂曰：蜀人服豨莶草法：五月五日、六月六日、九月九日采叶，去根茎花实，洗净曝干。入甑中，层层洒酒与蜜蒸之，又晒。如是九遍，则气味极香美。熬捣筛末，蜜丸服之。云甚益元气，治肝肾风气，四肢麻痹，骨间疼，腰膝无力，亦能行大肠气。

时珍曰：生捣汁服则令人吐，故云有小毒；九蒸九曝，则补人去痹，故云无毒。生则性寒，熟则性温。若云热者，非也。

威灵仙

《开宝》：治诸风，宣通五脏，去腹内冷滞，心膈痰水，久积癥瘕，痃癖气块，膀胱宿脓恶水，腰膝冷疼，疗折伤。久服无有温疾、疟。

李杲曰：推新旧积滞，消胸中痰唾，散皮肤大肠风邪。

颂曰：唐贞元中，嵩阳子周君巢作《威灵仙传》云：威灵仙去众风，通十二经脉，朝服暮效。疏宣五脏冷脓宿水，变病微利，不泻人。服此四肢轻健，手足微暖，并得清凉。

恭曰：腰肾脚膝积聚，肠内诸冷病，积年不瘥者，服之无不效。

宗奭曰：其性快，多服疏人五脏真气。

震亨曰：威灵仙属木，治痛风之要药也，在上下者服之甚效。

《邓思斋传》曰：此药治中风，骨节风，头风，皮肤风，手足顽痹，腰膝疼痛，黄疸黑疸，头面浮肿，心头痰水，腹内宿滞，痰热咳嗽气急，坐卧不安，大小肠秘，风湿痰气，一切冷痛。妇人月水不来，动经多日，气血冲心，产后秘涩，小儿无辜，并皆治之。其法：采得根，阴干月余，捣末。温酒调一钱，空腹服之，可加至六钱，利过两行则减之。其性甚善，不触诸药，但恶茶及面汤，以甘草、栀子代饮可也。

时珍曰：气温，味微辛、咸。辛泄气，咸泄水。故风湿痰饮之病，气壮者服之有捷效。其性快利，恐损真气，气弱者不可服。

钓藤钩

《别录》曰：小儿寒热，十二惊痫。

权曰：小儿惊啼，瘛疭热壅，客忤胎风。

时珍曰：手足厥阴药也。足厥阴主风，手厥阴主火。惊痫眩晕，皆肝风相火之病。钓藤通心包于肝木，风静火息，则诸证自除。又曰：治大人头旋目眩，平肝风，除心热，小儿内钓腹痛，发斑疹。古方多用皮，后世多用钩，取其力锐尔。

或云：入数寸于小麦中蒸熟，喂马易肥。

茵芋_{莞草}

《本经》：治风湿痹痛。

甄权曰：苦辛，有小毒，治男女软脚，毒风，拘急挛痛。

《别录》曰：疗久风湿走四肢，脚弱。

大明曰：一切冷风，筋骨怯弱羸颤。入药炙用。

时珍曰：古方治风痫有茵芋丸，治风痹有茵芋酒，治妇人产后中风有茵芋膏，风湿诸方多用之。

莽草_{芮草}

《本经》：治风头痈肿，乳痈疝瘕。

《别录》曰：辛温有毒，疗喉痹不通，乳难。头风痒，可用沐，勿令入眼。

甄权曰：治风疽，疝气肿坠，治瘰疬，除湿风，不入汤服。

颂曰：古方治风毒痹厥诸酒，皆用莽草。今医家取叶煎汤，热含少顷吐之，治牙齿喉痹，甚效。

《日华子》曰：治皮肤麻痹，煎浓汤淋洗。

敩曰：取叶细锉，以生甘草、水蓼二味同盛入绢袋中，蒸熟，去蓼草用。

当归 文无

杲曰：头，止血而上行；身，养血而中守；梢，破血而下流；全，活血而不走。

时珍曰：治上当用头，治中当用身，治下当用尾，通治则全用，乃一定之理。

《本经》：治咳逆上气，温疟，妇人漏下，绝子，诸恶疮疡，金疮。

《别录》曰：温中止痛，除客血内塞，中风痉①汗不止，湿痹中恶，客气虚冷，补五脏，生肌肉。

甄权曰：止呕逆，虚劳，寒热，瘀痢，腹痛，齿痛，女人沥血腰痛，崩中，补诸不足。

大明曰：治一切风，一切血②，补一切劳，破恶血，养新血，及癥癖，肠胃冷。

好古曰：主痿癖嗜卧，足下热而痛。冲脉为病，气逆里急。带脉为病，腹痛，腰溶溶如坐水中。

时珍曰：治头痛，心腹诸痛，润肠胃筋骨皮肤，治痈疽。排脓止痛，和血补血。

宗奭曰：《药性论》补女子诸不足一说，尽当归之用矣。

承曰：治妊妇产后恶血上冲仓卒③也。

元素曰：其用有三：一，心经本药；二，和血；三，治诸病夜甚。凡血受病，必须用之。血壅而不流则痛，当归之甘温

---

① 痉（zhì 智）：痉挛，抽搐。
② 血：原作"气"，据《纲目》卷十四《当归》引"大明"文改。
③ 仓卒（cù 促）：急促，紧急，突然。《褚氏遗书·辩书》："天地五行，寒暑风雨，仓卒而变。"《旅舍备要方·自序》："倏忽之间，疾起不测，迫于仓卒。"

能和血，辛温能散内寒，苦温能助心散寒，使气血各有所归。

好古曰：入手少阴，以其心生血也；入足太阴，以其脾裹血也；入足厥阴，以其肝藏血也。同人参、黄芪，则补气而生血；同牵牛、大黄，则行气而补血；从桂、附、茱萸，则热；从大黄、芒消，则寒。佐使分定，用者当知。

韩懋曰：当归主血分之病。用宜酒制，有痰，以姜制，导血归源之理；血虚，以人参、石脂为佐；血热，以生地黄、条芩为佐，不绝生化之源；血积，配以大黄。要之，血药不容舍当归。

昂曰：血滞能通，血虚能补，血枯能润，血乱能抚。盖其辛温能行气分，使气调而血和也。

权曰：患人虚冷者，加而用之。

川芎 芎䓖

《本经》：治中风入脑，头痛，寒痹筋挛缓急，金疮，妇人血闭无子。

《别录》：除脑中冷，面上游风去来，目泪出，多涕唾，诸寒冷气，心腹坚痛，中恶，卒急肿痛，胁风痛。温中内寒。

甄权曰：腰脚软弱，半身不遂，胞衣不下。

《日华子》曰：一切风，一切气，一切劳损，一切血。补五劳，壮筋骨，调众脉，破癥结宿血，养新血。吐血，鼻血，溺血，脑痈发背，瘰疬瘿赘，痔瘘疮疥，长肉排脓，消瘀血。

好古曰：搜肝气，补肝血，润肝燥，补风虚。

元素曰：川芎上行头目，下行血海，能散肝经之风，治少阳厥阴经头痛，及血虚头痛之圣药也。其用有四：为少阳引经，一也；诸经头痛，二也；助清阳之气，三也；去湿气在头，四也。

杲曰：头痛必用川芎。如不愈，加各引经药。太阳羌活，阳明白芷，少阳柴胡，太阴苍术，厥阴吴茱萸，少阴细辛是也。

震亨曰：郁在中焦，须抚芎开提其气以升之，气升则郁自降。故抚芎总解诸郁，直达三焦，为通阴阳气血之使。

时珍曰：芎䓖，血中气药也。肝苦急，以辛补之，故血虚者宜之。辛以散之，故气郁者宜之。

宗奭曰：芎䓖不可久服，多令人暴死。

虞抟曰：骨蒸多汗，及气弱之人，不可久服。其性辛散，令真气走泄，而阴愈虚也。

白芍药 芍药、赤芍

好古曰：味酸而苦，气薄味厚，阴也，降也。为手足太阴行经药，入肝脾血分。

《本经》：治邪气腹痛，除血痹，破坚积，寒热疝瘕。止痛，利小便，益气。

《别录》曰：通顺血脉，缓中，散恶血，去水气，利膀胱大小肠，消痈肿。时行寒热，中恶，腹痛，腰痛。

甄权：治时疾骨蒸热，妇人血闭不通。

大明：治风补劳，退热除烦，益气，惊狂头痛，目赤明目，肠风泻血，痔瘘，发背疮疥。

元素曰：泻肝，安脾肺，收胃气，止泻利，固腠理，和血脉，收阴气，敛逆气。

好古曰：理中气，治脾虚中满，心下痞，胁下痛，善噫，肺急胀逆喘咳，太阳衄衄，目涩，肝血不足，阳维病苦寒热，带脉病苦腹痛满、腰溶溶如坐水中。

时珍曰：止下痢腹痛后重。又曰：同白术补脾，同芎䓖泻肝，同人参补气，同当归补血，以酒炒补阴，同甘草止腹痛，同黄连止泻痢，同防风发痘症，同姜、枣温经散湿。

恭曰：赤者，利小便下气；白者，止痛散血。

成无己曰：白补而赤泻，白收而赤散。酸以收之，甘以缓之，故酸甘相合，用补阴血，敛逆气而润除肺燥。又曰：芍药之酸，敛津液而益营血，收阴气而泄邪热。

元素曰：白补赤散，泻肝补脾胃。酒浸行经，止①中部腹痛；与姜同用，温经散湿通塞，利腹中痛，胃气不通。白芍入脾经补中焦，乃下利必用之药。盖泻利皆太阴病，故不可缺此。得炙甘草为佐，治腹中痛，夏月少加黄芩，恶寒加桂，此仲景神方也。其用凡六：安脾经，一也；治腹痛，二也；收胃气，三也；止泻痢，四也；和血脉，五也；固腠理，六也。

宗奭曰：气虚寒人禁用。古人云减芍药以避中寒，诚不可忽。

震亨曰：芍药泻脾火，性味酸寒，冬月必以酒炒。凡腹痛多是血脉凝涩，亦必酒炒用。然止能治血虚腹痛，余并不治。为其酸寒收敛，无温散之功也。下痢腹痛必炒用，后重者不炒。产后不可用者，以其酸寒伐生发之气也。必不得已，亦酒炒用之。

时珍曰：产后肝血已虚，不可更泻也，故禁之。

㓜庵云：芍药主治，赤白略同，惟赤芍尤能泻肝火，散恶血耳。

干地黄生地黄

好古曰：甘、苦、寒，气薄味厚，沉而降，阴也。入手、足少阴、厥阴。酒浸，上行外行；日干者平，火干者温，功用

---

① 止：原作"上"，据《纲目》卷十四《白芍药》引张元素改。

相同。

《本经》：治伤中，逐血痹，填骨髓，长肌肉。作汤，除寒热积聚，除痹，疗折跌绝筋。久服轻身不老，生者尤良。

《别录》：主男子五劳七伤，女子伤中，胞漏下血，破恶血，溺血，利大小肠，去胃中宿食，饱力断绝。补五脏内伤不足，通血脉，益气力，利耳目。

大明曰：助心胆气，强筋骨，长志，安魂定魄。治惊悸劳劣，心肺损，吐血，鼻衄，妇人崩中血运。

元素曰：凉血生血，补肾水真阴，除皮肤燥，去诸湿热。

好古曰：主心病掌中热痛，脾气痿蹶，嗜卧，足下热而痛。

甄权曰：产后腹痛。久服变白延年。

生地黄

《别录》曰：大寒，治妇人崩中，血不止，及产后血上薄心闷绝，伤身胎动下血，胎不落，堕坠腕折，瘀血留血，鼻衄吐血，皆捣饮之。

甄权曰：解诸热，通月水，利水道，捣贴心腹，能消瘀血。

时珍曰：《本经》所谓干地黄者，乃阴干、日干、火干者，故又云生者尤良。《别录》复云生地黄者，乃新掘鲜者，故其性大寒。其熟地黄乃后人复蒸晒者。虽主治证同，而凉血、补血之功稍异。

宗奭曰：《本经》只言干、生二种，不言熟者。如血虚劳热，产后虚热，老人中虚燥热者，若与生、干，当虑太寒，故后世改用蒸曝熟者。生熟之功殊别，不可不知。

好古曰：生地黄入手少阴，又为手太阳之剂，故钱仲阳泻丙火，与木通同用以导赤也。诸经之血热，与他药相随，亦能治之。溺血、便血皆同。

权曰：病人虚而多热者，宜加用之。

戴元礼曰：阴微阳盛，相火炽强，来乘阴位，日渐煎熬，为虚火之证者，宜地黄之属，以滋阴退阳。

元素曰：生地黄大寒，胃弱者斟酌用之，恐损胃气。

之才曰：得麦冬、清酒良。

敩曰：忌铜铁器，令人肾消并发白，男损营，女损卫。

时珍曰：姜汁浸则不泥膈，酒制则不伤胃。鲜用则寒，干用则凉，熟用则温。

熟地黄

元素曰：补血气，滋肾水，益真阴，去脐腹急痛，病后胫股酸痛。

好古曰：坐而欲起，目䀮䀮无所见。

时珍曰：填骨髓，长肌肉，生精血，补五脏内伤不足，通血脉，利耳目，黑须发。男子五劳七伤，女子伤中胞漏，经候不调，胎产百病。

元素曰：甘、微苦，寒。假酒力洒蒸，则微温而大补。味厚气薄，阴中之阳，沉也。入手、足少阴、厥阴之经。治外治上，须酒制。忌萝卜、葱蒜、诸血。得丹皮、当归，活血生血凉血，滋阴补髓。又曰：地黄生则大寒而凉血，血热者须用之；熟则微温而补肾，血衰者须用之。又脐下痛，属肾经，非熟地黄不能除，乃通肾之药也。

好古曰：生地黄治心热、手足心热，入手、足少阴、厥阴，能益肾水，凉心血，其脉洪实者宜之。若脉虚者，则宜熟地黄，假火力蒸九数，故能补肾中元气。

王硕①云：男子多阴虚，宜用熟地黄；女子多血热，宜用生地黄。又云：生地黄能生精血，天门冬引入所生之处；熟地黄能补精血，用麦门冬引入所补之处。

虞抟云：生地黄生血，而胃气弱者服之恐妨食；熟地黄补血，而痰饮多者服之恐泥膈。或云：生地黄酒炒则不妨胃，熟地黄姜汁炒则不泥膈。此皆得用药之精微者也。

何首乌 红内消

《开宝》：治瘰疬，消痈肿，疗头面风疮，治五痔，止心痛，益血气，黑髭发，悦颜色。久服长筋骨，益精髓，延年不老。亦治妇人产后及带下诸疾。

大明曰：久服令人有子，治腹脏一切宿疾，冷气，肠风。

好古曰：泻肝风。

时珍曰：何首乌，足厥阴、少阴药也。白者入气分，赤者入血分。肾主闭藏，肝主疏泄。此物气温，味苦涩。苦补肾，温补肝，涩②能收敛精气。所以能养血益肝，固精益肾，健筋骨，乌髭发，为滋补良药。不寒不燥，功在地黄、天门冬诸药之上。气血太和，则风虚痈肿瘰疬诸疾可知矣。李安期③作《何首乌传》云：何首乌，味甘性温无毒，茯苓为使。治五痔，腰膝之病，冷气心痛，积年劳瘦痰癖，风虚败劣，长筋力，益精髓，壮气驻颜，黑发延年，妇人恶血痿黄，产后诸疾，赤白带下，毒气入腹，久痢不止，其功不可具述。

① 王硕：字德肤，永嘉人，北宋医家，著《易简方》。

② 涩：原脱，据《纲目》卷十八《何首乌》文补。

③ 李安期：《纲目》作"李翱"。考李安期为唐初时人，卒于唐咸亨元年（670）。李翱（772—841），字习之，为唐代中后期人。《何首乌传》成于唐元和七年（812），当为李翱所著。

切庵曰：此药治疮毒，营血调，则痛肿消，故名红内消。以其赤者，又呼为疮帚。又止恶疟，盖益精补肝，疟疾要药，而本草不言治疟，亦失之矣。

用黑豆拌匀，九蒸九晒，去豆用，忌铁器。

牡丹皮 鹿韭

《本经》：治寒热，中风瘛疭，惊痫邪气，除癥坚瘀血留舍肠胃，安五脏，疗痈疮。

《别录》曰：除时气头痛，客热五劳，劳气，头腰痛，风噤癫疾。

甄权曰：治冷气，散诸痛，女子经脉不通，血沥腰痛。

大明曰：通关腠血脉，排脓，消扑损瘀血，续筋骨，除风痹，落胎下胞，产后一切冷热血气。

元素曰：牡丹皮入手厥阴、足少阴，故治无汗之骨蒸；地骨皮入足少阴、手少阳，故治有汗之骨蒸。又曰：治神志气不足，肠胃积血，及吐血衄血。

时珍曰：和血、生血、凉血，治血中伏火。伏火即阴火也，阴火即相火也。古方惟以此治相火，故仲景肾气丸用之。后人乃专以黄柏治相火，不知牡丹皮之功更胜也。

杲曰：心虚，肠胃积热，心火炽甚，心气不足者，牡丹皮为君。

宗奭曰：花红者，根皮入药为佳。

时珍曰：惟取红白单瓣者入药，赤花者利，白花者补。人亦罕悟，宜分别之。

敩曰：酒拌蒸用，肉厚者佳。

续断 接骨

《本经》：治伤寒，补不足。金疮，痈疡，折跌，续筋骨，妇人乳难。久服益气力。

《别录》曰：妇人崩中漏血，金疮，生肌肉，及踠伤恶血腰痛，关节缓急。

《日华子》云：助气，补五劳七伤。破癥结瘀血，消肿毒，肠风，痔瘘，乳痈，瘰疬，妇人产前后一切病，胎漏，子宫冷，面黄虚肿。缩小便，止泄精尿血。

时珍曰：治血痢、时行、痢疾，合平胃①散为末，米饮，服之效。

川产者良，酒浸，焙干用。

骨碎补 猴姜

《开宝》曰：破血止血，补伤折。

甄权曰：主骨中毒瓦斯，风血疼痛，五劳六极，足手不收，上热下冷。

颂曰：骨碎补，入妇人血气药。蜀人治闪折筋骨伤损，取根捣末粥和裹伤处。

时珍曰：足少阴药也。故能入骨，治牙，及久泄痢。研末，猪肾夹煨，空心食，治耳鸣及肾虚久泄。

教曰：用铜刀刮去毛，细切，蜜拌蒸晒用，或焙干不蒸亦可。

益母草 茺蔚、野田麻

时珍曰：此草及子皆充盛密蔚，故名茺蔚。其功宜于妇人及明目益精，故有益母之称。其茎方类麻，故谓之野天麻。

子

时珍曰：微炒香或蒸熟晒干，舂簸去壳，取仁用。

---

① 胃：原脱，据《纲目》卷十五《续断》"发明"补。

《本经》：明目益精，除水气，久服轻身。

《别录》：疗血逆，大热，头痛，心烦。

大明：治产后血胀。

吴瑞曰：舂仁生食，补中益气，通血脉，填精髓，止渴润肺。

时珍曰：治风解热，顺气活血，养肝益心，安魂定魄，调女人经脉，崩中带下，产后胎前诸病。久服令人有子。

震亨曰：茺蔚子活血行气，有补阴之功，故名益母。凡胎前产后所恃者，血气也。胎前无滞，产后无虚，以其行中有补也。

时珍曰：味甘、微辛，气温，阴中之阳，手、足厥阴经药也。白花者入气分，紫花者入血分。治妇女经脉不调，胎产一切血气诸病，妙品也。盖包络生血，肝藏血。此物能活血补阴，故能明目、益精、调经，治妇人诸女人诸血病也①。东垣言瞳子散大者禁用，盖以茺蔚行血甚捷，瞳子散大，血不足也，故禁之。又曰：益母草之根、茎、花、叶、子实，皆入药可用。若治手、足厥阴，血分风热，明目益精，调女人经脉，则单用子实为良。若治肿毒疮疡，消水行血，妇人胎产诸病，则宜并用为良。盖其根、茎、花、叶专于行，而子则行中有补故也。

茎叶

大明曰：苗、叶、花、根同功。

《本经》曰：瘾疹，可作浴汤。

苏恭曰：捣汁服，主浮肿，下水，消恶毒疔肿，乳痈丹游

---

① 治妇人诸女人诸血病也：《纲目》卷十五《茺蔚》"发明"作"治女人诸病也"。

等毒，并敷之。又服汁，主子死腹中，及产后血胀闷。

时珍曰：活血破血，调经解毒。治胎漏，产难，胞衣不下，血晕，血风，血痛，崩中漏下，尿血、泻血，疳痢、痔疾，打扑内损，瘀血，大便、小便不通。或为散，或蜜丸，或捣汁，滤净熬膏服之。

泽兰 水香

《本经》：治金疮肿，痈肿，疮脓。

《别录》：治产后金疮内塞。

甄权曰：治产后腹痛，频产血气衰冷，成劳瘦羸，妇人血沥腰痛。

《日华子》曰：产前产后百病。通九窍，利关节，养血气，破宿血，消癥瘕，通小肠，长肌肉，消扑损瘀血。治鼻血吐血，头风目痛，妇人劳瘦，丈夫面黄。

时珍曰：兰草、泽兰气香而温，味辛而散，阴中之阳，足太阴、厥阴经药也。脾喜芳香，肝宜辛散。脾气舒，则三焦通利而正气和；肝郁散，则营卫流行而病邪解。兰草走气道，故能利水道，除痰癖，杀虫辟恶，而为消渴良药；泽兰走血分，故能治水肿，涂痈毒，破瘀血，消癥瘕，而为妇人要药。虽是一类，而功用稍殊。

兰草

《本经》：利水道，杀蛊毒，辟不祥。

《别录》：除胸中痰癖①。

李杲曰：其气清香，生津止渴，润肌肉，治消渴胆瘅。

---

① 癖：原作"澼"，据《纲目》卷十四《兰草》"主治"引《别录》文改。

时珍曰：消痈肿，调月经。煎水，解中牛马毒。

李士材云：兰叶禀金水之气，故入肺脏，东垣方中常用之。《内经》所谓治之以兰，除陈气者是也。

昂按：别本云：兰叶甘寒，清肺开胃，消痰利水，解郁，调经。闽产者力胜。

白薇 薇草

《本经》：暴中风，身热支满，忽忽不知人，狂惑邪气，寒热酸疼，温疟洗洗，发作有时。

《别录》云：疗妇人伤中淋露，下水气，利阴气，益精。久服利人。

时珍曰：风温灼热多眠，及热淋遗尿，金疮出血。又云：古人多用治妇人产中虚烦呕逆，安中益气。去须酒洗用。

艾叶 医草

时珍曰：苦而辛，生温熟热，可升可降，阳也。入足太阴、厥阴、少阴之经。纯阳之性，可以取太阳真火，可以回垂绝元阳。服之则走三阴，而逐一切寒湿，转肃杀之气为融和。灸之，则透诸经，而治百种病邪，起沉疴之人为康泰。其功亦大矣。

《别录》曰：主灸百病。可作煎，止吐血下痢，下部䘌疮，妇人漏血，利阴气，生肌肉，辟风寒，使人有子。作煎，勿令见风。

弘景曰：捣汁服，止伤血，杀蛔虫。

苏恭曰：主衄血、下血，脓血痢。水煮及丸散任用。

甄权曰：止崩血，肠痔血，搨①金疮，止腹痛，安胎。苦

---

① 搨（dá达）：敷盖。《隋书》卷十《礼仪》第五："诸王嗣子、侯夫人，皆乘赤油搨幢车。"

酒作煎，治癣甚良。捣汁饮，治心腹一切冷气、鬼气。

大明曰：治带下，止霍乱转筋，痢后寒热。

好古曰：治带脉为病，腹胀满，腰溶溶如坐水中。

时珍曰：温中、逐冷、除湿。

诜曰：以嫩艾作干饼，用生姜煎服，止泻痢及产后泻血，甚妙。

讱庵云：丹田气弱，脐腹畏冷者，以艾揉熟，装袋兜脐腹，甚妙。寒湿脚气，亦宜以此夹入袜内。凡用艾叶，须陈久者良。妇人丸散，醋煮捣饼，烘干，再为末用。

延胡索 玄胡索

时珍曰：味苦微辛，气温，入手、足太阴、厥阴四经，能行血中气滞，气中血滞，故专治一身上下诸痛。用之中的，妙不可言。

《雷公炮炙论》云：心痛欲死，速觅延胡。酒调延胡索末三钱，大便行而痛自止。

《开宝》云：破血，妇人月经不调，腹中结块，崩中淋露，产后诸血病，血运，暴血冲上，因损下血。煮酒或酒磨服。

大明：除风治气，暖腰膝，止暴腰痛，破癥癖，扑损瘀血，落胎。

好古：治心气小腹痛，有神。

李珣曰：散气，治肾气，通经络，破产后恶露或儿枕。

时珍曰：玄胡索能活血利气，为第一品药，除风痹、疝气危急。然性辛温，走而不守，血热气虚者禁用。

酒炒行血，醋炒止血，生用破血，炒用调血。

红花 红蓝花

《开宝》：治产后血晕口噤，腹内恶血不尽绞痛，胎死腹中，并酒煮服。亦主蛊毒。

元素曰：入心养血，谓其苦温，阴中之阳，故入心。佐当归，生新血。

震亨曰：多用破留血，少用养血。

时珍曰：血生于心包，藏于肝，属于冲任。红花汁与之同类，故能行男子血脉，女子经水。多则行血，少则养血。又曰：活血润燥，止痛散肿，大抵鲜血宜止，瘀血宜行。凡血热血瘀而作肿作痛者，俱能治之。

昂曰：痘疮血热，喉痹不通，俱宜用之。俗用染红饼作胭脂，能活血解毒。痘疔挑破，以油胭脂傅之良。

茜草茹藘、血见愁

《本经》：治风痹黄疸。

《别录》云：止血，内崩下血，膀胱不足。苗根主痹及热中伤跌折。

甄权：治六极伤心肺、吐血泻血。

大明：止鼻洪尿血，产后血运，月经不止，带下，扑损瘀血，泄精，痔瘘，疮疖，排脓。酒煎服。

时珍曰：茜根色赤而气温，味微酸而带咸。色赤入营，气温行滞，味酸入肝而咸走血，手、足厥阴血分之药也，专于行血活血，通经脉，治骨节风痛。

敩曰：用铜刀剉，勿犯铁器。

藏器曰：茜草主蛊毒，煮汁服。

紫草 紫丹

《本经》：治心腹邪气，五疸，补中益气，利九窍。

《别录》曰：通水道，疗腹肿胀满痛。以合膏，疗小儿疮，及面皯。

甄权曰：治恶疮瘑癣。

时珍曰：紫草味甘咸而气寒，入心包络及肝经血分。其功长于凉血活血，利大小肠。故痘疹欲出未出，血热毒盛，大便闭涩者，宜用之。已出而紫黑便闭者，亦可用。若已出而红活及白陷，大便利者，切宜忌之。《活幼心书》云：紫草性寒，小儿脾气实者犹可用，脾气虚者反能作泻。古方惟用茸，取其初得阳气用发痘疮。今人不达此理，一概用之，误矣。

凌霄花紫葳

《本经》：治妇人产乳余疾，崩中，癥瘕血闭，寒热羸瘦，养胎。

甄权曰：产后奔血不定，淋沥，主热风风痫，大小便不利，肠中结实。

《日华子》曰：酒齄热，毒风，刺风，妇人血膈游风，崩中带下，花及根叶功同。

《别录》曰：茎叶治痿躄，益气。

时珍曰：治喉痹热痛，凉血生肌。又曰：凌霄花及根，甘酸而寒，茎叶带苦，手、足厥阴经药也。行血分，能去血中伏火。故主产乳崩漏诸疾，及血热生风之证也。

花不可近鼻闻，伤脑。花上露入目，令人昏蒙。《本经》虽云养胎，而《经疏》云破血之约，非所宜也，故孕妇忌之。

大蓟小蓟、千针草

大蓟

《别录》曰：女子赤白沃，安胎，止吐血鼻衄。

甄权曰：捣根绞汁服，主崩中血下，立瘥。

大明曰：叶治肠痈，腹脏瘀血，作晕扑损，生研，酒并小便任服。又恶疮疥癣，同盐研署之。

小蓟

《别录》曰：养精保血。

藏器曰：破宿血，生新血。暴下血，血崩，金疮出血，呕血等，绞取汁温服。作煎和糖，合金疮，及蜘蛛蛇蝎毒，服之亦佳。

《日华子》云：治热毒风，并胸膈烦闷，开胃下食，退热补虚损。其苗生研汁服，去烦热。又曰：小蓟力微，只可退热，不似大蓟能健养下气也。

恭曰：大、小蓟皆能破血。但大蓟兼疗痈肿，而小蓟专主血，不能消肿也。

丹溪曰：小蓟治下焦结热，血淋。

三七 金不换、山漆

时珍曰：此药近时始出，南人军中用为金疮要药，云有奇功。本名山漆，谓能合金疮，如漆黏物也。

又云：凡杖仆伤损，血出不止者，嚼烂涂之或为末掺之，其血即止。青肿者，即消散，可作杖疮药。若受杖时，先服一二钱，则血不冲心。杖后，尤宜服之。止血、散血、定痛，亦主吐血，衄血，下血，血痢，崩中，经水不止，产后恶血不下，血运血痛，赤目痈肿，虎咬蛇伤诸证。大抵此药气温，味甘微苦，乃阳明、厥阴血分之药，故能治一切血病。试法：以末掺猪血中，血化为水者乃真。

地榆 酸赭

《本经》曰：妇人乳产，痓痛，七伤，带下，五漏。止痛止汗，除恶肉，疗金疮。

《别录》曰：止脓血，诸瘘，恶疮，热疮，补绝伤，产后内塞。可作金疮膏，消酒，消渴，明目。

杨士瀛云：诸疮，痛者，加地榆；痒者，加黄芩。

《开宝》：止冷热痢，疳痢，极效。

《日华子》曰：止吐血，鼻衄，肠风，月经不止，血崩，产前后诸血疾，并水泻。

李杲曰：治胆气不足。

颂曰：古方断下，多用之。

宗奭曰：其性沉寒，入下焦。若热血痢则可用。若虚寒人及水泻白痢，即未可轻使。

时珍曰：地榆除下焦热，治大小便血证。止血取上截，切片炒用。其梢则能行血，不可不知。汁酿酒治风痹，补脑。捣汁涂虎犬蛇虫伤。

蒲　黄

弘景曰：蒲黄，即香蒲花上黄粉也，甚疗血。

时珍曰：手、足厥阴血分药也，故能治血治痛。生则能行，熟则能止。与五灵脂同用，能治一切心腹诸痛。一妇舌胀满口，老叟教以蒲黄频掺，乃愈。宋度宗忽舌肿满口，而御医以蒲黄、干姜末，干搽而愈。据此二说，则蒲黄之凉血活血可证矣。

《本经》：治心腹膀胱寒热，利小便，止血，消瘀血。

甄权：治痢血，鼻衄吐血，尿血泻血，利水道，通经脉，止女子崩中。

大明曰：妇人带下，月候不匀，血气心腹痛，妊妇下血坠胎，血运血癥，儿枕气痛，颠扑血闷，排脓，疮疖，游风，肿毒，下乳汁，止泄精。又曰：破血消肿者，生用之；补血止血者，须炒用。

卷柏 ^{万年松}

《本经》：治女子阴中寒热痛，癥瘕。血闭。绝子。

《别录》：治脱肛，散淋结，强阴益精。

甄权曰：通月经，治尸疰，鬼疰，腹痛。

大明曰：镇心，除面皯头风，暖水脏。生用破血，炙用止血。凡使，以盐水煮半日，以井水煮半日，焙干用。

茼茹 ^{蔄蒌}

之才曰：辛寒有小毒，甘草为之使。

《本经》：蚀恶肉败疮死肌，杀疥虫，排脓恶血，除大风热气，善忘不寐。

《别录》：去热痹，破癥瘕，除息肉。

宗奭曰：治马疥尤善，服食方用至少。

时珍曰：《素问》治妇人血枯痛，用乌贼骨、茼茹二物，丸服。

王冰言：茼茹取其散恶血。

菴茼子 ^{覆茼}

《本经》：治五脏瘀血，腹中水气，胪胀留热，风寒湿痹，身体诸痛。

《别录》：疗心下坚，膈中寒热，周痹，妇人月水不通。消食明目。

甄权曰：益气，主男子阴痿不起。治心腹胀满。

大明曰：腰脚重痛，膀胱痛，及骨节烦痛，不下食。

时珍曰：擂酒饮，治闪挫腰痛，及妇人产后血气痛。孙思邈治跌折瘀血，单用菴茼煮汁服，亦可末服。今人治打扑多用此法，或饮或散，其效最速。能制蛇，遇之即烂，故人家种此避蛇。

郁金 马术

《唐本》：血积下气，生肌止血，破恶血，血淋，尿血，金疮。

甄权曰：单用，治女人宿血气心痛，冷气结聚，温醋摩傅之。亦治马胀。

李杲：治阳毒入胃，下血频痛。

时珍曰：郁金入心及包络，治血气心腹痛，产后败血冲心欲死，失心癫狂，蛊毒。失心癫狂，郁金合明矾丸服。盖明矾化顽痰，郁金去恶血也。中蛊毒者，郁金合升麻服之，不吐则下。

震亨曰：治吐衄，唾血，血腥，及经脉逆行，并宜郁金末加韭汁、姜汁、童尿同服，其血自清。痰中带血者，加竹沥。又鼻血上行者，郁金、韭汁加四物汤服之。

庞安常云：斑痘始有白泡，忽搐入腹，紫黑无脓，日夜叫乱者。郁金同甘草、冰片、猪血、新汲水调服，毒从手足心出，如痛状，乃瘥。

姜黄 宝鼎香

藏器曰：辛少，苦多，性热不冷。

《唐本》：治心腹结积，疰忤。下气，破血，除风热，消痈肿。功力烈于郁金。

《日华子》曰：治癥瘕血块，通月经，治扑损瘀血，止暴风痛冷气，下食。

苏颂曰：祛邪辟恶。治气胀，产后败血攻心。

时珍曰：姜黄、郁金、莸药三物，形状功用皆相近。但郁金入心治血；而姜黄兼入脾，兼治气；莸药则入肝，兼治气中之血，为不同耳。古方五痹汤用片子姜黄，治风寒湿痹手臂痛。戴原礼《要诀》云：片子姜黄能入手臂治痛，其兼理血中之气可知。郁金味苦寒，色赤，主马热病；姜黄味辛温，色黄；莸味苦色青。三物不同，所用各别。

蓬莪茂莸药

《开宝》：治心腹痛，中恶，疰忤鬼气，霍乱冷气，吐酸水，解毒，食饮不消。酒研服之。又疗妇人血气结积，丈夫奔豚。

甄权曰：破痃癖冷气，以酒醋磨服。

大明曰：治一切气，开胃消食，通月经，散瘀血，止扑损痛下血，及内损恶血。

好古曰：通肝经聚血。又曰：蓬莪色黑，破气中之血，入气药发诸香。虽为泄剂，亦能益气，故孙尚药[1]用治气短不能接续，及大小七香丸、集香丸、诸汤散多用此也。又为肝经血分药。

王执中[2]《资生经》云：执中久患心脾疼，服醒脾药反胀。用蓬莪茂面裹，炮熟，研末，以水与酒醋煎服，立愈。盖此药能破气中之血也。

颂曰：此物极坚，难捣，热火中煨令透，乘热捣之，即碎如粉。

时珍曰：今人多以醋炒，或煮熟入药，取其引入血分也。

---

[1] 孙尚药：指北宋医家孙尚，字用和，北宋时曾任尚药奉御，著有《孙用和传家秘宝方》。

[2] 王执中：字叔权（约1140—1207），瑞安人，南宋著名针灸医药学家，著《针灸资生经》。

荆三棱

《开宝》云：治老癖癥瘕，积聚结块，产后恶血血结，通月水，堕胎，止痛利气。

大明云：治气胀，破积气，消扑损瘀血，妇人血脉不调，心腹痛，产后腹痛血运。

元素曰：苦、甘，无毒，阴中之阳。能泻真气，真气虚者勿用。入药用须炮熟。治心膈痛，饮食不消。

好古曰：三棱色白属金，破血中之气，肝经血分药也。三棱、莪茂治积块疮硬者，乃坚者削之也。又治肝中积血。

时珍曰：三棱能破气散结，故能治诸病，下乳汁，其功可近于香附而力峻，故难久服。按戴原礼治癥癖腹胀，以三棱、莪茂，酒煨煎，下一黑物而愈。消积须用醋浸一日，炒。或煮熟焙干亦可。

白茅根

《本经》：甘寒无毒，治劳伤，虚赢。补中益气，除瘀血，血闭，寒热，利小便。

《别录》曰：下五淋，除客热，在肠胃止渴，坚筋。妇人崩中，久服利人。

《日华子》曰：主妇人月经不匀，通血脉淋沥。

时珍曰：白茅根甘能除伏热，利小便，故能止吐、衄诸血，伤寒，哕逆，喘急，消渴。治黄疸，利水肿，解酒毒，乃良物也。世人因微而忽之，惟事苦寒之剂，致伤冲和之气，乌足知此哉。

茅针

藏器曰：通小肠，治鼻衄，及暴下血，水煮服之。恶疮痈肿，软疖未溃者，以酒煮服，一针溃一孔，二针溃二孔。生捣傅金疮，止血。

芦　根

《别录》：治消渴客热，止小便利。

苏恭曰：疗反胃，呕逆不下食，胃中热，伤寒，内热弥良。

甄权曰：解大热，开胃，治噎哕不止。

大明曰：寒热时疾，烦闷，泻痢人渴，孕妇心热。

敩曰：芦根须要逆水生，并黄泡肥厚者。去须节，并赤黄皮用。

《炮炙论》云：益食加觔，须煎芦、朴。注云：芦根、厚朴，盖甘能益胃，寒能降火也。

芦笋

宁原云：膈间客热，止渴，利小便，解河豚及诸鱼蟹毒。

时珍曰：解诸肉毒。

茎叶

时珍曰：霍乱呕逆，肺痈烦热，痈疽。烧灰淋汁，煎膏，蚀恶肉，去黑子。又曰：芦中空虚，故能入心肺，治上焦热。

徐之才曰：蓬，治金疮生肉，灭瘢。

蓬蕽①

苏恭曰：水煮浓汁服，治霍乱大验。

苏颂曰：煮汁服，解中鱼蟹毒。

时珍曰：烧灰，吹鼻，止衄血，亦入崩中药。

---

① 蓬蕽：芦苇花，又称芦花、葭花、蓬茸、水芦花。

苎　根

《别录》曰：安胎，捣贴赤游丹毒。

大明曰：治心膈热，漏胎下血，产前后心烦，天行热疾，大渴大狂，服金石药人心热。署毒箭蛇虫咬。捣傅痈疽发背。捣汁，治鸡鱼骨鲠。

藏器曰：苎性破血，捋苎麻与产妇枕之，止血晕。产后腹痛，以苎安腹上即止也。又蚕咬人毒入肉，取苎汁饮之。

《别录》曰：沤苎汁，止消渴。

时珍曰：苎麻叶甚散血。五月五日取，和石灰捣作团，晒干收贮。遇有金疮折损者，研末傅之，即时血止，且易痂也。按李仲南云：凡诸伤瘀血不散者，野苎叶、苏叶揪烂傅之。如瘀血在腹内，绞汁服即通，血皆化水。秋冬用干叶亦可。

蔷薇根 营实

《别录》曰：止泄痢腹痛，五脏客热，除邪逆气，疽，癞，诸恶疮，金疮伤挞，生肉复肌。

大明：治热毒风，除邪气，止赤白痢，肠风泻血。通结血，治牙齿痛，小儿疳虫肚痛，痈疽疥癣。

时珍曰：营实，蔷薇根，能入阳明经，除风热湿热，生肌杀虫，故痈疽疮癣，古方常用，而泄痢、消渴、遗尿、好瞑，亦皆阳明病也，故治之。

弘景曰：营实即蔷薇子也，以白花者为良。

芭蕉根 甘蕉

《别录》：治痈肿结热。

苏恭曰：捣烂敷肿，去热毒。捣汁服，治产后血胀闷。

孟诜曰：主黄疸。

《日华子》曰：治天行热狂，烦闷，消渴。患痈毒并金石发动，燥热口干，并绞汁服之。又治头风游风。

《异物志》云：芭蕉结实，其皮赤如火，其肉甜如蜜，四五枚可饱人，而滋味常在牙齿间，故名甘蕉。

孟诜曰：甘蔗生食，止渴润肺。蒸熟晒裂，舂取仁食，通血脉，填骨髓。

吴瑞曰：生食，破血，合金疮，解酒毒。干者，解肌热烦渴。

时珍曰：除小儿客热，压丹石毒。

颂曰：甘蔗、芭蕉甘而大寒，性相同也。

蕉油以竹筒插入皮中取出，磁瓶盛贮。治头风热，止消渴，及汤火伤。梳头，止女人发落，令长而黑。同薄荷汁，涂头顶，留囟门，涂四肢，留手足心能截小儿之惊，兼治丹毒。

大黄 将军

弘景曰：大黄，其色也。将军之号，当取其骏快也。

杲曰：推陈致新，如戡定祸乱，以致太平，所以有将军之号。

《本经》：下瘀血，血闭，寒热，破癥瘕积聚，留饮宿食。荡涤肠胃，推陈致新，通利水谷，调中化食，安和五脏。

《别录》曰：平胃下气，除痰实，肠间结热，心腹胀满，女子寒血闭胀，小腹痛，诸老血留结。

甄权曰：通女子经候，利水肿，利大小肠。贴热肿毒，小儿寒热时疾，烦热，蚀脓。

《日华子》云：通宣一切气，调血脉，利关节，泄壅滞水气，温瘴热疟。

元素曰：味苦气寒，气味俱厚，沉而降，阴也。用之须酒浸煨热者，寒因热用，酒浸入太阳经，酒洗入阳明经，余经不用酒。泻诸湿热不同，除下焦湿热，消宿食，泻心下痞满。

时珍曰：大黄乃足太阴、手足阳明、手足厥阴五经血分之药。凡病在五经血分者，宜用之。若在气分用之，是谓诛伐无过矣。泻心汤治心气不足吐血、衄血者，乃真心之气不足，而手厥阴心包络、足厥阴肝、足太阴脾、足阳明胃之邪火有余也。虽曰泻心，实泻四经血中之伏火也。又仲景治心下痞满，按之软者，用大黄黄连泻心汤。此亦泻脾胃之湿热，非泻心也。病发于阴而反下之，则作痞满，乃寒伤营血，邪气乘虚结于上焦。胃之上脘在于心，故曰泻心，实泻脾也。《素问》云：太阴所至为痞满①。又云：浊气在上，则生䐜胀，是矣。病发于阳而下之早者，则成结胸，乃热邪陷入血分，亦在上脘分野。仲景大陷胸汤丸皆用大黄，亦泻脾胃血分之邪，而降其浊气也。若结胸在气分，则只用小陷胸汤；痞满在气分，则用半夏泻心汤矣。又曰：下痢赤白，里急腹痛，小便淋沥，实热燥结，潮热谵语，黄疸诸火疮。凡病在气分，及胃寒血虚，并妊娠产后，并勿轻用。其性苦寒，能伤元气、耗虚阴血故也。

东垣云：大黄苦峻下走，用之于下必生用。若邪气在上，非酒不至，必用酒浸引上至高之分，驱热而下。若用生者，则遗至高之邪热，是以愈后或目赤，或喉痹，或头肿，或膈上热疾生也。

之才曰：得芍药、黄芩、牡蛎、细辛、茯苓，疗惊恚怒，心下悸气。得硝石、紫石英、桃仁，疗女子血闭。

---

① 痞满：《素问·六元正纪大论》作"䐜满"。䐜，通"蓄"。

《夷坚志》云：汤火伤者，捣生大黄，醋调傅，止痛，无瘢。

黄芩条芩

《本经》：治诸热黄疸，肠澼泄痢，逐水，下血闭，恶疮，疽蚀，火疡。

《别录》：疗痰热胃中热，小腹绞痛，消谷，利小肠，女子血闭，淋露下血，小儿腹痛。

甄权：治热毒骨蒸，寒热往来，肠胃不利，破拥①气，治五淋，令人宣畅，去关节烦闷，解热渴。

大明曰：下气，主天行热疾，丁②疮排脓，治乳痈发背。

元素曰：气凉，味苦、甘，气厚味薄，浮而升，阳中阴也，入手少阳、阳明经。其用有九：泻肺热，一也；上焦皮肤风热风湿，二也；去诸热，三也；利胸中气，四也；消痰膈，五也；除脾经诸湿，六也；夏月须用，七也；妇人产后养阴退阳，八也；安胎，九也。酒炒上行，主上部积血，非此不能除。下痢脓血，腹痛后重，身热久不能止者，与芍药、甘草同用之。凡诸疮痛不可忍者，宜芩、连苦寒之药。详上下，分身梢，及引经药用之。

时珍曰：治风热湿热头痛，奔豚热痛，火咳肺痿喉腥，诸失血。得酒上行；得猪胆汁，除肝胆火；得柴胡，退寒热；得芍药，治下痢；得桑白皮，泻肺火；得白术，安胎。

之才曰：得厚朴、黄连，止腹痛；得五味子、牡蛎，令人

---

① 拥：同"臃"，肿。《金匮要略·水气病》："视人之目窠上微拥，如蚕新卧起状。"

② 丁：同"疔"，古今字。

有子；得黄芪、白敛、赤小豆，疗鼠瘘。

杲曰：黄芩之中枯而飘者，泻肺火，利气，消痰，除风热，清肌表之热；细实而坚者，泻大肠火，养阴退阳，补膀胱寒水，滋其化源。高下之分与枳实、枳壳同例。

震亨曰：黄芩降痰，假其降火也。凡去上焦湿热，须以酒洗过用。片芩泻肺火，须用桑白皮佐之。若肺虚者，多用则伤肺，必先以天门冬保定肺气而后用之。黄芩、白术乃安胎圣药，俗以黄芩为寒而不敢用，盖不知胎孕宜清热凉血，血不妄行，乃能养胎。黄芩乃上、中二焦药，能降火下行，白术能补脾也。

罗天益曰：肺主气，热伤气，故身体麻木。又五臭入肺为腥，故黄芩之苦寒，能泻火、补气而利肺，治喉中腥臭。

黄连 王连

《本经》：治热气，目痛眦伤泣出，明目。肠澼腹痛下痢，妇人阴中肿痛。久服令人不忘。

《别录》：主五脏冷热，久下泄澼脓血，止消渴大惊。除水利骨，调胃肠，益胆。疗口疮。

大明：治五劳七伤，益气，止心腹痛，惊悸烦躁，润心肺，长肉止血，天行热疾，止盗汗并疮疥。猪肚蒸为丸，治小儿疳气，杀虫。

藏器曰：治羸瘦气急。

元素曰：黄连性寒味苦，气味俱厚，可升可降，阴中阳也，入手少阴经。其用有六：泻心脏火，一也；去中焦湿热，二也；诸疮必用，三也；去风湿，四也；赤眼暴发，五也；止中部见血，六也。又曰：治郁热在中，烦躁恶心，兀兀欲吐，心下痞满。

好古：主心病逆而盛，心积伏梁。

时珍曰：五脏六腑皆有火，平则治，动则病，故有君火、相火之说，其实一气而已。黄连入手少阴心经，为治火之主药：治本脏之火，则生用之；治肝胆之实火，则以猪胆汁浸炒；治肝胆之虚火，则以醋浸炒；治上焦之火，则以酒炒；治中焦之火，则以姜汁炒；治下焦之火，则以盐水或朴消研炒；治气分湿热之火，则以茱萸汤浸炒；治血分块中伏火，则以干漆水炒；治食积之火，则以黄土炒。诸法不独为之引导，盖辛热能制其苦寒，咸寒能制其燥性，在用者详酌之。又曰：黄连，治目及痢为要药。古方治痢：香连丸，用黄连、木香；姜连散，用干姜、黄连；变通丸，用黄连、茱萸；姜黄散，用黄连、生姜。治消渴，用酒蒸黄连；治伏暑，用酒煮黄连；治下血，用黄连、大蒜；治肝火，用黄连、茱萸；治口疮，用黄连、细辛。皆是一冷一热，一阴一阳，寒因热用，热因寒用，君臣相佐，阴阳相济，最得制方之妙，所以有成功而无偏胜之害也。时珍又曰：黄连大苦大寒之药，用之降火燥湿，中病即当止，岂可久服。况黄连、苦参久服反热，从火化也。

成无己曰：苦入心，寒胜热，黄连、大黄之苦寒，以导心下之虚热。蛔得甘则动，得苦则安，黄连、黄柏之苦，以安蛔也。

好古曰：黄连苦燥，苦入心，火就燥。泻心者，其实泻脾也，实则泻其子也。

丹溪云：黄连，去中焦湿热而泻心火。若脾胃气虚，不能转运者，则以茯苓、黄芩代之。下痢胃口热噤口者，用黄连、人参煎汤呷之，得能下咽便好。

刘完素曰：古方以黄连为治痢之最。盖治痢惟宜辛苦寒药，辛能发散开通郁结，苦能燥湿，寒能胜热，使气宣平而已。诸苦寒药多泄，惟黄连、黄柏性冷而燥，能降火去湿而止泻痢，故治痢以之为君。

宗奭曰：今人但见肠虚渗泄，微似有血，便即用之，又不顾寒热虚实，惟欲尽剂，多致危困。当知气实，初病热多血痢，始可服之，中病即止，不必尽剂。若虚寒为病者，慎误轻用。

杲曰：诸痛痒疮疡，皆属心火，宜以黄连、当归为君，甘草、黄芩为佐。凡眼暴发赤肿，痛不可忍者，宜黄连、当归以酒浸煎之。宿食不消，心下痞满者，须用黄连、枳实。

颂曰：黄连治目方多，而羊肝丸尤奇异。今洗眼，以黄连、当归、芍药等分，用雪水或甜水煎汤热洗之，冷即再温，甚益眼目。但是风毒赤目花翳，用之无不神效。盖眼目之病，皆是血脉凝滞使然，故以行血药合黄连治之。血得热则行，故乘热洗也。

韩懋曰：黄连为君，佐以官桂，能使心肾交于顷刻。黄连同五苓、滑石，大治梦遗。以黄土、姜汁、酒、蜜四炒为君，以使君子为臣，酒炒白芍药为佐，广木香为使，治小儿五疳。以茱萸炒黄连，加木香、大黄，水丸，治五痢。凡目疾以人乳浸蒸，或点，服之。

时珍曰：去心窍恶血，解服药过剂，烦闷，及巴豆、轻粉毒。

胡黄连

苏颂曰：补肝胆，明目。治骨蒸劳热，三消，五心烦热，妇人胎蒸虚惊，冷热泄痢，五痔。厚肠胃，益颜色。浸人乳汁，点目甚良。

《开宝》：治久痢成疳，小儿惊痫、寒热，不下食，霍乱，下痢，伤寒，咳嗽，温疟。理腰肾，去阴汗。

震亨曰：胡黄连同柴胡，治小儿潮热，盗汗，去果子积。

苦参 苦蘵

《本经》：治心腹结气，癥瘕积聚，黄疸，溺有余沥，逐水，除痈肿。补中，明目，止泪。

《别录》曰：养肝胆气，安五脏，平胃气，令人嗜食轻身，定志益精，利九窍。除伏热肠澼，止渴，醒酒，小便黄赤，疗恶疮、下部䘌。

弘景曰：渍酒饮，治疥杀虫。

甄权曰：治热毒风，皮肌烦躁生疮，赤癞眉脱，除大热嗜睡，治腹中冷痛，中恶腹痛。

时珍曰：杀疳虫，治肠风泻血，并热痢。又曰：子午乃少阴君火对化，故苦参、黄柏之苦寒，皆能补肾。盖取其苦燥湿、寒除热也。热生风，湿生虫，故又能治风杀虫。惟肾水弱而相火胜者，用之相宜。若火衰精冷，真元不足，及年高之人，不可用也。

颂曰：古今方用治风热疮疹最多。伏汞，制雌黄、焰硝。

《笔谈》云：久用苦参擦牙，遂病腰痛，由其气伤肾也。

敩曰：糯米泔浸，去腥气，蒸用。

知母 地参

东垣云：知母入足阳明、手太阴。其用有四：泻无根之肾火，疗有汗之骨蒸，止虚劳之热，滋化源之阴。

《本经》：治消渴热中。除邪气，肢体浮肿。下水，补不足，益气。

《别录》：疗伤寒久疟烦热，胁下邪气，膈中恶，及风汗内疸。多服令人泄。

甄权曰：心烦躁闷，骨热劳，产后蓐劳，肾气劳，憎寒虚烦。

大明曰：热劳，传尸痓痛。通小肠，消痰止嗽，润心肺，安心，止惊悸。

好古曰：泻肺火，滋肾水。治命门相火有余。

元素曰：凉心去热。治阳明火热，泻膀胱、肾经火，热厥头痛，下痢腰痛，喉中腥臭。

时珍曰：安胎，止子烦，辟射工。能伏盐及蓬砂，得黄柏及酒良。上行，则用酒浸；下行，则用盐水润。焙干用，忌铁。又曰：辛苦寒凉，下则润肾燥而滋阴，上则清肺金而泻火，乃二经气分药也。黄柏则是肾经血分药。故二药必相须而行，滋阴降火，又金水相生之义，故阴虚火动之病须之。然必少壮气盛能食者，用之相宜。若中虚不足，而邪火炽甚者，久服则有寒中之变。

龙胆草

元素曰：龙胆味苦，性寒，气味俱厚，沉而降，阴也。足厥阴、少阳经气分药也。其用有四：除下部风湿，一也；及湿热，二也；脐下至足肿痛，三也；寒湿脚气，四也。下行之功与防己同，酒浸则能上行，外行以柴胡为主。龙胆为使治眼中疾必用之药，去目中黄及睛赤肿胀，瘀肉高起，痛不可忍。

《别录》曰：除胃中伏热，时气温热，热泄下痢，去肠中小虫，益肝胆气，止惊惕。

甄权曰：治小儿壮热骨蒸，惊痫入心，时疾热黄，痈肿口干。

《日华子》曰：客忤，疳气，热狂。明目止烦。治疮疥。

李杲曰：退肝经邪热，除下焦湿热之肿，泻膀胱火。

时珍曰：疗咽喉痛，风热盗汗。又曰：相火寄在肝胆，有泻无补。故龙胆之益肝胆之气，正以其能泻肝胆之邪热也。但大苦大寒，过服伤胃中生发之气，反助火邪，亦即久服黄连反从火化之义。

甘草水浸，曝干用。

青黛 靛花

《开宝》：解诸药毒，小儿诸热惊痫，发热天行，头痛寒热，并水研服之。亦磨敷热疮恶肿，金疮下血，蛇犬等伤。

甄权曰：解小儿疳热，杀虫。

藏器曰：小儿丹热，和水服之。同鸡子清、大黄末，傅疮痈、蛇虺螫毒甚效。

丹溪云：泻肝，散五脏郁火，解热，消食积。

时珍曰：去热烦，吐血咯血，斑疮阴疮，杀恶虫。

大 青

弘景曰：除时行热毒甚良。

《别录》曰：时气头痛，大热口疮。

甄权曰：治瘟疫寒热。

大明曰：治热毒风，心烦闷，渴极口干，小儿身热风疹，及金石药毒。涂署肿毒。

时珍曰：主热毒痢，黄疸、喉痹、丹毒。又曰：大青气寒，味微苦咸，能解心胃热毒，不特治伤寒也。朱肱《活人书》：治伤寒，发赤斑烦痛，又犀角大青汤、大清四物汤，故李象先《指掌赋》云：阳毒则狂斑烦乱，以大青、升麻，可回困笃。

颂曰：古方治伤寒黄汗、黄疸，有大青汤。又治伤寒头身强、腰脊痛，葛根汤内亦用大青。大抵时疾多用之。

《别录》曰：三四月采茎叶，阴干用。

小青

苏颂曰：生捣，傅痈肿疮疖甚效。

时珍曰：治血痢腹痛。研汁服，解蛇毒。

《摘玄方》云：凡蛇虺螫伤，用小青、大青、牛膝叶同捣汁，和酒服，以渣傅之。

《寿域方》：治中暑发昏，小青同沙糖擂汁，急灌之。

牵牛子

《别录》曰：下气，疗脚满水肿，除风毒，利小便。

甄权曰：治痃癖气块，利大小便，除虚肿，落胎。

《日华子》曰：治腰痛，下冷脓，泻蛊毒药，并一切气壅滞。

杲曰：牵牛止胀，泻气中之湿热，不能除血中之湿热。少则动大便，多则泄下如水，乃泻气之药。其味辛辣，其性雄烈，比之诸辛药，泄气尤甚，最伤元气。故张文懿云：牵牛不可耽嗜，脱人元气，用者戒之。

宗奭曰：牵牛丸服，治大肠风秘壅结。不可久服，亦行脾肾气故也。

好古曰：牵牛以气药引则入气；以大黄引则入血。利大肠，下水积。色白者，泻气分湿热，上攻喘满，破血中之气。

震亨曰：牵牛属火善走，若非病形与证俱实，不胀满，不大便秘者，不可轻用。驱逐致虚，先哲深戒。

时珍曰：牵牛治水气在肺，喘满肿胀，下焦郁遏，腰背胀肿，及大肠风秘气秘，卓有殊功。但病在血分，及脾胃虚弱而痞满者，则不可取快一时，及常服暗伤元气也。又牵牛能达右肾命门，走精隧。人所不知，惟东垣李明之知之。故明之治下焦阳虚天真丹，用牵牛以盐水炒黑，入佐沉香、杜仲、破故纸、官桂诸药，深得补泻兼施之妙。李东垣治脾湿太过，通身浮肿，喘不得卧，腹如鼓，海金沙散亦以牵牛为君。则东垣未尽弃牵牛不用，但贵施之得道耳。

敩曰：取子，淘去浮者，舂去皮壳用。

防己_{解离}

弘景曰：防己，是疗风水要药。

藏器曰：治风，用木防己；治水，用汉防己。

惟心有花文、色黄者，名汉防己；黑点黄腥木强者，名木防己。

元素曰：大苦、辛，寒。阴也，泄也。治中下湿热肿，泄脚气，行十二经。又曰：去下焦湿肿及痛，并泄膀胱火邪，必用汉防己、草龙胆为君，黄柏、知母、甘草佐之。防己乃太阳本经药也。

《本经》：治风寒温疟，热气诸痫，除邪，利大小便。

《别录》：疗水肿风肿，去膀胱热，伤寒邪热，邪气中风，手脚挛急，通腠理，利九窍，止泄，散痈肿恶结，诸瘑疥癣虫疮。

甄权：治湿风，口面㖞斜，手足拘痛，散留痰，肺气喘嗽。

木防己

主治男子肢节中风，毒风不语，散结气痈肿，温疟，风水肿，去膀胱热。

杲曰：本草《十剂》云：通可去滞，通草、防己之属是也。夫防己大苦寒，能泻血中湿热，通其滞塞，亦能泻大便，此瞑眩之药也。大抵闻其臭则可恶，下咽则令人身心烦乱，饮食减少。至于十二经有湿热壅塞不通，及下注脚气，除膀胱积热而庇其基本，非此药不可，真行经之仙药，无可代之者。若夫饮食劳倦，阴虚生内热，元气谷食已亏，以防己泄大便，则重亡其血，此不可用一也。如人大渴引饮，是热在上焦肺经气分，宜渗泄，而防己乃下焦血分药，此不可用二也。外感风寒，邪传肺经，气分湿热，而小便黄赤，乃至不通，此上焦气病，禁用血药，此不可用三也。大抵上焦湿热者皆不可用。下焦湿热流入十二经，致二阴不通者，然后审而用之。

时珍曰：今人去皮，酒洗晒干用。

葶苈子丁历

《本经》：治癥瘕积聚结气，饮食寒热，破坚逐邪，通利水道。

《别录》曰：下膀胱水，伏留热气，皮间邪水上出，面目浮肿，身暴中风热、痈痒，利小腹，久服令人虚。

甄权曰：疗肺痈，上气咳嗽，止喘促，除胸中痰饮。

时珍曰：通月经。

杲曰：葶苈大降气，与辛酸同用，以道肿气。本草《十剂》云：泄可去闭，葶苈、大黄之属。此二味乃大苦寒，一泄血闭，一泄气闭；不可轻用。

震亨曰：葶苈属火性急，善逐水。病人稍涉虚者，宜远之。且杀人甚捷，何必久服而后虚也。

时珍曰：甘、苦二种，正如牵牛，黑、白二色，急、缓不同，又如葫芦，甘、苦二味，良、毒亦异。大抵甜者，下泄之性缓，虽泄肺而不伤胃；苦者，下泄之性急，即泄肺而易伤胃，故以大枣辅之。然肺中水气膹满，非此不能除。但水去则止，不可过剂，既不久服，何至杀人？故《淮南子》云：大戟去水，葶苈愈胀。用之不节，乃反成病。以此观之，亦在用之有节耳。

张仲景曰：葶苈傅头疮，药气入脑，杀人。

合糯米，微炒，去米用。

甘遂陵泽

《本经》：治大腹疝瘕，腹满，面目浮肿，留饮宿食，破癥坚积聚，利水谷道。

《别录》曰：下五水，散膀胱多热，皮中痞，热气肿满。

甄权曰：能泻十二种水疾，去痰水。

时珍曰：泻肾经及隧道水湿，脚气，阴囊肿坠，痰迷癫痫，噎膈痞塞。

宗奭曰：此药专于行水，攻决为用。

元素曰：味苦气寒。苦性泄，寒胜热，直达水气所结之处，乃泄水之圣药。水结胸中，非此不能除，故仲景大陷胸汤用之。但有毒，不可轻用。

时珍曰：肾主水，凝则为痰饮，溢则为肿胀。甘遂能泄肾经湿气，治痰之本也。不可过服，但中病即止可也。甘遂反甘草，张仲景治心下留饮，与甘草同用，取其相反而立功也。刘河间《保命集》云：凡水肿未消，以甘遂末涂腹绕脐，内服甘草水，其肿便去。王璆《百一选方》亦云：凡脚气上攻，结成肿胀，及一切肿毒。用甘遂末，水调敷肿处，即浓煎甘草汤服之，其肿即散。二物相反，而感应如此。

面裹，煨熟用，去其毒也。

大戟下马仙

时珍曰：其根辛苦，戟人咽喉，故名大戟。人呼为下马仙，言利人甚速也。

《本经》：治蛊毒，十二水，腹满急痛，积聚，中风，皮肤疼痛，吐逆。

《别录》曰：颈腋痛肿，头痛。发汗，利大小便。

《日华子》云：泻毒药，泄天行黄病，温疟，破癥结。

甄权曰：苦辛又毒，下恶血癖块，腹中雷鸣，通月水，堕胎孕。

苏颂曰：治瘾疹风，及风毒，脚肿。并煮水，日日热淋，取愈。

好古曰：大戟与甘遂同为泄水之药。湿胜者，苦燥除之也。

元素曰：苦、甘、辛，阴中微阳。泻肺，损真气。

时珍曰：得枣即不损脾。又曰：痰涎之为物，随气升降，无处不到。入于心，则迷窍而成癫痫，妄言妄见；入于肺，则塞窍而成咳唾稠黏，喘急背冷；入于肝，则留伏蓄聚，而成胁痛干呕，寒热往来；入于经络，则麻痹疼痛；入于筋骨，则颈、项、胸背、腰胁、手足牵引隐痛。陈无择《三因方》并以控涎丹主之，此乃治痰之本。痰之本，水也，湿也。得气与火，则凝滞而为痰、为饮、为涎、为涕、为癖。大戟能泄脏腑之水湿，甘遂能行经隧之水湿，白芥子能散皮里膜外之痰气。惟善用者，能收奇效。

以浆水煮软，去骨，晒干用。

商陆 蓬荡音逐汤

杲曰：商陆有毒，阳中之阴。其味酸辛，其形类人。其用疗水，其效如神。

恭曰：赤者，但可贴肿，服之伤人，痢血不已，令人见鬼神。方家以之治肿，入麝香三分，捣贴脐上，小便利则肿自消。

大明曰：白者，苦冷，得大蒜良。赤者，有毒，能伏砒砂、砒石、雌黄，拔锡。

张仲景曰：商陆以水服，杀人。

《本经》：治水肿，疝，瘕，痹，熨除痈肿，杀鬼精物。

《别录》曰：疗胸中邪气，水肿，痿痹，腹满洪直，疏五脏，散水气。

甄权曰：泻十种水病。喉痹不通，薄切醋炒，涂喉外，良。

大明曰：通大小肠，泻虫毒，堕胎，㸆①肿毒，傅恶疮。

时珍曰：商陆苦寒，沉也，降也，阴也。其性下行，专于行水，与大戟、甘遂，盖异性而同功，胃气虚弱者不可用。

以黑豆汤浸，蒸用。

芫花去水

弘景曰：用当微熬。不可近眼。

时珍曰：芫花陈久者良。以好醋煮十数沸，去醋，水浸，晒干用，则毒减也，或以醋炒者次之。

李当之曰：苦辛，有大毒，多服令人泄。

《本经》云：去水，治咳逆上气，喉鸣喘，咽肿，短气，蛊毒，鬼疟，疝瘕痈肿。杀虫鱼。

《别录》：消胸中痰水，喜唾，水肿，五水在五脏，皮肤及腰痛，下寒毒肉毒。根，疗疥疮。可用毒鱼。

甄权曰：治心腹胀满，去水气寒痰，涕唾如胶，通利血脉。治恶疮风痹湿，一切毒风，四肢挛急，不能行步。

大明曰：疗咳嗽瘴疟。

时珍曰：治水饮痰澼②，胁下痛。

---

① 㸆：原作"煸"，据《纲目》卷十七《商陆》引《别录》文改。
② 澼：《纲目》同，当作"癖"，形近致误。

好古曰：芫花与甘草相反，而胡洽治痰癖饮癖，以甘遂、大戟、芫花、大黄、甘草同用，盖欲其大吐以泄湿，因相反而相击也。

斗讼者，取叶擦皮肤，辄作赤肿，假伤以诬人。

荛 花

《别录》曰：辛微寒，有毒，疗痰饮咳嗽。

《本经》：治伤寒温疟，下十二水，破积聚大坚癥瘕，荡涤肠胃中留澼饮食，寒热邪气。利水道。

甄权：治咳逆上气，喉中肿满，痋气蛊毒，痃癖气块。

时珍曰：荛花，盖亦芫花之类，气味主治大略相近。

泽漆 漆茎

《本经》曰：漆茎治皮肤热，大腹水气，四肢面目浮肿，丈夫阴气不足。

《别录》曰：利大小肠，名目，轻身。

苏恭曰：主蛊毒，杀虫止嗽。

《日华子》曰：止疟疾，消痰退热。

时珍曰：泽漆利水，功类大戟，故人见其茎有白汁，遂误以为大戟。然大戟根苗皆有毒泄人，而泽漆根硬不可用，苗无毒，可做菜食，而利丈夫阴气，甚不相侔也。

常山 恒山

《本经》曰：伤寒寒热，热发温疟，鬼毒，胸中痰结，吐逆。

《别录》曰：疗鬼蛊往来，水胀，洒洒恶寒，鼠瘘。

甄权曰：治诸疟，吐痰涎，治项下瘤瘿。又曰：味苦有小毒。

炳曰：得甘草吐疟。

时珍曰：有酒浸、蒸熟、或炒熟者，亦不甚吐。人又有醋制者，吐人。

蜀漆

《本经》：治疟及咳逆寒热，腹中癥坚痞结，积聚邪气，蛊毒鬼疰。

《别录》：疗胸中邪，结气，吐去之。

甄权：治鬼疟多时，温疟寒热，下肥气。

元素曰：破血，洗去腥。与苦酸同用，导胆邪。甘草水拌蒸用。

颂曰：常山、蜀漆为治疟之最要，不可多进，令人吐逆。

震亨曰：常山性暴悍，善驱逐，能伤真气，病人稍近虚怯，不可用也。

时珍曰：常山、蜀漆有劫痰截疟之功，须在发散表邪及提出阳分之后。用之得宜，神效立见；用失其法，真气必伤。夫疟有六经疟、五脏疟、痰湿、食积、瘴疫、鬼邪诸疟，须分阴阳虚实，不可一概论也。常山、蜀漆生用则上行必吐；酒蒸炒熟用则气稍缓，少用亦不致吐也。得甘草则吐；得大黄则利；得乌梅、鲮鲤甲则入肝；得小麦、竹叶，则入心；得秫米、麻黄，则入肺；得龙骨、附子，则入肾；得草果、槟榔，则入脾。盖无痰不作疟，二物之功，亦在驱逐痰水而已。

切庵云：常山吐疟痰，瓜蒂吐热痰，乌附尖吐湿痰，莱菔吐气痰，藜芦吐风痰。

藜芦 山葱

《本经》：治蛊毒咳逆，泄痢，肠澼，头疡疥瘙，恶疮，杀诸虫毒，去死肌。

《别录》曰：山葱疗哕逆，喉痹不通，鼻中息肉，马刀烂疮。不入汤用。

权曰：主上气，去积年脓血泄痢。

颂曰：藜芦服一匕则恶吐人。吐上膈风涎，暗风痫病，小儿痰疾。

宗奭曰：用之通顶，令人嚏。为末，治马疥癣。

时珍曰：哕逆用吐药，亦反胃用吐法去痰积之义。

雷曰：去颈，用糯米泔汁煮，晒干用。

时珍曰：畏葱白，服之吐不止者，饮葱汤即止。又曰：吐药不一：常山吐疟痰，瓜丁吐热痰，乌附尖吐湿痰，莱菔吐气痰，藜芦则吐风痰者也。

木通 通草、万年藤

杲曰：味甘而淡，气平味薄。降也，阳中阴也。下行，泄小肠火，利小便，与琥珀同功，无他药可比。本草《十剂》云：通可去滞，通草、防风之属，是也。夫防己大苦寒，能泻血中湿热之滞，又通大便。通草甘淡下降，利小便，专泻气滞也。肺受热邪，津液气化之原绝，则寒水绝，断流。膀胱受湿热癃闭，约缩小便不通，宜此治之。其症胸中烦热，口燥舌干，喉干，大渴引饮，小便淋沥或闭塞不通，胫痠脚热，并宜通草主之，凡气味与之同者，茯苓、泽泻、灯草、猪苓、琥珀、瞿麦、车前子之类，皆可渗湿，利小便泄其滞气也。

《本经》：除脾胃寒热，通利九窍血脉关节，令人不忘，去恶虫。

《别录》曰：疗脾疸，常欲眠，心烦哕，出音声。治耳聋，散痈肿，诸结不消，及金疮恶疮，鼠瘘，踒折，齆鼻息肉，堕胎，去三虫。

甄权曰：治五淋，利小便，开关格，治人多睡，主水肿浮大。

大明曰：安心除烦，止渴退热，明耳目。治鼻塞，通小肠，下水，破积聚血块，排脓，治疮疖，止痛，催生下胞。女人血闭，月候不匀，天行时疾，头痛目眩，羸劣乳结，及下乳。

士良曰：理风热，小便数急疼，小腹虚满，宜煎汤并葱食之，有效。

藏器曰：利大小便，令人心宽，下气。

珣曰：喉痹咽痛，浓煎含咽。

时珍曰：木通，手厥阴心包络、手足太阳小肠、膀胱之药也。故上能通心清肺，治头痛，利九窍；下能泄湿热，利小便，通大肠，治遍身拘痛。

杨仁斋云：遍身隐热，疼痛拘急，足冷，皆是伏热伤血。血属于心，宜木通以通心窍，则经络流行也。凡利小便者，多不利大便，以小水愈通，大便愈燥也。惟木通能入大肠，兼通大便。

朱二允①曰：火在上，则口燥、眼赤、鼻干；在中，则心烦呕哕、浮肿；在下，则淋闭、足肿，必藉此甘平之性，泻诸经之火。火退则小便自利，便利则诸经火邪皆从小水而下降矣。

时珍曰：藤有细孔，两头皆通，故名通草，而甚通窍，即今所谓木通也。今之通草乃古之通脱木也，须分别之。

通草通脱木

时珍曰：通草色白而气寒，味淡而体轻。其气寒，降也，

---

① 朱二允：明末清初时期医家，生卒年及事迹不详。其本草药论首见于清初《本草备要》《本草从新》等书，著《内科脉诀》，今存。

故入手太阴肺经，引热下降而利小便。其味淡，升也，故入阳明胃经，通气上达而下乳汁。

汪机曰：明目退热，下乳催生。

杲曰：泻肺利小便，治五淋，除水肿癃闭，与灯草同功。宜生用之。

苏颂曰：解诸毒虫痛。

泽泻 禹孙

《本经》曰：风寒湿痹，乳难。养五脏，益气力，肥健，消水。久服，耳目聪明。

《别录》曰：补虚损，五脏痞满，起阴气，止泄精，消渴，淋沥，逐膀胱、三焦停水。

甄权曰：主肾虚精自出，治五淋。宣通水道。

大明：主头旋耳虚鸣，筋骨挛缩，通小肠，止尿血，主难产。补女人血海，令人有子。

东垣云：去脬中留垢，心下水痞。

元素曰：泽泻乃除湿之圣药，入肾经，去旧水，养新水，利小便，去淋沥，消肿胀，渗泄止渴。去阴间汗。如无此疾服之，令人目盲。

好古曰：《本经》云久服明目，扁鹊云多服昏目，何也？易老云：去脬中留垢，以其味咸能泻伏水故也。泻伏水去留垢，故明目。小便利，肾气虚，故昏目。

时珍曰：泽泻气平，味甘而淡。淡能渗泄，气味俱薄，所以利水而泄下。脾胃有湿热，则头重而目昏耳鸣。泽泻渗去其湿，则热亦随去，而土气得令，清气上行，故有养五脏、益气力、治头旋、聪明耳目。若久服，则降令太过，清气不升，真阴潜耗，安得不目昏耶？用盐水拌或酒浸用，忌铁。又曰：渗湿热，行痰饮，止呕吐、泻痢、疝痛、脚气。

《别录》曰：叶与实益肾气，强阴，补不足。

车前子_{茉苡}

《本经》：治气癃止痛，利水道小便，除湿痹。

《别录》曰：男子伤中，女子淋沥，不欲食。养肺，强阴益精，令人有子。明目，疗赤痛。

甄权曰：去风毒，肝中风热，毒风冲眼，赤痛障翳，脑痛泪出，压丹石毒，去心胸烦热。

萧炳曰：养肝。

陆机曰：收妇人难产，催生下胎。

好古曰：车前子能利小便，不走气，与茯苓同功。

时珍曰：导小肠热，止暑湿泻痢。大抵入服食，须佐他药。若单用则泄太过，恐非久服之物。用须淘洗，去泥沙，净晒干，入丸散，以酒蒸熟，焙干用。

讱庵云：肾有二窍，车前子能利水窍，而固精窍。精盛则有子，故五子衍宗丸用之。

草根叶

《别录》曰：治金疮，止血、衄鼻、瘀血、血瘕、下血、小便赤，止烦下气，除小虫。

之才曰：主阴癀。

弘景曰：其叶捣汁服，疗泄精。

甄权曰：叶，治尿血、泄精。能补五脏，明目，利小便，通五淋。

雷敩曰：使叶勿使芯，茎挫细，新瓦上摊干用，凡利水之剂，多损于目。惟此能解肝与小肠之热，湿热退而目清矣。

灯心草碧玉草

宗奭曰：蒸熟待干，折取中心白燃灯者，是谓熟草。又有不蒸者，但生干剥取为生草。入药宜用生草。

《开宝》云：五淋，生煮服之。败席煮服，更良。

元素曰：泻肺治阴窍涩不利，行水，除水肿癃闭。

丹溪云：治急喉痹，烧灰吹之甚捷。烧灰，涂乳上，饲小儿，止夜啼。

时珍曰：降心火，止血通气，散肿止渴。烧灰，入轻粉、麝香，治阴疳。灯心难研，以粳米粉浆染过，晒干研末，入水澄之，浮者是灯心也，晒干用。用灯心缚成把，擦癣。虫从草出，浮水可见，十余次能断根。

瞿麦瞿音劬大兰、石竹花、南天竺草

《本经》：治关格诸癃结，小便不通，出刺入肉者，决痈肿。明目去翳。破胎堕子，下闭血。

《别录》曰：养肾气，逐膀胱邪逆，止霍乱，长毛发。

大明曰：主五淋，月经不通，破血块，排脓。

杲曰：瞿麦利小便，为君主之用。

颂曰：通心经、利小肠为最要。

宗奭曰：若心经虽有热，而小肠虚者服之，则心热未退，而小肠别作病矣。

时珍曰：近古方家治产难，有石竹花汤；治九孔出血，有南天竺饮。皆取其破血利窍也。产后淋，当去血，瞿麦、蒲黄皆为要药。

敩曰：用蕊壳不用茎叶。若一时同使，即空心，令人气噎，小便不禁也。

萹蓄扁竹

《本经》：治浸淫疥瘙疽痔，杀三虫。

《别录》：疗女子阴蚀。

甄权曰：煮汁，饮小儿，疗蛔虫有验。

时珍曰：治霍乱、黄疸、热淋，利小便，小儿魃病，并虫蚀下部。

天仙藤青木香藤

苏颂曰：解风劳。同麻黄，治伤寒，发汗。同大黄，堕胎气。

时珍曰：流气活血，治心腹痛。有天仙藤散，治子肿。

地肤子落帚子

《本经》：治膀胱热，利小便，补中，益精气。

《别录》曰：去皮肤中热气，使人润泽，散恶疮，疝瘕，强阴。

《日华子》云：治客热丹肿。

藏器曰：众病皆起于虚。虚而多热者，加地肤子、甘草。

苗叶

《别录》曰：捣汁服，主赤白痢，烧灰亦善。煎水洗目，去热暗，雀盲，涩痛。

时珍曰：煎水日服，治手足烦疼。利小便，治诸淋。按虞抟之兄患淋，百方不效，以地肤草捣汁服之，遂通。至贱之物，有回生之功如此。地肤子炒研，酒下，治疝气危急，神效。

石韦 石䪞①音庶

《别录》曰：凡用去黄毛。毛射人肺，令人咳，不可疗。

大明曰：去梗，微炙用。

《本经》：治劳热邪气，五癃闭不通，利小便水道。

《别录》曰：止烦下气，通膀胱满，补五劳，安五脏，去恶风，益精气。

《日华子》曰：治淋沥遗溺。

颂曰：炒末，冷酒调服，治发背。

时珍曰：主崩漏金疮，清肺气。

恭曰：石韦丛生石旁阴处，果能通淋。其生古屋瓦上者，名瓦韦，疗淋亦好。

时珍曰：石韦之有金星者，名金星草，解热，通五淋，凉血。

宗奭曰：丹石毒发于背，及一切痈肿，以金星草根叶二钱半，酒煎服之，取下黑汁，毒去疮愈。

颂曰：但是疮毒，皆可服之。然性至冷，服后下利，须补治乃平复，老年人不可辄服。

海金沙 竹园荽

时珍曰：海金沙，小肠、膀胱血分之药也。热在二经血分者宜之。治湿热肿满，小便热淋，膏淋，血淋，石淋，茎痛，解热毒气。

《嘉祐》曰：通利小肠。得栀子、马牙硝、蓬沙，疗伤寒热狂。所谓大热利小便，此釜底抽薪之义。

---

① 石䪞（zhè 这）：石韦之别名。

茵陈蒿 石茵陈

张元素曰：苦、甘，阴中微阳。入足太阳经。

宗奭曰：张仲景治伤寒热甚发黄，身面悉黄者，用之极效。

好古曰：张仲景茵陈栀子大黄汤，治湿热也。栀子柏皮汤，治燥热也。此二药皆治阳黄也。韩祗和、李思训治阴黄，用茵陈附子汤。大抵以茵陈为君主，而佐以大黄、附子，各随其寒热也。

《本经》：治风湿，寒热邪气，热结黄疸。

《别录》曰：治通身发黄，小便不利，除头热，去伏瘕。

敩曰：凡使须用叶有八角者，阴干，去根细锉，勿令犯火。

时珍曰：茵陈昔人多莳为蔬，故入药用山茵陈，所以别家茵陈也。

大明曰：石茵陈苦凉无毒，治天行时疾，热狂，头痛，头旋，风眼疼，瘴疟。女人癥瘕，并闪损乏绝。

青蒿 草蒿

时珍曰：得春木少阳之气最早，故所主之证，皆少阳、厥阴血分之病也。治疟疾寒热。

颂曰：治骨蒸痨热为最。古方单用之。

《本经》：治疥瘙痂痒恶疮，杀虫，治留热在骨节间，明目。

藏器曰：鬼气尸疰伏留，妇人血气，腹内满，及冷热久痢。秋冬用子，春夏用叶，并捣汁服。亦曝干为末，小便合酒和服。

《日华子》云：补中益气，轻身补劳，驻颜色，长毛发，令黑不老，兼去蒜发，杀风毒。心痛，热黄。生捣汁服，并贴之。

苏恭曰：生捣，敷金疮，止血止疼，良。

孟诜曰：烧灰，隔纸淋汁，和石灰煎，治恶疮、息肉，麈瘕。

敩曰：使子，勿使叶；使根，勿使茎。便浸用，熬膏亦良。

昂曰：凡苦寒之药，多伤胃气。惟青蒿芬香入脾，独宜于血虚有热之人，以其不犯胃气也。

香薷 香茸

《别录》曰：霍乱，腹痛，吐下，散水肿。

孟诜曰：去热风，卒转筋者，煮汁服。为末水服，止鼻衄。

大明曰：下气，除烦热，疗呕逆冷气。

时珍曰：主脚气寒热。

汪颖曰：调中温胃。含汁漱口，去口气臭。

弘景曰：霍乱煮饮无不瘥者，作煎除水肿尤良。

颂曰：霍乱转筋者，单煮服之。若四肢烦冷，汗出而渴者，加蓼子同煮服。

时珍曰：凡中暑、霍乱宜用之，以发越阳气，散暑和脾则愈，若内伤之病，只宜清火益元，若用香薷，是重虚其表，而济之热矣。且香薷乃夏月解表之药，气虚者不宜多服。今人谓其解暑，以之代茶，误矣。其性温热，只宜于中暑之人，若中热者误服之，反成大害，世所未知。

香薷性温，惟宜冷服，若或热饮，反致吐逆。八九月开花，着穗时采之，阴干入药，勿令犯火。

附 子

时珍曰：初种为乌头，像乌之头也。附乌头而生者，为附子，如子附母也。别有草乌头、白附子，故俗呼此为黑附子，川乌头以别之。

弘景曰：乌头与附子同根。附子八月采，八角者良。乌头四月采，有两歧。其蒂状如牛角者，名乌喙。天雄似附子，细而长。侧子即附子边之连生者。

震亨曰：凡乌、附、天雄，头用童子小便浸透煮过，以杀其毒，并助下行之力。入盐少许尤好。或以小便浸二七日，拣去坏者，以竹刀破作四片，井水淘净，逐日换水，再浸七日，晒干用。

时珍曰：附子生用则发散，熟用则峻补。生用者，须如阴制之法。

雷敩云：阴制者，生去皮尖脐底，薄切。以东流水并黑豆浸五日夜，漉出，晒用。熟用者，以水浸过，炮令发拆，去皮脐，乘热切片再炒，令内外俱黄，去火毒入药。又法：每一个，用甘草二钱，盐水、姜汁、童尿各半盏同煮熟，出火毒一夜，用之则毒去也。

元素曰：大辛大热，气厚味薄，可升可降，阳中之阴，浮中沉，无所不至，为诸经引用之药。

好古曰：入手少阴、三焦、命门之剂。其性走而不守，非若干姜，止而不行。

《本经》：治风寒咳逆，邪气寒湿，踒躄拘挛，膝痛不能行步，破癥坚积聚，血瘕金疮。

《别录》曰：腰脊风寒，脚气冷弱，心腹冷痛，霍乱转筋，下痢赤白。温中，强阴，坚肌骨。又堕胎。为百药长。

元素曰：温暖脾胃，除脾湿肾寒，补下焦之阳虚。

李杲：除脏腑沉寒，三阳厥逆，湿淫腹痛，胃寒蛔动，治经闭。补虚散壅。

好古云：督脉为病，脊强而厥。

时珍曰：治三阴伤寒，阴毒寒疝，中寒中风，痰厥气厥，柔痓癫痫，小儿慢惊，风湿麻痹，肿满，脚气，头风，肾厥头痛，暴泻脱阳，久痢脾泄，寒疟瘴气，久病呕哕，反胃噎膈，痈疽不敛，久漏冷疮。合葱涕，塞耳治聋。

吴绶曰：附子乃阴症要药，凡伤寒传变，三阴中寒，夹阴，身虽大热而脉沉细者，或厥冷腹痛，甚则唇青囊缩者，急须用之。若待阴极阳竭，而用之，已迟矣。且夹阴伤寒，内外皆阴，阳气顿衰之顷，急用人参，健脉以益其原；佐以附子，温经散寒。舍此不用，将何以救之？

虞抟曰：附子禀雄壮之质，有斩关夺将之气。能引补气药行十二经，以追复散失之元阳；引补血药入血分，以滋养不足之真阴；引发散药开腠理，以驱逐在表之风寒；引温暖药达下焦，以祛除在里之冷湿。

张元素曰：附子以白术为佐，乃除寒湿之圣药。

赵嗣真曰：熟附配麻黄，发中有补；生附配干姜，补中有发。

戴元礼曰：附子无干姜不热，得甘草则性缓，得桂则补命门。

季焘曰：附子得生姜，则能发散，以热攻热。又导虚热下行，以除冷病。

时珍曰：畏绿豆，乌韭，童溲、犀角，忌豉汁，得蜀椒、食盐，下达命门。又凡用乌附药并宜冷服者，热因寒用也。盖阴寒在下，虚阳上浮。治之以寒，则阴气益甚而病增。治之以热，则拒格而不纳。热药冷饮，下嗌之后，冷体既消热性便发，而病气随愈。不违其性而致大益，此反治之妙也。又曰：乌、附毒药，非危病不用。而补药中，少加引导，其功甚捷。

好古曰：乌、附非身冷而四肢厥者，不可轻用。服附子以补火，必防涸水。如阴虚之人，久服补阳之药，则虚阳益炽，真阴愈耗，精血日枯，而气无所附丽，遂成不救者多矣。

王氏《究原方》云：附子性重滞，温脾逐寒；川乌头性轻疏，温脾去风。若是寒疾，即用附子；风疾，则用乌头。

乌　头

时珍曰：乌头即附子之母也，助阳退阴，功同附子而稍缓。

好古曰：补命门不足，肝风虚。

李杲曰：除寒湿，行经，散风邪，破诸积冷毒。

元素曰：治诸风，风痹，血痹，半身不遂。除寒冷，温养脏腑。去心下坚痞，感寒腹痛。

宗奭曰：补虚寒，须用附子。风家，即多用天雄。其乌头、乌喙、附子，则量其材而用之。

刘完素曰：今人治麻痹，多用乌、附。其气暴，能冲开道路，故气愈麻；及药气尽同正气行，则麻病愈矣。

乌附尖

时珍曰：即乌附子之尖也。为末，茶服半钱，吐风痰，癫痫。

《保幼大全》云：小儿慢脾惊风，四肢厥逆。盖乌附用尖者，亦取其锐气直达病所尔。

天　雄

《本经》：治风寒湿痹，历节痛，拘挛缓急，破积聚邪气，金疮。强筋骨，轻身健行。

《别录》曰：疗头面风，去来疼痛，心腹结聚，关节重，不能行步，除骨间痛。长阴气，强志，令人武勇，力作不倦。

甄权曰：治风痰冷痹，软脚毒风，能止气喘促急，杀禽虫毒。

大明曰：治一切风，一切气。助阳道，暖水脏，补腰膝，益精明目，通九窍，利皮肤，调血脉。四肢不遂，下胸膈水，破痃癖癥结。排脓止痛，续骨，消瘀血，背脊伛偻，霍乱转筋，发汗，止阴汗。炮食，治喉痹。

时珍曰：天雄、乌头，皆是补下焦命门阳虚之药，补下所以益上。若是上焦阳虚，即属心脾之分，当用参芪，不当用天雄也。惟朱丹溪以其可为下部之佐，此言得之矣。

侧　子

时珍曰：生于附子之侧，故名。

机曰：乌头乃原生之脑，得母之气，守而不移，居于中者也。侧子散生旁侧，体无定在，其气轻扬，宜其发散四肢，充达皮毛，为治风之药。

《别录》曰：痈肿，风痹，历节痛，腰脚疼冷，寒热鼠瘘。又堕胎。

甄权曰：疗脚气，冷风湿痹，大风，筋骨挛急。

雷敩云：冷酒调服，治遍身风疹，神妙。

乌、附、天雄、侧子，俱辛热，有大毒。中其毒者，绿豆、黄连、犀角、甘草煎汤解之，童便或黄土水亦可解。

草乌头 两头尖、土附子

《本经》：治中风，除寒湿痹，破积聚。其汁煎之名射罔，杀禽兽。

《别录》曰：消胸上痰冷，食不下，心腹冷痰，脐间痛，不可俯仰，目中痛，不可久视。又堕胎。

权曰：苦辛大热，有大毒，治冷痰包心，肠腹疗痛，痃癖，气块齿痛。

时珍曰：治头风，喉痹，痈肿，疔毒。

大明曰：土附子，生去皮，捣滤汁，澄清，旋添晒干，作膏，名为射罔，以作毒箭。射禽兽，见血即死。人中射罔药毒者，急以甘草、蓝汁、小豆叶、浮萍、茅苳，皆可一味御之。

弘景曰：捣汁煎为射罔，猎人傅箭以射禽兽，十步即倒。岂可轻涂瘰疬疮肿，以取祸乎。

时珍曰：草乌乃至毒之药。非若川乌、附子，人所栽种，加以酿制，杀其毒性之比。自非风顽急疾，不可轻投。甄权言其益阳，治男子肾气衰弱者，未可轻信也。此类止能搜风胜湿，开顽痰，治顽疮，以毒攻毒而已，岂有如川乌头、黑附子补右肾命门之功哉？吾见有服草乌头、木鳖子，甫入腹而麻痹，遂至不救，可不慎乎？

杨清叟曰：凡风寒湿痹，骨内冷痛，及损伤入骨，年久发痛，或一切阴疽等毒，并宜草乌头、南星等分，少加肉桂为末，姜汁、热酒调涂。未破者能内消，久溃者能去黑烂。二药性味辛烈，能破恶块，逐寒热，遇冷即消，遇热即溃。

时珍曰：草乌头或生用，或炮用，或面裹煨熟用，或以乌大豆同煎熟，去其毒用。伏丹砂、砒石。忌豆豉汁，畏饴糖、黑豆，冷水能解其毒。

白附子

时珍曰：白附子乃阳明经药。因与附子相似，故得此名，实非附子类也。

珣曰：甘温，有小毒，入药炮用。治诸风冷气，足弱无力，疥癣风疮，阴下湿痒，头面痕，入面脂用。

《别录》曰：心痛，血痹，面上百病。

杲曰：纯阳，引药势上行。

大明曰：中风失音，一切冷风气，面皯瘢疵。

好古曰：补肝虚。

丹溪曰：祛风痰。

讱庵曰：阳明之脉，营于面。白附能去头面游风。

破故纸 补骨脂

《开宝》：治五劳七伤，风虚冷，骨髓伤败，肾冷精流，及妇人血脱气陷，堕胎。

甄权曰：男子腰疼膝冷，囊湿，逐诸冷痹顽，止小便，腹中冷。

大明曰：兴阳事，明耳目。

时珍曰：治肾泻，通命门，暖丹田，敛精神。唐郑相国以破故纸十两酒浸，蒸为末；胡桃肉二十两，去皮，炼破，研蜜和，每日酒调一匙。不饮酒人，以热水服。弥久，则延年益气，悦心明目，补添筋骨。但禁芸薹、羊血，余无所忌。白飞霞云：破故纸属火，收敛神明，能使心包之火与命门之火相通。故元阳坚固，骨髓充实，涩以治脱也。胡桃属木，润燥养血。有水木火相生之妙。加杜仲，名青娥丸，尤治肾虚腰痛，壮筋骨，活血脉，乌髭须，益颜色。

斅曰：补骨脂性燥毒，须用酒浸一宿，再用水浸，蒸熟，日干用。一法，以盐同炒过，曝干用。

肉苁蓉

时珍曰：此物补而不峻，故有从容之号。

《本经》：治五劳七伤，补中。除茎中寒热痛。养五脏，强阴，益精气。多子，妇人癥瘕。

《别录》曰：除膀胱邪气，腰痛，止痢。

甄权曰：大补，壮阳益髓。治女子血崩。

大明曰：男子绝阳不兴，女子绝阴不产。润五脏，长肌肉，暖腰膝。男子泻精血，遗沥，女子带下阴痛。

好古曰：命门相火不足者，以此补之，乃肾经血分药也。凡服苁蓉以治肾，必妨心。

震亨曰：峻补精血。骤用，反动大便，滑也。

教曰：酒浸一宿，刷去浮甲，劈破，去筋膜如竹丝草样。有此能隔人心前气不散，令人上气也。酒蒸半日用，又用酥炙亦可。忌铁。老人、虚人并产后便闭者，皆宜用之，润肠以通大便。

锁阳

丹溪曰：甘温无毒，大补阴气，益精血。利大便，虚人大便燥结者，啖之可代苁蓉，煮粥弥佳，不燥结者勿用。

时珍曰：润燥养筋。治痿弱。按陶九成《辍耕录》云：野马或与蛟龙交，遗精入地，久之，发起如笋，鳞甲栉比，筋脉相连络，绝类男阳，即肉苁蓉之类。酥炙用。

巴戟天 不凋草

《本经》：治大风邪气，阴痿不起。强筋骨，安五脏，补中，增志，益气。

《别录》曰：疗头面游风，小腹及阴中相引痛。补五劳，益精，利男子。

甄权曰：治男子夜梦鬼交精泄，强阴下气。治风癫。

《日华子》曰：治一切风，疗水胀。

时珍曰：治脚气，去风疾，补血海。今惟以酒浸一宿，焙干入药。若急用，只以温水浸软，去心用。

好古曰：巴戟天，肾经血分药也。

权曰：病人虚损，加而用之。

山萆根，似巴戟。擎破视之，中虽紫而鲜洁者，伪也。中虽紫又有微白，糁有粉色而理小暗者，真也。蜀产者佳。

胡芦巴 苦豆

时珍曰：胡芦巴，右肾命门药也。元阳不足，冷气潜伏，不能归元者，宜之。

《嘉祐》：治元脏虚冷气。得附子、硫黄，治肾虚冷，腹胁胀满，面色青黑。得茴香子、桃仁，治膀胱气，甚效。

时珍曰：治冷气疝瘕，寒湿脚气，益右肾，暖丹田。凡入药淘净，以酒浸一宿，晒干蒸熟，或炒过用。

仙茅 独茅

《开宝》曰：心腹冷气不能食，腰脚风冷，挛痹不能行，丈夫虚劳，老人失溺无子。益阳道，久服通神强记，助筋骨，益肌肤，长精神，明目。

李珣曰：治一切风气。补暖腰脚，清安五脏。久服轻身，益颜色。丈夫五劳七伤。明耳目，填骨髓。

大明曰：开胃，消食，下气，益房事不倦。

机曰：五台山有仙茅，患大风者，服之多瘥。

《许真君书》云：仙茅久服长生。其味甘能养肉，辛能养肺，苦能养气，咸能养骨，滑能养肤，酸能养筋。宜和苦酒服之，必效也。

时珍曰：仙茅性热，补三焦命门之药也。惟阳弱精寒，禀赋素怯者宜之。若体壮相火炽盛者服之，反能动火。

《日华子》曰：彭祖单服法：以竹刀刮切，糯米泔浸去赤汁，出毒后无妨损。

敩曰：仙茅辛温有毒，以乌豆水浸一宿，酒蒸，曝干，勿犯铁。

淫羊藿 仙灵脾

时珍曰：淫羊藿味甘，气香，性温不寒，能益精气，乃手足阳明、三焦、命门药也。真阳不足者，宜之。

《本经》：治阴痿绝伤，茎中痛。利小便，益气力，强志。

《别录》曰：坚筋骨，消瘰疬赤痈。下部有疮，洗出虫。丈夫久服，令人有子。

《日华子》曰：丈夫绝阳无子，女子绝阴无子，老人昏耄，中年健忘，一切冷风劳气，筋骨挛急，四肢不仁。补腰膝，强心力。

敩曰：去花枝，用根叶。每一斤，以羊脂四两拌炒，待脂尽为度。山药为使，得酒良。

蛇床子 蛇粟

时珍曰：蛇床乃右肾命门、少阳三焦气分之药，不独辅助男子，而又有益妇人。

《本经》：治男子阴痿湿痒，妇人阴中肿痛。除痹气，利关节，癫痫，恶疮。

《别录》曰：温中下气。令妇人子脏热，男子阴强。久服令人有子。

甄权：治男子女人虚湿痹，毒风瘑痛，去男子腰痛。浴男子阴，去风冷，大益阳事。

大明曰：暖丈夫阳气，助女人阴气。治腰胯酸痛，四肢顽痹，缩小便，去阴汗，湿癣齿痛，赤白带下，小儿惊痫，扑损瘀血。煎汤，浴大风身痒。凡服食，挼去皮壳，取仁，微炒杀毒，即不辣也。作汤洗浴，则生用之。

敩曰：以蓝汁，百部根汁同浸漉出，日干。又用生地黄汁拌蒸，日干用。

菟丝子赤网

《本经》：续绝伤，补不足，益气力，肥健人。

《别录》曰：赤网养肌，强阴，坚筋骨，主茎中寒，精自出，溺有余沥，口苦燥渴，寒血为积。久服明目，轻身延年。

甄权；治男子虚冷，添精益髓，去腰疼膝冷，消渴热中。久服去面𪒰，悦颜色。

好古曰：补肝脏风虚。

《日华子》云：补五劳七伤，治鬼交泄精，尿血。润心肺。

敩曰：菟丝子禀中和，凝正阳之气，一茎从树，感枝而成，从中春上阳结实，故偏补人卫气，助人筋脉。

时珍曰：温水淘去泥沙，酒浸，曝干，捣末。一法酒浸，蒸曝四五次，研末作饼。

覆盆子西国草

马志云：补虚续绝，强阴健阳，悦泽肌肤，安和五脏，温中益力。疗痨损风虚。补肝明目。

甄权曰：男子肾精虚竭，阴痿，能令坚长。女子食之有子。

宗奭曰：益肾脏，缩小便。取汁，同蜜煎为稀膏，治肺气虚寒。

李士材云：强肾，无燥热之偏；固精，无凝涩之害。金玉之品也。

叶

时珍曰：明目，止泪，收湿气。绞汁，治烂眩疮眼。以皂纱蒙眼，将汁渍下眼眩，虫从纱上出。凡用覆盆子，捣作薄饼，晒干密贮。临用时以酒拌蒸，尤妙。

蒺藜子 止行

《本经》云：止行治恶血，破癥积，喉痹，乳难。久服长肌肉，明目轻身。

《别录》曰：身体风痒，头痛，咳逆伤肺，肺痿，止烦下气。小儿头疮，痈肿阴溃，可作摩粉。

甄权曰：治诸风疬疡，疗吐脓，去燥热。

大明曰：治奔豚肾气，肺气胸膈满。催生堕胎，益精。疗水脏冷，小便多，止遗沥泄精，溺血肿痛。

苏颂曰：痔漏阴汗，妇人发乳，带下，治风秘，及蛔虫心腹痛。

敩曰：去刺，酒拌，蒸用。

大明曰：凡入丸散，并炒去刺用。

白蒺藜

时珍曰：味甘气温，补肾治腰痛，泻精，虚损劳乏。又曰：古方补肾治风，皆用刺蒺藜，后世补肾多用沙苑蒺藜，或以熬膏和药，其功不甚相远也。刺蒺藜状如赤根菜子及细菱，三角四刺，实有仁；白蒺藜结荚长寸许，内子如脂麻，状如羊肾，而带绿色，今人谓之沙苑蒺藜。以此分别。

使君子

《开宝》：治小儿五疳，小便白浊，杀虫，疗泻痢。

时珍曰：健脾胃，除虚热，治小儿百病疮癣。又曰：凡杀虫药，多是苦辛。惟使君子、榧子甘而杀虫，亦异也。凡大人小儿有虫病，每月上旬，空腹食使君子，或以壳煎汤送，或云七生七煨食，虫皆死而出。忌食热茶，犯之即泻。此物味甘气温，既能杀虫，又益脾胃，所以能敛虚热而止泻痢，为小儿诸病要药。俗谓杀虫至尽，无以消食，鄙俚之言也。仁如榧仁，味如栗，久则油黑不可用。

益智子

藏器曰：遗精虚漏，小便余沥。益气安神，补不足，安三焦，调诸气。夜多小便者，取二十四枚，碎，入盐同煎服，有奇验。

东垣云：治客寒犯胃，和中益气，及人多唾。

好古曰：益脾胃，理元气，补肾虚滑沥。

时珍曰：益智大辛，行阳退阴之药也，三焦、命门气弱者宜之。按杨士瀛云：心者脾之母，进食不止于和脾。火能生土，当使心药入脾胃药中，庶几相得。故古人进食药中，多用益智，土中益火也。又曰：治冷气腹痛，及心气不足，梦泄赤浊，热伤心系，吐血血崩诸证。

刘完素曰：益智辛热，能开发郁结，使气宣通。

王好古曰：益智本脾药，主君相二火。在集香丸，则入肺；在四君子汤，则入脾，在大风髓丹，则入肾。三脏互有子母相关之义。当于补药中兼用之，勿多服。

砂仁缩砂密

王好古曰：辛温阳也，浮也。入手足太阴、阳明、太阳、足少阴七经。得白檀香、豆蔻为使，入肺；得人参、益智为使，入脾；得黄柏、茯苓为使，入肾；得赤、白石脂为使，入大小肠也。

《开宝》：治虚劳冷泻，宿食不消，赤白泄痢，腹中虚痛。

下气。

甄权曰：主冷气腹痛，止休息气痢，劳损。消化水谷，温暖肝肾。

藏器：治上气咳嗽，奔豚鬼疰，惊痫邪气。

大明曰：一切气，霍乱转筋。能起酒香味。

杨士瀛曰：和中行气，止痛安胎。治脾胃气结滞不散。

时珍曰：补肺醒脾，养胃益肾，理元气，通滞气。散寒饮痃胀，噎膈呕吐，止女子崩中，除咽喉口齿浮热，化铜铁骨鲠，按韩懋《医通》云：肾恶燥，以辛润之。缩砂之辛，以润肾燥。又云：缩砂属土，主醒脾调胃，引诸药归宿丹田。香而能窜，和合五脏冲和之气，故补肾药用同地黄丸拌蒸，取其达下之旨也。

颂曰：辛香可调食味，及蜜煎糖缠食。

白豆蔻

好古曰：大辛热，味薄气厚，轻清而升，阳也，浮也。入手太阴经，补肺气，益脾胃，理元气，收脱气。

《开宝》曰：治积冷气，止吐逆反胃，消谷下气。

李杲曰：散肺中滞气，宽膈进食，去白睛翳膜。

时珍曰：治噎膈，除疟疾寒热，解酒毒。按杨士瀛云：白豆蔻治脾虚疟疾，呕吐寒热，能消能磨，流行三焦，营卫一转，诸证自平。

颂曰：古方治胃冷，吃食即欲吐及呕吐六物汤，皆用白豆蔻，大抵主胃冷，即相宜也。

恭曰：白豆蔻气味俱薄，其用有五：专入肺经，一也；散胸中滞气，二也；去感寒腹痛，三也；温暖脾胃，四也；治赤眼暴发，去太阳经目内大眦红筋，用少许，五也。

肉豆蔻肉果

《开宝》：温中，消食，止泻。治积冷，心腹胀痛，霍乱，中恶，鬼气冷疰，呕沫冷气，小儿乳霍。

大明曰：调中下气，开胃，解酒毒，消皮外络下气。

宗奭曰：善下气。多服则泄气，得中则和平其气。

甄权曰：治宿食痰饮，止小儿吐逆，不下乳，腹痛。

李珣曰：主心腹虫痛，脾胃虚冷气，并冷热虚泄，赤白痢。研末，粥饮服之。

时珍曰：暖脾胃，固大肠。盖土爱暖而喜芳香，故肉果之辛温，理脾胃而止吐利。

糯米粉裹，煨熟，去粉用。勿令犯铁。

草豆蔻草果

好古曰：大辛热，阳也，浮也。入足太阴、阳明经。

《别录》曰：温中。心腹痛，呕吐，去口中臭气。

《开宝》云：下气止霍乱，一切冷气，消酒毒。

李杲曰：调中补胃，健脾消食，去客寒心与胃痛。宜煨熟用之。

时珍曰：治瘴疠寒疟，伤暑，吐下泄痢，噎膈反胃，痞满吐酸，痰饮积聚，妇人恶阻带下，除寒燥湿，开郁破气，杀鱼肉毒。制丹砂。又云：豆蔻治病，取其辛热浮散，能入太阴阳明，除寒燥湿，开郁化食之力而已。南地卑下，山岚烟瘴，饮啖酸咸，脾胃常多寒湿郁滞之病。故食料必得与之相宜。然过多亦能助脾热，伤肺损目。或云：与知母同用，治瘴疟寒热，取其一阴一阳无偏胜之害。盖草果治太阴独胜之寒，知母治阳明独胜之火也。以面裹煨熟，去皮用之。亦忌铁。

香附 莎草根

时珍曰：香附之气，平而不寒，香而能窜。其味多辛能散，微苦能降，微甘能和。乃足厥阴肝、手少阳三焦气分主药，而兼通十二经气分。生则上行胸膈，外达皮肤；熟则下走肝肾，外彻腰足。炒黑则止血；得童便浸炒，则入血分而补虚；盐水浸炒，则入血分而润燥；青盐炒，则补肾气；酒浸炒，则行经络；醋浸炒，则消积聚；姜汁炒，则化痰饮。得参、术，则补气；得归、芎，则补血；得木香，则流滞和中；得檀香，则理气醒脾；得沉香，则升降诸气；得芎䓖、苍术，则总解诸郁；得栀子、黄连，则能降火热；得茯神，则交济心肾；得茴香、破故纸则引气归元；得厚朴、半夏，则决壅消胀；得紫苏、葱白，则解散邪气；得三棱、莪术，则消磨积块；得艾叶，则治血气，暖子宫。乃气病之总司，女科之主帅也。又曰：散时气寒疫，利三焦，解六郁，消饮食积聚，痰饮痞满，胕肿，腹胀，脚气，止心腹、肢体、头目、齿耳诸痛，痈疽疮疡，吐血，下血，尿血，妇人崩漏带下，月候不调，胎前产后百病。

李杲曰：治一切气，霍乱，吐泻，腹痛，肾气，膀胱冷气。

好古曰：香附治膀胱、两胁气妨，心忪少气，是能益气，乃血中之气药也。本草不言治崩漏，而方中用治崩漏，是能益气而止血也。又能逐去瘀血，是推陈也。正如巴豆治大便不通而又止泄泻同意。又云：香附阳中之阴，血中之气药，凡气郁血气必用之。炒黑，能止血治崩漏。此妇人之仙药也。多服亦能走气。

讱庵云：香附，主一切气。经曰：怒则气上，恐则气下，喜则气缓，悲则气消，惊则气乱，思则气结，劳则气耗。此七情之气也，以香附为君，随症而加升降消补之药。

曾孚先云：凡痈疽疮疡，皆因气滞血凝所致。香附一味，末服，宽气进食，大有效也。如疮初作，以此代茶，溃后亦宜服之。

木香 蜜香、广木香

好古曰：辛苦热，味厚于气，阴中阳也。治冲脉为病，逆气里急，主膀，渗小便秘。

《本经》：治邪气，辟毒疫温鬼，强志，主淋露。久服不梦寤魇寐。

《别录》曰：消毒，杀鬼精物，温疟蛊毒，气劣，气不足，肌中偏寒，引药之精。

《日华子》曰：治心腹一切气，膀胱冷痛，呕逆反胃，霍乱，泄泻，痢疾。健脾消食，安胎。

甄权曰：九种心痛，积年冷气，痃癖癥块胀痛，壅气上冲，烦闷羸劣。女人血气刺心，痛不可忍，末，酒服之。

元素曰：散滞气，调诸气，和胃气，泄肺气。若治中下二焦气结滞，及不转运，须用槟榔为使。

震亨曰：行肝经气。煨熟，实大肠。又曰：调气用木香，其味辛，气能上升，如气郁不达者宜之。若阴火冲上者，则反助火邪，当用黄柏、知母，而少以木香佐之。

机曰：与补药为佐则补，与泄药为君则泄也。

时珍曰：木香乃三焦气分之药，能升降诸气。诸气膹郁，皆属于肺。故上焦气滞用之者，乃金郁则泄之也。中气不运，皆属于脾，故中焦气滞宜之者，脾胃喜芳香也。大肠气滞，则后重；膀胱气不化，则癃淋；肝气郁则为痛。故下焦气滞者宜之，乃塞者通之也。凡入理气药，只生用，不见火；若实大肠，宜面煨熟用。

颂曰：自番舶上来，形如枯骨，味黏舌者良，江淮间亦有此种，名土青木香，不堪入药。

王好古曰：《本草》云：主气劣气不足，补也；通壅导气，破也。安胎，健脾胃，补也；除癖癥块，破也。其不同如此。

藿 香

元素曰：辛甘，气厚味薄，浮而升，阳也。助胃气，开胃口，进饮食。

《别录》：治风水毒肿，去恶气，止霍乱，心腹痛。

苏颂曰：脾胃吐逆为要药。

好古曰：手、足太阴之药。故入顺气乌药散，则散肺；入黄芪、四君子汤，则补脾也。又曰：温中快气。肺虚有寒，上焦壅热。饮酒口臭，煎汤漱之。

杲曰：芳香之气助脾胃，故藿香能止呕逆，进饮食。胃弱、胃热而呕者忌用。

茴香 蘹香

好古曰：茴香本治膀胱经药。以其先丙，故曰小肠也，能润丙燥；以其先戊，故从丙至壬，又手、足少阴二药，以开上下经之通道，所以壬与丙交也。

《唐本》：治诸瘘、霍乱及蛇伤。

马志曰：膀胱胃间冷气，及育肠气。调中，止痛、呕吐。

《日华子》云：治干湿脚气，肾劳，癫疝阴疼，开胃下食。

李杲曰：补命门不足。

吴绶曰：暖丹田。

时珍曰：小茴香性平，理气开胃，亦治寒疝，食料宜之。大茴香性热，多食伤目发疮，食料不宜过用。茴香得盐，则引入肾经，发出邪气。肾不受邪，病自不生也。亦治小肠疝气，有效。

权曰：苦辛，得酒良，炒黄用。

小茴香

藏器曰：治小儿气胀，霍乱呕逆，腹冷不下食，两肋痞满。

《日华子》云：健脾，开胃气，温肠，杀鱼、肉毒，补水脏，治肾气，壮筋骨。

李珣曰：主膈气，消食，滋食味。

时珍曰：大如麦粒而有细棱者，名大茴香。以宁夏出者第一，其他处小者，谓之小茴香。自番舶来者，实大。裂成八瓣，名曰八角茴香。

甘松香

《开宝》：治恶气，卒心腹痛满，下气。

藏器云：黑皮䵟𪒠，风疳齿䘌，野鸡痔。得白芷、附子良。

好古曰：理元气，去气郁。

时珍曰：甘松芳香，能开脾郁。少加入脾胃药中，甚醒脾气。如脚气膝浮，煎汤淋洗。

山柰 <small>山辣</small>

时珍曰：辛温，暖中，辟瘴疠恶气。治心腹冷痛，寒湿霍乱，风虫牙痛。入合诸香用。

高良姜 <small>蛮姜</small>

张元素曰：辛热纯阳，浮也。入足太阴、阳明经。

《别录》曰：暴冷，胃中冷逆，霍乱腹痛。

《日华子》云：转筋泻痢，反胃。解酒毒，消宿食。

甄权曰：治风破气，腹内久冷，气痛，去风冷痹弱。

时珍曰：健脾胃，宽噎膈，破冷癖，除瘴疟。

杨士瀛曰：噫逆胃寒者，高良姜为要药，人参、茯苓佐之。为其温胃，解散胃中风邪也。

孙思邈《千金方》言：心脾冷痛。用高良姜微炒为末，米饮服一钱。

红豆蔻即高良姜之子

藏器曰：肠虚水泻，心腹绞痛，呕吐酸水，解酒毒。

甄权曰：治冷气腹痛，消瘴雾毒气，去宿食，温腹肠，吐泻，痢疾。

时珍曰：辛热，阳也，浮也，入手、足太阴经。治噫膈反胃，虚疟寒胀，燥湿散寒。

《生生编》云：最能动火，伤目致衄，食料不宜用之。李东垣脾胃药中常用之，取其辛热芳香，能醒脾温肺，散寒燥湿之功耳，若脾肺素有伏火者，切不宜用。

高良姜、红豆蔻并宜炒用。

荜茇

藏器曰：温中下气，补腰脚，杀腥气，消食，除胃冷，阴疝癖。

大明：治霍乱冷气，心痛血气。

李珣曰：水泻虚痢，呕逆醋心，产后泄痢。与阿魏和合良。得诃子、人参、桂心、干姜，治脏腑虚冷肠鸣泄痢，神效。

宗奭曰：走肠胃冷气，呕吐、心腹满痛者宜之。多服走泄真气，令人肠虚下重。

时珍曰：气热味辛，阳也，浮也，入手、足阳明经。为头痛、鼻渊、牙痛要药，取其辛热，能入阳明，散浮热也。然辛热耗散，能动脾肺之火。多用令人目昏，食料尤不宜之。

敩曰：去挺用头，醋浸一宿，焙干，以刀刮去皮粟，免伤人肺，令人上气。

烟草 相思草

讱庵云：辛温，有毒，治风寒湿痹，滞气停痰，辟山岚瘴雾。其气入口，不寻常度，顷刻而周一身，令人通体俱快。醒能使醉，醉能使醒；饥能使饱，饱能使饥。以代酒代茗，终身不弃，然火气熏灼，耗血损年，人自不觉耳。中烟毒者舌心必黑，沙糖水解之。铜筒中水能解蛇毒。

金银花 忍冬、左缠藤

弘景曰：金银花藤，凌冬不凋，故名忍冬。煮汁酿酒饮，补虚疗风。长年益寿，可常采服。

《别录》曰：治寒热身肿。久服轻身，长年益寿。

甄权曰：治腹胀满，能止气下澼。

藏器曰：治热毒血痢水痢，浓煎服。

时珍曰：茎叶及花，功用皆同。昔人称其治风除胀，解痢逐尸为要药，而后世不复知用。后世称其消肿散毒，治疮为要药，而昔人并未言及。乃知古今之理，万变不同，未可一辙论也。又曰：治飞尸，遁尸，风尸，沉尸，尸注，鬼击，一切风湿气，及诸肿毒。痈疽疥癣，杨梅恶疮，散热解毒。按陈自明《外科精要》云：忍冬酒，治痈疽发背，初发便当服此，其效甚奇，胜于红内消。

蒲公英 黄花地丁

震亨曰：解食毒，散滞气，可入阳明、太阴经。化热毒，消肿核有奇功。

恭曰：妇人乳痈，水煮汁饮。又捣以傅疮，立消。

孙思邈云：凡螳螂诸虫，盛夏孕育，游诸物上必遗精，汁干久则有毒。人手触之成疾，痛不可忍，名狐尿刺，百治难效，惟其根茎白汁厚涂即愈。

《图经》云：花如菊花大。茎叶断之，俱有白汁，堪生食。

郑方升云：一茎两花，高尺许者，掘下数尺，根大如拳，旁有人形拱抱。捣汁酒服，治膈噎如神。

䜣庵云：花黄属土，入太阴、阳明二经。化热毒，消肿核，擦牙，乌黑鬓发。亦为通淋妙品，但诸家不言治淋，而今试之，甚验。兼疗疔毒。

紫花地丁_{箭头草}

时珍曰：治一切痈疽发背，疔肿瘰疬，无名肿毒，并一切恶疮。

《普济方》中云：箭头草叶，入酱少许，研点喉痹，取吐即愈。

天名精_{杜牛膝、地菘}

时珍曰：天名精，并根苗而言也；地菘，言其苗叶也；鹤虱，言其子也。其根白色，如短牛膝，故曰杜牛膝。其功大抵只是吐痰止血，杀虫解毒，故擂汁服之，能止痰疟，漱之止牙疼，按之傅蛇咬。一名母猪芥，亦治猪瘟病也。按孙天仁《集效方》云：凡男、妇乳蛾，喉肿，小儿急慢惊风，不省人事者。以杜牛膝捣烂，入酒，绞汁灌之即苏。

《本经》：治瘀血，血瘕欲死，下血止血，利小便。

《别录》曰：除小虫，去痹，除胸中结热，止烦渴，逐水，大吐下。

《开宝》云：地菘主金疮止血，解恶虫蛇螫毒，按以傅之。煎汤，洗痔良。

鹤虱

颂曰：杀虫方中为最要药。

《唐本》：治蛔、蛲虫。为散，以肥猪肉汁下之亦入丸散用。

《开宝》云：虫心痛，以淡醋服。

《日华子》云：杀五脏虫，止疟，傅恶疮。

时珍云：最粘人衣，有狐气。炒熟则香，故诸家皆云辛而香。

山豆根 黄结

《开宝》：解诸药毒，止痛。消疮肿毒，发热咳嗽。治人及马急黄，杀小虫。

苏颂曰：含之咽汁，解咽喉肿毒，极妙。

时珍曰：研末，汤服五分，治腹胀喘满。酒服三钱，治女人血气腹胀，又下寸白诸虫。丸服，止下痢。磨汁服，止卒患热厥心腹痛，五种痔痛。研汁涂诸热肿秃疮，蛇狗蜘蛛伤。

牛蒡子 大力子、恶实、鼠结

杲曰：辛，平，阳也，降也。其用有四：治风湿瘾疹，咽喉风热，散诸肿疮疡之毒，利凝滞腰膝之气是也。

《别录》曰：明目补中，除风伤。

藏器曰：风毒肿，诸瘘。

权曰：研末浸酒，除诸风，去丹石毒，利腰脚。又食前熟挼三枚，吞之，散诸结节，筋骨烦，热毒。

苏恭曰：吞一枚，出痈疽头。

孟诜曰：炒，研，煎饮。通利小便。

元素：润肺散气，利咽膈，去皮肤风，通十二经。

时珍曰：消斑疹毒。

昂曰：性滑冷而滑利痘疹。虚寒泄泻者忌服。

《别录》曰：根茎治中风，面肿消渴。

苏恭曰：主牙痛风毒，痈疽疝瘕，冷气积血。

藏器曰：根浸酒服，去风及恶疮。和叶捣，傅杖疮、金疮，永不畏风。

孟诜曰：切根，拌豆面作饭食，消胀壅。茎叶煮汁，浴皮肤如虫行。入盐捣，揾一切肿毒。

山慈菇

藏器曰：甘，微辛，有小毒，治痈肿、疮瘘、瘰疬、结核等。醋磨傅之。

时珍曰：主疔肿攻毒，破皮，解诸毒、蛊毒、蛇虫狂犬伤，其根状如慈菇及小蒜。去毛壳用。叶涂乳痈、便毒尤妙。

慎微云：叶治疮肿，入蜜捣涂疮口，候清血出，效。

漏芦 野兰

《本经》：治皮肤热毒，恶疮，疽痔，湿痹，下乳汁。

《别录》：止遗溺，热气疮痒。

《日华子》云：通小肠，泄精血，尿血，肠风，风赤眼，小儿壮热，扑损，续筋骨，乳痈，瘰疬，金疮。止血排脓，补血长肉，通经脉。

时珍曰：漏芦下乳汁消热毒，排脓止血生肌，杀虫。故东垣以为手足阳明药，而古方治痈疽发背，以漏芦汤为首称也。庞安常《伤寒论》治痈疽及预解时行痘疹、热毒，取其寒能解热，又入阳明故也。

敩曰：生甘草拌，蒸晒干，用。

贯众 凤尾草

时珍曰：此草叶茎如凤尾，其根一本而众枝贯之，故草名凤尾，根名贯众。贯众大治妇人血气。根汁能制三黄，化五金，伏钟乳，结砂制汞，且能解毒软坚。王海藏治夏月痘出不快，快斑散用之。云贯众有毒，而能解腹中邪热之毒。病因内感而发之于外者多效。又曰：治下血崩中带下，产后血气胀痛，斑疹毒，漆毒，骨鲠。解猪病。

苏颂：为末，水服一钱，止鼻血有效。

《本经》：治腹中邪热气，诸毒，杀三虫。

《别录》：去寸白，破癥瘕，除头风，止金疮。

今人以根入水缸中，解水中毒，日饮其水，能辟时疫。

射干 扁竹、仙人掌

甄权曰：苦寒，有小毒。治疰气，消瘀血，通女人月闭。

大明曰：消痰，破癥结，胸膈满腹胀，气喘疰癖，开胃下食，镇肝明目。

宗奭曰：治肺气喉痹为佳。

元素曰：去胃中痈疮。

震亨曰：射干属金，有木与火。行太阴、厥阴之积痰，使结核自消甚捷。又治疝气便毒。

时珍曰：射干能降火，故古方治喉痹咽痛为要药。又曰：降实火利大肠治疟母。

敩曰：以米泔水浸一宿，再以篁竹叶煮半日，日干用。

续随子 千金子

《开宝》：治妇人血结月闭，瘀血，癥瘕，疰癖，除蛊毒鬼疰，心腹痛，冷气胀满，利大小肠，下恶滞物。

《蜀本》：治积聚痰饮，不下食，呕逆，及腹内诸疾。研碎，酒服，不过三颗，当下恶物。

大明曰：宣一切宿滞，治肺气水气，日服十粒。泻多，以酸浆水或薄醋粥，吃即止。又涂疥癣疮。

颂曰：续随下水最速。然有毒损人，不可过多。

时珍曰：续随与大戟、泽漆、甘遂茎叶相似，主疗亦相似，其功皆长于利水。惟在用之得法，亦皆要药也。捣叶，傅蝎蜇，立止。续随去壳，以纸包，压去油用。

马蔺子蠡实、铁扫帚

《本经》：治皮肤寒热，胃中热气，风寒湿痹。坚筋骨，令人嗜食。

《别录》：止心烦满，利大小便，长肌肤，肥大。

苏恭：疗金疮血内流，痈肿，有效。

大明：治妇人血气烦闷，产后血晕，并经脉不止，崩中带下。消一切疮疖，止鼻衄吐血。通小肠，消酒毒，治黄病，杀蕈毒，傅蛇虫咬。

时珍曰：治小腹疝痛，腹内冷积，水痢诸病。凡入药炒过用，治疝则以醋拌炒之。

颂曰①：蠡草花实皆入药，功用亦同。

蓖麻子②

时珍曰：蓖麻仁，甘③辛有毒，气味颇近巴豆，亦能利人，故下水气。其性善走，能开通诸窍④经络，故能治偏风、失音、口噤、口目㖞斜、头风七窍诸病，不止于出⑤有形之物而已。

---

① 醋伴炒之。颂曰：此六字原残，据《纲目》卷十五《蠡实》补。
② 蓖麻仁：原残，据本书《天集》目录及下文文义补。
③ 时珍曰蓖麻仁甘：此七字原残，据《纲目》卷十七《蓖麻》及文例补。
④ 善走能开通诸窍：此七字原残，据《纲目》卷十七《蓖麻》补。
⑤ 诸病不止于出：此六字原残，据《纲目》卷十七《蓖麻》补。

盖鹈鹕油能引药气入内，蓖麻油能拔病气出外，故诸膏多用之。但内服不可轻率尔。又曰：针刺入肉，捣傅，频看，刺出即去药，恐努出好肉。治竹木骨鲠①，女人胞衣不下，子肠挺出，傅瘰疬恶疮，止痛消肿，追脓拔毒，外用瘘有奇功。

大明曰：研傅疮痍疥癞，涂手足心，催生，涂头顶心，收肠。

宗奭曰：治瘰疬，以子炒熟去皮，每卧时嚼三枚，渐加至十数枚，取效。

时珍曰：凡服蓖麻者，一生不得食炒豆，犯之必胀死。震亨曰：蓖麻属阴，其性善收，能追脓取毒，亦外科要药，能出有形之滞物，故取胎产，胞衣，剩骨胶血者用之。

敩曰：壳有斑点，状如牛螕子，无刺者良，有刺者毒。以盐汤煮半日，去皮研用。

时珍曰：其油能伏丹砂、粉霜，或取油用。取油法：用蓖麻仁五升，捣烂，以水一斗煮之，有沫撇起，待沫尽乃止。去水，以沫煎，至点灯不炸，滴水不散为度。蓖麻仁生捣，绞出油，烈日晒久，可作印色。

白头翁 野丈人

《本经》：温疟，狂易寒热，癥瘕积聚瘿气，逐血，止痛，疗金疮。

《别录》：止鼻衄。

弘景曰：止毒痢。

甄权曰：赤痢腹痛，齿痛，百节骨痛，项下瘤疬。

大明曰：一切风气，暖腰膝，明目消赘。

---

① 鲠：原作"硬"，于义不通，据《纲目》卷十七《蓖麻》"附方"改。

杲曰：气厚味薄，可升可降，阴中阳也。张仲景治热痢下重，用白头翁汤主之。盖肾欲坚，急食苦以坚之。痢则下焦虚，故以纯苦之剂坚之。男子阴疝偏坠，小儿头秃膻腥，鼻衄，无此不效，毒痢有此获功。

吴绶曰：热毒下痢紫血鲜血[①]者宜之。

权曰：甘、苦，有小毒。豚实为之使。

《日华子》云：得酒良[②]。花、子、茎、叶同。

王瓜 土根瓜、马雹儿

藏器曰：有小毒，能吐下人。取汁制雄、汞。主蛊毒，小儿闷癖，痞满痰疟。并取根及叶捣汁，少少服，当吐下。

《本经》：治消渴内痹，瘀血月闭，寒热酸疼，益气愈聋。

《别录》：疗诸邪气，热结鼠瘘，散痈肿留血，妇人带下不通，下乳汁，止小便数不禁，逐四肢骨节中水，治马骨刺人疮。

《日华子》曰：天行热疾，酒黄病，壮热，心烦闷，热劳。排脓，消仆损瘀血，破癥癖，落胎。

时珍曰：利大小便，治面黑面疮。

子

甄权曰：主蛊毒。

《日华子》云：生用：润心肺，治黄病。炒用：治肺痿吐血，肠风泻血，赤白痢。

时珍曰：反胃吐食。

---

① 紫血鲜血：此四字原残，据《纲目》卷十二《白头翁》"根"条"发明"引吴绶文补。

② 酒良：此二字原脱，据《纲目》卷十二《白头翁》"根"条"气味"引《日华子》文补。

王不留行 剪金花

时珍曰：此物性走而不住，虽有王命不能留其行也。苗、子皆入药，能走血分，乃阳明冲任之药。俗有穿山甲、王不留，妇人服了乳长流之语，可见其性行而不住也。

《别录》云：金疮止血，逐痛出刺，除风痹内塞，止心烦，鼻衄，痈疽，恶疮瘘，下乳，妇人难产。

甄权曰：治风毒，通血脉。

《日华》云：游风风疹，妇人血经①不匀，发背。

元素曰：下乳汁，引导用之，取其利血脉也。

时珍曰：治诸淋，利小便，出竹木刺。

敩曰：用苗、子。湿蒸，再以浆水浸，焙干用。孕妇忌之。

冬葵子

弘景曰：以秋种葵，覆养经冬，至春作子者，谓之冬葵，入药性至滑利。春葵子亦滑，不堪药用。

《本经》：治五癃，利小便。

《别录》：疗妇人乳难②，内闭肿痛。

孟诜曰：出痈疽头。

弘景曰：下丹石毒。

苏颂曰：宣导积滞，妊妇食之，胎滑易生。

时珍曰：通大便消水汽滑胎治痢，又曰：葵子气③味俱薄，淡滑为阳，故能利窍通乳，消肿滑胎。其根、叶与子功用

天集

一三七

---

① 血经：月经，出《妇人良方大全》卷一。
② 难：原脱，据《纲目》卷十六《冬葵子》"主治"引《别录》文补。
③ 葵子气：此三字原残，据《纲目》卷十六《冬葵子》"发明"补。

相同①。

陈自明云：乳汁不行，经络凝滞，奶房胀痛作痈者。以炒冬葵子，缩砂仁②为末，酒服二钱。胞水不下：冬葵合牛膝水煎服。

时珍曰：凡被狂犬③咬者，永不可食，食之即发。食葵须用蒜，无蒜勿食之。又伏硫黄④。蜀葵滑窍治淋，润燥易产。

蜀葵花

时珍曰：治带下，目中溜火。和血润燥，通窍，利大小肠。

张元素曰：蜀葵花，阴中之阳也。赤者治赤带，白者治白带；赤者治血燥，白者治气燥。皆取其寒滑润利之功也。

宗奭曰：蜀葵，四时取红色。单叶者，取根阴干。治带下，排脓血，恶物极验也。

白鲜皮 白羶

时珍曰：白鲜皮气寒善行，味苦性燥，足太阴、阳明经去湿热药也。兼入手太阴、阳明，为诸黄、风痹要药。

《本经》：治头风、黄疸、咳逆、淋沥，女子阴中肿痛湿痹。

大明曰：通关节，利九窍，及血脉，通小肠水气，天行时疾，头痛眼疼。

《别录》曰：小儿惊痫，妇人产后余痛。

甄权曰：治一切热毒风、恶风、风疮疥癣，解热黄、酒黄、急黄、谷黄、劳黄。

---

① 用相同：此三字原残，据《纲目》卷十六《冬葵子》"发明"补。
② 缩砂仁：此三字原残，据《纲目》卷十六《冬葵子》"发明"补。
③ 凡被狂犬：此四字原残，据《纲目》卷十六《葵》"气味"补。
④ 又伏硫黄：此四字原残，据《纲目》卷十六《葵》"气味"补。

萆薢 赤脚、竹木

《本经》：治腰脊痛强，骨节风寒湿周痹，恶疮。

《别录》：伤中恚怒，阴痿失溺，老人五缓，关节老血。

甄权曰：冷风瘑痹，腰脚瘫缓不遂，手足惊掣。男子脊腰痛，久冷，肾间膀胱宿水。

好古曰：补肝虚。

大明曰：头旋痫疾。补水脏，坚筋骨，益精明目。中风失音。

时珍曰：萆薢，足阳明、厥阴药也。厥阴主筋，属风；阳明主肉，属湿。萆薢之功，长于去风湿，所以能治缓弱瘑痹、遗浊恶疮，痔瘘茎痛诸病。

敩云：囊皱溺多，夜煎竹木。竹木，萆薢也。溺多白浊，皆是湿气下流。萆薢能除阳明之湿而固下焦，故能去浊分清。

土茯苓 土萆薢、冷饭团

机曰：近有好淫之人，多病杨梅毒疮。药用轻粉，愈而复发，久则肢体拘挛，变为痈漏，延绵岁月，竟致废疾。惟土茯苓三两，或加皂荚、牵牛各一钱，水三碗，煎一碗，分三服，不数剂而愈。盖土萆薢甘淡而平，能去脾湿，湿去则营卫从，拘挛痈漏愈矣。初病服之不效者，火盛而湿未郁也。此药长于去湿，不能去热，病久则热衰气耗而湿郁为多故也。

时珍曰：健脾胃，强筋骨，去风湿，利关节，止泄泻。治拘挛骨痛，恶疮痈肿。解汞粉、银朱毒。有赤、白二种，白者良。搜风解毒汤：用土茯苓一两，为君；薏苡仁、金银花、防风、木通、木瓜、白鲜皮各五分，皂荚子四分。气虚，加人参七分；血虚，加当归七分。治杨梅毒疮，甚效。患脓疥者，以土萆薢煎汤代茶，甚妙。

白敛 白根

《别录》曰：白根，甘，微寒。杀火毒。

《本经》：治痈肿疽疮，散结气，止痛，除热，目中赤，小儿惊痫，温疟，女子阴中肿痛，带下赤白。

《日华子》云：治发背，瘰疬，面上疱疮，肠风痔漏，血痢，刀剑疮，扑损。生肌止痛。

时珍曰：解狼毒毒。

弘景曰：生取根捣，敷痈肿，有效。

宗奭曰：服饵方少用，惟敛疮方多用之，故名白敛。

颂曰：今治风及金疮面药方多用之。往往与白及相须而用。

预知子 圣先子

志曰：取子二枚，缀衣领上，遇有蛊毒，则闻其有声而预知之，故名。

《开宝》曰：杀虫疗蛊，治诸毒。去皮研服，有效。

《日华子》曰：治一切风，补五劳七伤，其功不可备述。治痃癖气块，消宿食，止烦闷，利小便，催生，中恶失音，发落，天行温疾，涂一切蛇虫蚕咬。治一切病，每日吞二七粒，不过三十粒，永瘥。

颂曰：如皂荚子，斑褐色而光润，云亦难得，蜀人极贵重之。

旱莲草 鳢肠、金陵草

《唐本》曰：治①血痢。针灸疮发，洪血不可止者，敷之立

---

① 唐本曰治：此四字原残，据《纲目》卷十六《鳢肠》"主治"引文补。

已。汁涂眉发，生速而繁。

时珍曰：乌髭发，益肾阴。

大明云：止血排脓，通小肠，敷一切疮并蚕病。

萧炳云：膏点鼻中，添脑。

苗如旋覆，实似莲房状，断之有汁，须臾而黑。熬膏良。

刘寄奴草

刘裕，小字寄奴。微时，曾射一蛇。明日，见童子林中捣药，问之，答曰：我主为刘寄奴所伤，合药敷之。裕曰：何不杀之？童曰：寄奴王者，不可杀也。裕叱之，不见，乃收药而反。每遇金疮敷之即愈，人因称此草为刘寄奴草。

苏恭曰：破血下胀。多服令人下痢。

《别录》曰：下血止痛，治产后余疾。止金疮血，极效。

大明：治心腹痛，下气，水胀血气，通妇人经脉癥结，止霍乱水泻。

时珍曰：小儿尿血。新者，研末服。

马鞭草

藏器曰：癥瘕，血瘕，久疟，破血杀虫。

大明：治妇人血气肚胀，月候不匀。通月经。

震亨曰：治金疮，行血活血。

时珍曰：捣涂痈肿，及蠼螋尿疮，男子阴肿。子①类蓬蒿而细，根白而小，夏秋开细紫花，用苗叶。叶似益母。

谷精草 戴星草

时珍曰：收谷后，荒田中生，叶似嫩秧，花如乱星，故有

---

① 子：原作"草"，据《纲目》卷十六《马鞭草》"集解"改。

戴星之名。体轻性浮，能上行阳明。凡目中诸病，加而用之。明目退翳之功，似在菊花之上也。治头风痛，目盲翳膜，痘后生翳，止血。

《开宝》：治喉痹，齿痛，诸疮疥。

讱庵曰：辛温、轻浮上行阳明胃经，兼入厥阴肝经，故治阳明风热、目痛、齿痛诸症。

青葙子^{草决明}

《本经》：治唇口青。

《日华子》：治五脏邪气。益脑髓，镇肝，明耳目，坚筋骨。去风寒湿痹。

甄权曰：治肝脏热毒冲眼，赤障青盲翳肿，恶疮、疥疮。

宗奭曰：《经》中不言青葙治眼，而《日华子》始言治肝明目。今人多用治眼。

时珍曰：青葙子治眼，与决明子同功。瞳子散大者忌服。

决明子

时珍曰：此马蹄决明也，以明目之功而名。与草决明、石决明，皆同功。

《本经》：治青盲，淫肤，赤白膜，眼赤泪出。

《日华子》云：助肝气，益精。作枕，治头风明目，甚于黑豆。

甄权曰：治肝热，风眼赤泪。其叶作菜食，利五脏明目，甚良。

震亨云：益肾，解蛇毒。

时珍曰：《相感志》言：圃中种决明，蛇不敢入。

丹溪言：决明解蛇毒，本于此也。

蓼　实

《本经》：明目温中，耐风寒，下水气，面目浮肿痈疡。

甄权曰：归鼻，除肾气，去疬疡，止霍乱，治小儿头疮。

时珍曰：古人种蓼为蔬，收子入药。今惟酒曲用其汁耳。

马勃 马庀音屁

弘景曰：俗呼马屁①勃。紫色虚软，状如狗肝，弹之粉出。

宗奭曰：生湿地及腐木上，干，即韩退之所谓牛溲马勃，俱收并蓄②是也。

《别录》：治恶疮马疥。

弘景曰：敷诸疮，甚良。

宗奭曰：治喉痹咽疼。

时珍曰：马勃轻清上浮，上焦肺经药也。故能清肺热、咳嗽、喉痹、衄血、失音诸症。又兼解热毒，东垣治大头病，咽喉不利。普济消毒饮亦用之。凡用以生布张盘上，将马勃擦下，末用。

木鳖子 木蟹

时珍曰：苦、微甘，有小毒。

《开宝》：治折伤，消结肿，恶疮，生肌，止腰痛，除粉刺，䵟皰，妇人乳痈，肛门肿痛。

大明曰：醋摩，消肿毒。

时珍曰：治疳积痞块，利大肠泻痢，痔瘤瘰疬。入药去油者。

---

① 屁：原作"疕"，异体字。

② 牛溲马勃，俱收并蓄：出韩愈《进学解》："玉札丹砂，赤箭青芝，牛溲马勃，败鼓之皮，俱收并蓄，待用无遗者，医师之良也。"

机曰：木鳖子有毒，不可食。

番木鳖

时珍曰：治伤寒热病，咽喉痹痛，消痞块，并含之咽汁，或磨水噙咽。或云以豆腐制过，用之良。或云能毒狗致死。

地　集

木　部

松

王安石《字说》云：松柏为百木之长。松犹公也，柏犹伯也。故松从公，柏从白。

《抱朴子》云：凡老松皮内自然聚脂，为第一，胜于凿取及煮成者。其根下有伤处，不见日月者为阴脂，尤佳。老松余气结为茯苓，千年松脂化为琥珀。

松脂 松香

《本经》：治痈疽恶疮，头疡白秃，疥瘙。

甄权曰：煎膏，生肌止痛，排脓抽风。贴诸疮脓血瘘，烂牙孔，杀虫。

大明曰：除邪下气，润心肺，治耳聋。古方多用辟谷。

时珍曰：强筋骨，利耳目，治崩带。又曰：松脂，则松树之津液精华也。在土不朽，流脂日久，变为琥珀，宜其可以辟谷延龄。

讱庵云：苦、甘，性燥，祛风去湿，化毒杀虫，生肌止痛。养生家炼之服食，今熬膏多用之。

《梅师方》云：龋齿有孔，松脂纤塞，须臾，虫从脂出也。

松花 松黄

时珍曰：润心肺，益气，除风，止血。亦可酿酒。

松节

《别录》曰：治百邪久风，风虚脚痹疼痛。

弘景曰：酿酒，主脚弱，骨节风。

震亨云：炒焦，治筋骨病，能燥血中之湿。

时珍曰：松节，松之骨也。质坚气劲，久亦不朽，故筋骨间风湿诸病宜之。兼治风蛀牙痛，煎水含漱，或烧灰，日揩有效。

松叶_{松毛}

时珍曰：去历节风痛，治脚气，风痹，杀米虫。煎汤，洗阴囊湿痒。

《千金方》：治三年中风。松叶煮酒，顿服，汗出立瘥。

赤龙皮 即古松皮

时珍曰：治痈疽疮口不合，生肌止血。

《永类钤方》云：赤龙鳞煅研。搽金疮、杖疮、汤火疮，最止痛。

茯苓 伏灵

宗奭曰：多年斫伐之松，根之气味，抑郁未绝，精英未沦。其精气盛者，发泄于外，结为茯苓，故不抱根，离其本体，有零之义也。津气不盛，只能附结本根，既不离本，故曰伏神。

时珍曰：茯苓，《史记·龟策传》作伏灵。盖松之神灵之气，伏结而成，故谓之伏灵、伏神也。《仙经》言：伏灵大如拳者，佩之令百鬼消灭，则神灵之气，益可徵矣。

《本经》：治胸胁逆气，忧恚惊邪恐悸，心下结痛，寒热烦满，咳逆，口焦舌干，利小便。久服，安魂养神。

《别录》曰：止消渴好睡，大腹淋沥，膈中痰水，水肿淋结。开胸腑，调脏气，伐肾邪，长阴，益气力，保神气。

甄权曰：开胃，止呕逆，善安心神。主肺痿痰壅，心腹胀满，小儿惊痫，女人热淋。

《日华子》曰：补五劳七伤，开心益志，止健忘，暖腰膝，安胎。

元素曰：止渴，利小便，除湿益燥，和中益气，利腰脐间血。

李杲曰：逐水缓脾，生津导气，平火止泄，除虚热，开腠理。

好古曰：泻膀胱，益脾胃，治肾积奔豚。

赤茯苓

即茯苓之抱根生者。

甄权曰：破结气。

赤茯苓皮

时珍曰：水肿肤胀，开水道，开腠理。

宗奭曰：茯苓行水之功多，益心脾不可缺也。

元素曰：茯苓赤泻白补，上古无此说。气味俱薄，性浮而升。其用有五：利小便也，开腠理也，生津液也，除虚热也，止泻也。如小便利或数者，多服则损人目。汗多人服之，亦损元气，夭人，为其淡而渗也。

杲曰：白者入壬癸，赤者入丙丁。味甘而淡，降也，阳中阴也。其用有六：利窍而除湿，益气而和中，治惊悸，生津液，小便多者能止，结者能通。益脾逐水，乃除湿之圣药也。

好古曰：小便多能止，涩能利。与车前子相似，虽利小便而不走气。同朱砂，能秘真元。味甘而平，如何是利小便耶？

茯　神

即茯苓之抱根生者。

《别录》曰：辟不祥，疗风眩，风虚，五劳，口干，止惊悸，多恚怒，善忘。开心益智，安魂魄，养精神。

甄权曰：补劳乏，主心下急痛坚满。人虚而小肠不利者，加而用之。

时珍曰：《神农本草》止言茯苓，《名医别录》始添茯神，而主治皆同。后人治心病必用茯神，故洁古张氏云：风眩心虚，非茯神不能除。然茯苓亦未尝不治心病也。

黄松节

即茯苓心内木。

时珍曰：凡用茯神，去皮及心中木。若用心木，治脚气、痹痛，诸筋牵缩。

甄权曰：治偏风，口面㖞斜，毒气，筋挛，不语，心神惊掣，虚而健忘。

琥　珀

承曰：茯苓、茯神乃大松摧折或斫伐，而根瘢不朽，津液下流而结成，故治心肾，通津液也。若琥珀乃是松树枝节荣盛时，为炎日所灼，流脂出树身外，日渐厚大，因堕土中，津润岁久，为土所渗泄，而光莹之体独存。今可拾芥，尚有黏性。故其虫蚁之类，乃未入土时所黏者。二物皆自松出，而所禀各异。茯苓生于阴而成于阳，琥珀生于阳而成于阴，故皆治营安心而利水也。

敩曰：凡用，以水调侧柏子末于瓷锅中，置琥珀于内，煮半日，捣粉筛用。

《别录》曰：安五脏，定魂魄。杀精魅邪鬼，消瘀血，通五淋。

大明曰：壮心，明目磨翳①，止心痛癫邪，疗蛊毒，破结瘕，治产后血枕痛。

藏器曰：止血，生肌，合金疮。

元素曰：清肺，利小肠。

宋高祖以宁州贡琥珀枕，碎之，以分赐军士，敷金疮。

《直指方》：用灯心汤调琥珀末，治小儿便尿血。

柏侧柏叶

魏子才《六书精蕴②》云：万木皆向阳，而柏独西指，盖阴木而有贞德者。

陆佃云：柏有数种，入药惟取叶扁而侧生者，故曰侧柏。

宗奭云：此木至坚，不畏霜雪，得木之正气。所以西指者，以受金气所制也。

时珍曰：柏性后凋而耐久，禀坚凝之质，乃多寿之木，所以可入服食。道家以之点汤常食。元旦③以之浸酒辟邪，皆有取于此。

《别录》曰：吐血，衄血，痢血，崩中，赤白，肠风，尿血，一切血痹。去湿痹，生肌。

甄权：治冷风历节疼痛，止尿血。

---

① 翳：原作"瞖"，异体字，今以正字律之。

② 蕴：原作"组"，据《纲目》卷三十四《柏》"释名"改。

③ 元旦：正月初一。《历算全书》卷二《历学疑问第二》"论岁实"："自正月元旦，至腊月除夕，凡三百五十四日三十六刻七十一分一十六秒。"《初学记》卷四《岁时部下》"元旦第一"引《四民月令》："正月一日是正日。"

大明曰：炙署冻疮。

苏颂曰：傅汤火伤，止痛灭瘢。服之，疗蛊痢。作汤常服，杀五脏虫，益人。

讱庵云：苦涩，微寒。养阴滋肺而燥土，最清血分，为补阴要药。或炒，或生用，各从本方。取汁涂头，黑润鬓发。

震亨云：采叶，随月建方取，其多得月令之气，此补阴之要药也。

柏子仁

时珍曰：蒸熟曝烈，舂簸取仁，炒研，去油入药。柏子仁性平而不寒不燥，味甘而补，辛而能润。其气清香，能透心肾，益脾胃，盖仙家上品药也，宜乎滋养之剂用之。《列仙传》云：赤松子食柏实，齿落更生，行及奔马。谅非虚语也。

王好古曰：柏子仁，肝经气分药也。润肝，又润肾。

《本经》：除风湿，安五脏。久服，令人润泽美色，耳目聪明，不饥不老，轻身延年。

《别录》：疗恍惚，虚损吸吸，历节、腰中重痛。益血止汗。

甄权：治头风，腰肾中冷，膀胱冷，消脓宿水，兴阳道，益寿，去百邪鬼魅，小儿惊痫。

时珍曰：养心气，润肾燥，安魂定魄，益智宁神。烧沥，泽头发，治疥癣。

沥，即真柏油，治黄水湿疮。同香油搽之。

桂[①] 肉桂、桂心、桂枝

杲曰：桂，辛，热，有毒。阳中之阳，浮也。气之薄者，桂枝也；气之厚者，桂肉也。气薄则发泄，桂枝上行而发表；

---

① 桂：原作"肉桂"，据本书《地集》"目录"及文义改。

气厚则发热，桂肉下行而补肾。此天地亲上亲下之道也。

好古曰：桂枝入足太阳经，桂心入手少阴经血分，桂肉入足少阴、太阴经血分。细薄者为枝、为嫩，厚脂者为老、为肉。去其皮与里，取其中者为桂心。《别录》言有小毒。又云久服不老。然虽有小毒，亦从类化。与黄芩、黄连为使，小毒何施。与乌头、附子为使，全取其热性而已。与巴豆、硇砂、干漆、穿山甲、水蛭等同用，则小毒化为大毒。与人参、麦门冬、甘草同用，则调中益气，便可久服也。

肉桂

《别录》曰：利肝肺气，心腹寒热，冷痰，霍乱转筋，头痛，腰痛①，出汗，止烦，止呕唾，咳嗽鼻痈，堕胎，温中，坚筋骨，通血脉。

元素曰：补下焦不足，治沉寒痼冷之病，渗泄止渴，去营卫中风寒，表虚自汗。春夏为禁药，秋冬下部腹痛，非此不能止。

好古曰：补命门不足，益火消阴。

时珍曰：治寒痹风喑，阴盛失血，泻痢惊痫。肉桂生交趾者良，肉厚气香，而辛甘大热，其毒在皮，去粗皮用。

之才曰：桂得人参、甘草、麦冬、大黄、黄芩，调中益气；得柴胡、紫石英、干地黄，疗吐逆。忌生葱、石脂。

时珍曰：桂性辛热，能通子宫而破血，故《别录》言其堕胎，庞安时云炒过则不损胎。又官桂同丁香治痘疮灰塌，能温托化脓。

讱庵曰：咳逆亦由气不归元，桂能引火归宿丹田，故治之。

---

① 痛：原脱，据《纲目》卷三十四《桂》"主治"补。

桂心

斅曰：用紫色厚者，去上粗皮，并内薄皮，取心中味辛者用。

甄权曰：治九种心痛，腹内冷气，痛不可忍，咳逆，结气壅痹，脚痹不仁。止下痢，杀三虫。治鼻中息肉，破血，通利月闭，胞衣不下。

大明：治一切风气，补五劳七伤，通九窍，利关节，益精明目，暖腰膝。治风痹，骨节挛缩。续筋骨，生肌肉，消瘀血。破痃癖癥瘕，杀草木毒。

时珍曰：治风僻失音，喉痹，阳虚失血，内托痈疽痘疮，能引血化汗、化脓，解蛇蝮毒。

何氏①曰：死胎不下。痛紧时，以童便热调下桂末二钱，神效。

桂枝

《本经》：治上气咳逆结气，喉痹吐吸，利关节，补中益气。

《别录》曰：心痛、胁痛、胁风。温经通脉，止烦出汗。

甄权曰：去冷风疼痛。

元素曰：去伤风头痛，开腠理，解表发汗，去皮肤风湿。

成无己曰：泄奔豚，散下焦畜血，利肺气。

震亨曰：横行手臂，治痛风。

王好古曰：或问：桂枝止烦，出《别录》，已言之矣。而张仲景治伤寒发汗数处，皆用桂枝汤。又曰：无汗不得用桂枝。而汗多者用桂枝甘草汤，以闭汗。一药二用，似乎相反。果与

---

① 何氏：原作"向氏"，形近致误，据《纲目》卷三十四《桂》"附方"改。

二说相通否乎？曰：皆是也。仲景云：太阳病发热汗自出。此为营弱卫强，阴虚阳必凑之，故以桂枝发其汗。此乃调其营气，则卫气自和，风邪无所容，遂自汗而解。非麻黄能开腠理，发出其汗也。汗多用桂枝者，以之调和营卫，则邪从汗出而汗自止，非桂枝能闭汗孔也。

有汗不得服麻黄，恐汗多亡阳也。是有汗者，惟桂枝宜之。若伤寒无汗，则当以发汗为主，而不独调其营卫矣。故曰：无汗不得服桂枝。

时珍曰：麻黄遍彻皮毛，故专于发汗而寒邪散。肺主皮毛，辛走肺也。桂枝透达营卫，故能解肌而风邪去。脾主营，肺主卫，甘走脾，辛走肺也。

《伤寒例》曰：桂枝下咽，阳盛则毙；承气入胃，阴盛则亡。

枸杞子

孟诜曰：坚筋骨，耐老，除风，去虚劳，补精气。

好古曰：主心病，咽干，心痛，渴而引饮，肾病消中。

时珍曰：滋肾润肺。榨油点灯，明目。

弘景曰：谚云：去家千里，勿食枸杞。盖此物补益精气，强盛阴道也。

时珍曰：予考《本经》止云枸杞，不指是根、茎、叶、子，初无分别。后世以枸杞子为滋补药，地骨皮为退热，始歧而二也之。窃谓枸杞之滋益不独子，而根亦不止于退热而已。但根、苗之气味稍殊，而主治亦未必无别。盖其苗乃天精草，苦甘而凉，上焦心肺客热者宜之；根乃地骨，甘淡而寒，下焦肝肾虚热者宜之。至于子则甘平而润，性滋而补，不能退热，只能补肾润肺，生精益气。此乃平补之药，所谓精不足者、补之以味也。世人但知用黄芩、黄连，苦寒以治上焦之火；黄柏、知母，苦寒以治下焦阴火。谓之补阴降火，久服致伤元气。而不知枸杞、地骨甘寒平补，使精气充而邪火自退之妙，惜哉！

凡用杞子，取鲜明者洗净，酒浸一夜，捣烂入药。

天精草苗名

大明曰：除烦益智，壮心气，去皮肤骨节间风，消热毒，散疮肿。

甄权曰：除风明目。作饮代茶，止消渴。汁注目中，去风障赤膜昏痛。

时珍曰：去上焦心肺客热。

地骨皮

好古曰：入足少阴、手少阳经。泻肾火，降肺中伏火，去胞中火，退热，补正气。

元素曰：解骨蒸肌热消渴，风湿痹，坚筋骨，凉血。

李杲曰：治在表无定之风邪，传尸有汗之骨蒸。

吴瑞曰：治上膈吐血。煎汤嗽口，止齿血，治骨槽风。

甄权曰：去肾家风，益精气。

陈承云：治金疮，神验。

时珍曰：去下焦肝肾虚热。

敩曰：甘草水浸一宿用。

讱庵云：肠滑者，忌枸杞子，以其利大小肠也；中寒者，忌地骨皮，以其淡寒泻火也。掘地骨皮鲜者，同鲜小蓟煎浓汁，浸下疳甚效。

山茱萸蜀酸枣、肉枣

《本经》：治心下邪气寒热，温中，逐寒湿痹，去三虫。久服轻身。

《别录》曰：肠胃风邪，寒热疝瘕，头风，风气去来，鼻塞，目黄，耳聋，面䵟疱，下气出汗。强阴益精，安五脏，通九窍，止小便利。久服明目，强力，长年。

甄权曰：治脑骨痛，疗耳鸣，补肾气，兴阳道，坚阴茎，添精髓，止老人尿不节，治面上疮，能发汗，止月水不定。

大明：暖腰膝，助水脏，除一切风，逐一切气，破癥结，治酒皶。

元素曰：温肝。

好古曰：滑则气脱，涩剂所以收之。山茱萸止小便利，秘精气，取其味酸涩以收滑也。

《圣济》云：如何涩剂以通九窍？《经疏》云：精气充，则九窍通利。

敩曰：入足厥阴、少阴经气分。用时去核取皮，能壮元气秘精。其核能滑精，故须去之。

时珍曰：《本经》名蜀酸枣，今人呼为肉枣，皆象形也。

酸枣仁

《本经》：治心腹寒热，邪结气聚，四肢酸痛，湿痹。久服，安五脏，轻身延年。

《别录》曰：烦心不得眠，脐上下痛，血转久泄，虚汗烦渴，补中，益肝气，坚筋骨，助阴气，能令人肥健。

甄权曰：筋骨风。炒仁研，汤服。

恭曰：《本经》用实疗不得眠，不言用仁。今方皆用仁。补中益肝，坚筋骨，助阴气，皆酸枣仁之功也。

志曰：酸枣仁，睡多生使，不得眠炒熟。盖其子肉味酸，食之使不思睡。核中仁服之，疗不得眠。正如麻黄发汗，根节止汗也。

时珍曰：酸枣实，味酸性收，故主肝病，寒热结气，酸痹，久泄，脐下满痛之证。其仁甘而润，熟用疗胆虚不得眠、烦渴虚汗之证，生用疗胆热好眠，皆足厥阴、少阳药也。今人专以为心家药，殊昧此理。

昂曰：枣仁宁心，盖心君易动，皆由胆怯所致。经云：凡十一官，皆取决于胆。胆补，而心自宁也。

杜仲思仙

时珍曰：昔有杜仲，服此得道，因以名之。

好古曰：肝经气分药也，润肝燥，补肝经风虚。

时珍曰：杜仲古方只知补肾，惟王好古言是肝经气分药，润肝燥，补肝虚，发昔人所未发也。盖肝主筋，肾主骨。肾充则骨强，肝充则筋健。屈伸利用，皆属于筋。杜仲色紫而润，味甘微辛，其气温平。甘温能补，微辛能润。故能入肝而补肾，子能令母实也。

《本经》：治腰膝痛，补中，益精气，坚筋骨，强志，除阴下痒湿，小便余沥。久服轻身耐老。

《别录》曰：脚中酸疼，不欲践地。

大明曰：治肾劳腰脊挛。

甄权曰：肾冷臀①腰痛，人虚而身强直，风也。腰不利，加而用之。

李杲曰：能使筋骨相着。盖皮中有丝，有筋骨相着之象也。

讱庵曰：经云：腰者，肾之府，转移不能，肾将惫矣。膝者，筋之府，屈伸不能，筋将惫矣。酒煮杜仲，治腰膝甚效。

---

① 臀（guì贵）：突然腰部疼痛。《玉篇·肉部》："臀，腰痛。"

兼同川断，能治胎漏、胎堕，大补肾气，托住胎元也。

凡使择厚润者良，去粗皮，锉。或酥炙、酒炙、蜜炙，盐水炒、酒炒、姜汁炒，断丝用。

女贞子冬青子

《本经》：补中，安五脏，养精神，除百病。久服肥健，轻身不老。

时珍曰：女贞实乃上品无毒妙药，而古方罕用，何哉?《典术》云：女贞乃少阴之精，故冬不落叶，则其益肾之功可推矣。又女贞丹方云：女贞实，即冬青树子，去其梗、叶，酒浸一日夜，去皮，晒干为末。以旱莲草汁熬浓，和丸梧桐子大。每夜酒送百丸，不旬日而膂力加倍，老者即不夜起。又能变白发为黑色，强腰膝，起阴气，明目。

冬青叶

时珍曰：除风散血，消肿定痛。诸恶疮肿，腑疮溃烂久者，以水煮，乘热贴之，频频换易，醋煮亦可。口舌生疮，舌肿胀出，捣汁含浸，吐涎。熬膏点眼，治一切眼病。

楮实谷实

《别录》：治阴痿，水肿。益气，充肌，明目。

大明曰：壮筋骨，助阳气，补虚劳，健腰膝，益颜色。

时珍曰：《别录》载楮实，大补益。而《修真秘旨》书言：久服令人成筋骨软之痿。《济生秘览》云：治骨鲠，用楮实煎汤，服之。岂非软骨之征乎?

取子，浸去浮者，酒蒸用。

叶

《别录》曰：主恶疮，生肉。

时珍曰：利小便，去风湿肿胀、白浊、疝气、癣疮。

大明曰：治刺风身痒。

树白皮

《别录》曰：逐水，利小便。

甄权曰：治水肿气满。

时珍曰：治肠风，下血，血崩，血痢。

皮可为纸，楮汁和白及，飞面调糊接纸，永不脱解。

桑白皮 桑根白皮

《本经》：治伤中，五劳六极，赢瘦，崩中，绝脉。补虚益气。

《别录》曰：去肺中水气，唾血热渴，水肿，腹满，胪胀，利水道，去寸白，可以缝金疮。

甄权曰：治肺气喘满，虚劳客热，头痛，内补不足。

孟诜曰：煮汁饮，利五脏。入散用，下一切风气、水气。

《日华子》云：调中下气，消痰止渴，开胃下食。杀腹脏虫，止霍乱吐泻。研汁，治小儿天吊，惊痫客忤，及敷鹅口疮，大验。

时珍曰：泻肺，利大小肠，降气散血。又曰：桑白皮长于利小水，乃实则泻其子也，故肺中有水气，及肺火有余者宜之。《十剂》云：燥可去湿，桑白皮、赤小豆之属，是矣。钱乙治肺气热盛，咳嗽而后喘，面肿身热，泻白散主之。盖桑白皮、地骨皮皆能泻火从小便去，甘草泻火而缓中，粳米清肺而养血。此泻肺诸方之准绳也。罗天益言其泻肺中伏火而补正气，泻邪所以补正也。若肺虚而小便利者，不宜用之。

杲曰：桑白皮，甘以固元气之不足而补虚，辛以泻肺气之有余而止嗽。然性不纯良，不宜多用。

《别录》曰：采无时。出土上者杀人。

时珍云：桑根见地上者，名痛马，有毒。旁行出土者，名伏蛇，亦有毒而治心痛。故吴淑《事类赋》云：伏蛇、痛马，有毒杀人。

敩曰：取向东嫩根，铜刀刮去外青黄薄皮，取里白皮。其皮中涎勿去之，药力俱在其上也。忌铁。

颂曰：桑白皮作线，缝金疮肠出，更以热鸡血涂之。唐·安金藏剖腹，用此法而愈。

桑椹

桑子名椹，又名文武实。

苏恭曰：单食，止消渴。

藏器曰：利五脏关节，通①血气。久服不饥，安魂镇神，令人聪明，变白不老。多收曝干为末，蜜丸日服。

时珍曰：捣汁饮，解中酒毒。酿酒服，利水气消肿。椹有乌、白二种。杨氏《产乳》云：孩子不得与桑椹，令儿心寒。《四民月令》云：四月宜饮桑椹酒，能理百种热。以汁熬烧酒，藏之经年，味力愈佳。史言桑椹可以救荒，魏武帝军乏食，及金末大荒皆食椹获活。

宗奭曰：乌椹，桑之精英尽在于此。熬膏汤服，治服金石发热，口渴，生精神，及小肠热，其性微凉故也。《仙方》日干为末，蜜和为丸，酒服亦良。

《保命集》云：文武实熬膏，名文武膏。治瘰疬结核。白汤调服一匙，日三服。

---

① 通：原作"痛"，据《纲目》卷三十六《桑》桑椹"主治"引陈藏器文改。

桑叶

苏恭曰：除脚气水肿，利大小肠。

孟诜曰：炙熟，煎饮代茶。止消渴。

大明云：煎饮，利五脏，通关节，下气。蒸熟，捣，罯风痛出汗，并仆损瘀血。挼烂，涂蛇、虫伤。

藏器曰：研汁，治金疮。煎汁服，止霍乱腹肚痛下。

时珍曰：桑叶乃手足阳明之药，汁煎代茗，能止消渴，又治劳热咳嗽，明目长发。

颂曰：霜后叶煮汤，淋渫手足，去风痹殊胜。又微炙，和桑衣煎服，治痢及金疮诸损伤，止血。

震亨曰：经霜桑叶，研末，米饮服，止盗汗。

《别录》曰：汁解蜈蚣毒。

桑枝

苏恭曰：治偏体风痒干燥，水气，脚气，风气，四肢拘挛。疗口干，及痈疽后渴。

《抱朴子》言：《仙经》云一切仙药，不得桑煎不服。

时珍曰：煎药用桑者，取其能利关节，除寒风湿痹诸痛也。又痈疽发背不起发，或瘀肉不腐溃，及阴疮、瘰疬、流注、臁疮、顽疮、恶疮久不愈者，用桑木炙法，用干桑木劈成细片，扎作小把，然火吹熄，炙患处。未溃者，拔毒止痛；已溃者，补接阳气。吹炙片时，以瘀肉腐动为度。亦取桑通关节，去风寒，火性畅达，出郁毒之意。诚良方也。

桑寄生 寓木

《本经》：治腰痛，小儿背强，痈肿，充肌肤，坚发齿，长须眉，安胎。

《别录》曰：去女子崩中，内伤不足，产后余疾，下乳汁，主金疮，去痹。

大明曰：助筋骨，益血脉。

甄权曰：主怀妊漏血不止，令胎牢固。

使者曰：他树多寄生，必以桑上采者为真，乃可用之。若杂树上者，气性不同，恐反有害，切不可用。

敩曰：凡采真者，根、枝、茎、叶阴干并用，忌火。

讱庵曰：外科散疮疡，追风湿。

栀①子 木丹

《本经》：治五内邪气，胃中热气，面赤酒皰皶，赤白癞，疮疡。

《别录》曰：疗目赤热痛，胸、心、大小肠大热，心中烦闷。

甄权曰：去热毒风，除时疾热，解五种黄病，利五淋，通小便，解消渴，明目，主中恶，杀䗪虫毒。

弘景曰：解羊踯躅毒。

元素曰：栀子轻飘而象肺，色赤而象火，故能泻肺中之火。其用有四：心经客热，一也；除烦躁，二也；去上焦虚热，三也；治风，四也。又曰：治心烦懊恼，不得眠，脐下血滞而小便不利。

震亨曰：栀子泻三焦之火，及痞块中火邪，最清胃脘之血，其性屈曲下行，能降火，从小便中泄去。凡热厥心痛稍久，不宜温散，反助火邪。故古方多用栀子以导热药，则邪易伏而病易退。

---

① 栀：原作"卮"，据中药通用名改，后同。

宗奭曰：仲景治伤寒，发汗吐下后虚烦不得眠。若剧者，必反复颠倒，心中懊憹，栀子豉汤治之。

杲曰：仲景以栀子色赤味苦，入心而治烦；香豉色黑味咸，入肾而治躁。

颂曰：张仲景及古今名医治发黄，皆用栀子、茵陈、甘草、香豉作汤饮。

时珍曰：治吐血，衄血，血痢，下血，血淋，损伤瘀血，及伤寒劳复，热厥头痛，疝气，汤火伤。

震亨曰：治上焦、中焦，连壳用；下焦，去壳，洗去黄浆，炒用；治血病，炒黑用。

好古曰：去心胸中热，用仁；去肌表热，用皮。栀子本非吐药，而仲景用为吐药者，以邪气在上，拒而不纳，食令上吐，则邪因以出。或用为利小便药，实非利小便，乃清肺也。肺清则化行，而膀胱津液之府，得此气化而出也。

昂按：栀子豉汤，吐虚烦客热。瓜蒂散，吐痰食宿寒。

猪 苓

弘景曰：是枫树苓，其皮黑色，肉白而实者佳，削去皮用。

好古曰：甘重于苦，阳也。入足太阳膀胱、足少阴肾经，故泻膀胱。

甄权曰：解伤寒、温疫大热，发汗，主肿胀满腹急痛。

元素曰：猪苓淡渗，治渴除湿，去心中懊憹。然大燥亡津，无湿证者，勿服之。

时珍曰：猪苓淡渗，气升而又能降。故能开腠理，治淋肿，脚气，白滞，带下，妊娠子淋，胎重，小便不利。功用与茯苓同功，但入补药不如茯苓也。

宗奭曰：猪苓引水之功多，久服必损肾气，昏人目。

时珍曰：猪苓亦是木①之余气所结，如松之余气结茯苓也。他木皆有，枫木为多耳。取其行湿，生用更佳。

黄 柏

时珍曰：黄柏性寒而沉，生用则降实火，熟用则不伤胃，酒制则治上，蜜制则治中，盐制则治下，炒黑能止崩带。

《本经》：治五脏，肠胃中结热，黄疸，肠痔，止泄痢，女子漏下赤白，阴伤蚀疮。

《别录》曰：疗惊气在皮间，肌肤热赤，目热赤痛，口疮。

甄权曰：男子阴痿，及敷茎上疮，治下血如鸡鸭肝片。

大明曰：安心除劳。治骨蒸，洗肝明目，多泪，口干心热，杀疳虫，治蛔心痛，鼻衄，肠风下血后急热肿痛。

元素曰：苦厚微辛，阴中之阳，入足少阴经，为足太阳引经药。黄柏之用有六：泻膀胱龙火，一也；利小便结，二也；除下焦湿肿，三也；痢痰先见血，四也；脐中痛，五也；补肾不足，壮骨髓，六也。凡肾水膀胱不足，诸痿瘫痪，软腰无力，于黄芪汤中加用，使两足膝中气力涌出，痿软即便去也，乃瘫痪必用之药。蜜炒研末，治口疮如神。故《雷公炮炙论》云：口疮舌坼，立愈黄酥。谓以酥炙根黄，含之也。

李杲曰：泻伏火，救肾水。治冲脉气逆，不渴而小便不通，诸疮痛不可忍。又曰：黄柏、苍术乃治痿之要药。凡去下焦湿热，作肿及痛，并膀胱有火邪，并小便不利及黄涩者，并用酒洗黄柏、知母为君，茯苓、泽泻为佐。凡小便不通而口渴者，邪热在气分，肺中伏热不能生水，是绝小便之源也。法当用气味俱薄、淡渗之药，猪苓、泽泻之类，泻肺火而清肺金，滋水

---

① 木：原作"水"，据《纲目》卷三十六《猪苓》"集解"改。

之化源。若邪热在下焦血分，不渴而小便不通者，乃《素问》所谓无阴则阳无以生，无阳则阴无以化。膀胱者州都之官，津液藏焉，气化则能出矣。法当用气味俱厚、阴中之阴药治之，黄柏、知母是也。

震亨曰：黄柏走至阴，有泻火补阴之功，非阴中之火不可用也。火有二，君火、相火。君火者，人火也，心火也。可以湿伏，可以水灭，可以直折，黄连之属可以制之。相火者，天火也，龙雷之火也，阴火也。不可以水湿折之，当从其性而伏之，惟黄柏之属可以降之。故得知母，滋阴降火；得苍术，除湿清热，为治痿要药；得细辛，泻膀胱火，治口舌生疮。

时珍曰：古书言：知母佐黄柏，滋阴降火，有金水相生之义。黄柏无知母，犹水母之无虾也。盖黄柏能制膀胱、命门阴中之火。知母能清肺金，滋肾水之化源。故洁古、东垣、丹溪皆以为滋阴降火要药，上古所未言也。盖气为阳，血为阴，邪火煎熬，则阴血渐涸，故阴虚火动之病须之。然必少壮气盛能食者，用之相宜。若中气不足而邪火炽甚者，久服则有寒中之变。近时虚损及纵欲求嗣之人，用补阴药往往以此二味为君，日日服饵，降令太过，脾胃受伤，真阳暗损，精气不暖，致生他病。盖不知此物苦寒而滑渗，且苦味久服，有反从火化之害。故叶氏《医学统旨》有"四物加知母、黄柏，久服伤胃，不能生阴"之戒。

讱庵曰：热胜则伤血，血不荣筋，则蜷短而拘；湿胜则伤筋，筋不束骨，则弛长而为痿。合苍术，名二妙散，清热利湿，为治痿要药。或兼气虚、血虚、脾虚、肾虚、湿痰、死血之不一，当随症加治。

颂曰：以蜀中出者肉厚色深为佳。

藏器曰：热疮疱起，虫疮血痢，止消渴，杀蛀虫。

时珍曰：傅小儿头疮。

枳实枳壳

宗奭曰：枳实、枳壳一物也，小则其性酷而速，大则其性详而缓。故张仲景治伤寒仓促之病，承气汤中用枳实，盖取其疏通、决泄、破结之义。他方但导败风壅之气，可常服者，故用枳壳，其义如此。

好古曰：枳壳主高，枳实主下；高者主气，下者主血。故壳主胸膈皮毛之病，实主心腹脾胃之病。大同小异。

时珍曰：实与壳气味功用俱同。上世亦无分别，魏、晋以来始分实壳之用。洁古、东垣又分治高、治下之说。大抵其功皆能利气，气下则痰喘止，气行则痞胀消，气通则痛刺止，气利则后重除。故以枳实利胸膈，壳利肠胃。然张仲景治胸痹、痞满以用枳实为要药；诸方治下血、痔、痢、大肠秘塞、里急后重，又以枳壳为通用。则枳实不独治下，而枳壳不独治高也。盖自飞门至魄门，皆肺主之，三焦相通，一气而已，则二物分之可也，不分亦无伤。

枳实

《本经》：治大风在皮肤中如麻豆苦痒，除寒热结，止痢。长肌肉，利五脏，益气轻身。

《别录》：除胸胁痰癖，逐停水，破结实，消胀满，心下急痞痛，逆气，胁风痛。安胃气，止溏泄，明目。

甄权曰：解伤寒结胸，主上气喘咳，肾内伤冷，阴痿而有气，加而用之。

元素曰：消食，散败血，破积坚，去胃中湿热。又曰：心下痞及宿食不消，并宜枳实、黄连。

震亨曰：枳实泻痰，能冲墙倒壁，滑窍破气之药也。

杲曰：以蜜炙，则破水积以泄气出内热。洁古用去脾中积血，脾无积血则心下不痞也。

好古曰：益气，则佐之以人参、白术、干姜；破气，则佐之以大黄、牵牛、芒硝。此《本经》所以言益气，而《别录》言消痞也。非白术不能去湿，非枳实不能除痞。故洁古制枳术丸以调胃脾。张仲景作枳实白术汤，治心下坚痞，水饮胸痹。

枳壳

《开宝》：治风痹淋痹，通利关节，劳气咳嗽，背膊闷倦，散留结，胸膈痰滞。逐水，消胀满，去胁风，安胃，止风痛。

甄权曰：遍身风疹，肌中如麻豆，恶疮，肠风痔疾，心腹结气，两胁胀虚，关膈壅塞。

《日华子》云：健脾开胃，调五脏，下气，止呕逆，消痰。治反胃，霍乱，泻痢，消食破癥结痰癖，五膈气及肺气水肿，利①大小肠，明目，炙热熨痔肿。

时珍曰：治里急后重。

元素曰：枳壳破气，胜湿，化痰，泄肺，走大肠。多用损胸中至高之气，止可二三服而已。禀受素壮而气刺痛者，看在何部经分，以引经药导之。

杲曰：气血虚弱及产妇不可服，以其损气也。

敩曰：陈久者良，麸炒用。

---

① 利：原脱，据《纲目》卷三十六《枳》"枳壳"条"主治"引《日华子本草》补。

厚朴_{赤朴}

《本经》：治中风伤寒，头痛寒热，惊悸，气血痹，死肌，去三虫。

《别录》曰：温中益气，消痰下气，疗霍乱及腹痛胀满，胃中冷逆，胸中呕不止，泄痢淋露，除惊，去留热，心烦满，厚肠胃。

大明曰：健脾，治反胃，霍乱转筋，冷热气，泻膀胱及五脏一切气，妇人产前产后腹脏不安。杀肠中虫，明耳目，调关节。

甄权曰：治积年冷气，腹内雷鸣虚吼，宿食不消，去结水，破宿血，化水谷，止吐酸水。大温胃气，治冷痛，主病人虚而尿白。

元素曰：厚朴之用有三：平胃，一也；去腹胀，二也；孕妇忌之，三也。虽除腹胀，若虚弱人宜斟酌用之。误服脱人元气，惟寒胀大热药中兼用，乃结者散之之神药也。

好古曰：《本草》言：厚朴治中风伤寒头痛，温中益气，消痰下气，厚肠胃，去腹满。果泄气乎？果益气乎？盖与枳实、大黄同用，则能泻实满，所谓消痰下气是也；与橘皮、苍术同用，则除湿满，所谓温中益气是也；与解利药同用，则治伤寒头痛；与泻利药同用，则厚肠胃。大抵其性味苦温，用苦则泻，用温则补也。故成无己云：厚朴之苦，以泄腹满。

李杲曰：苦能卜气，故泄实满；温能益气，故散湿满。

震亨曰：其气温，能泻胃中之实，平胃散用之。佐以苍术，平胃土之太过，以至其中和也。其味辛，故治腹胀，以提其滞气，滞行即宜去之，不宜过服。若气实人误服参芪药，多补气胀闷或作喘，宜此泻之。

大明曰：凡入药，去粗皮，用姜汁炙，或醋浸炒用。

宗奭曰：榕树皮也，肉厚、紫色多润者佳。味苦，不以姜制，则棘人喉舌。

槟　榔

《别录》曰：消谷逐水，除痰澼，杀三虫，伏尸、寸白。

甄权曰：宣利五脏六腑壅滞，破胸中气，下水肿，治心痛积聚。

李珣曰：白者味甘，赤者味苦。主奔豚膀胱诸气，五膈气，风冷气，脚气，宿食不消。

好古曰：治冲脉为病，气逆里急。

元素曰：味厚气轻，沉而降，阴中阳也。苦以破滞，辛以散邪，泄胸中至高之气，使之下行；性如铁石之沉重，能坠诸药至于下极。故治诸气后重如神也。

时珍曰：治泻痢后重，心腹诸痛，大小便气秘，痰气喘急，疗诸疟，御瘴疠。

罗大经①《鹤林玉露》云：岭南人以槟榔代茶，御瘴有功。其功有四：一曰醒能使之醉，盖食之久，则熏然颊赤，若酒醉形；二曰醉能使之醒，盖酒后嚼之，则宽气下痰，余酲顿解也；三曰饥能使之饱，空腹食之，则充然气盛如饱；四曰饱能使之饥，饱后食之，则饮食快然易消也。

卢和②云：闽广人云能祛瘴。有瘴服之可也，无瘴而服之，宁不损正气乎。

---

① 罗大经：字景纶，号儒林，又号鹤林，庐陵（今江西吉安市）人。著《易解》《鹤林玉露》等书。

② 卢和：字廉夫，浙江东阳人，明代医学家。著有《食物本草》《丹溪先生医书纂要》。

程星海①曰：阴毛生虱，世鲜良方。以槟榔煎水洗，即除。以红心擦，亦好。

大腹皮

《日华子》曰：下一切气，止霍乱，通大小肠，健脾开胃调中②。

时珍曰：降逆气，消肌肤中水气浮肿，脚气壅逆，瘴疟痞满，胎气恶阻，胀闷。

《开宝》云：冷热气攻心腹、大肠蛊毒，痰膈醋心。并以姜、盐同煎，入疏气药用之，良。

思邈曰：鸩鸟多集槟榔树上，故宜洗净。先以酒洗，再用黑豆汤洗净，煨用。

大腹子形似槟榔，腹大形扁，与槟榔同功。

槐实 槐角

《本经》：治五内邪气热，止涎唾，补绝伤，火疮，妇人乳瘕，子脏急痛。

《别录》曰：久服，明目益气，头不白，治五痔疮瘘，又堕胎。

甄权曰：治大热难产。

大明曰：治丈夫、女人阴疮湿痒。催生，吞七粒。

藏器曰：杀虫去风。合房阴干煮饮，明目，除热泪，头脑心胸间热风烦闷，风眩欲倒，心头吐涎如醉，漾漾如船车上者。

---

① 程星海：明代医家程仑，字原仲，号星海，新安（今安徽徽州地区）人。其临证医案由后人方天衢编为《程原仲医案》（1621）。

② 中：原作"下"，据《纲目》卷三十一《大腹子》"大腹皮"条"主治"引"大明"文改。

李杲曰：治口齿风，凉大肠，润肝燥。

好古曰：槐实纯阴，肝经气分药也。治证与桃仁同。

颂曰：折嫩房角作汤代茗，主头风，明目补脑。吞黑子，以变白发。扁鹊明目使发不落法：十月上巳日，取槐子，纳新瓶中，封口二七日。初服一枚，再服二枚，日加一枚。至十日，又从一枚起，终而复始。令人可夜读书，延年益气力，大良。

时珍曰：按《太清草木方》云：槐者虚星之精。十月上巳日采子服之，去百病，长生通神。古方以子入冬月牛胆中，阴干百日。食后吞一枚，云久服明目，白发还黑。有痔及下血者，尤宜服之。

《和剂局方》槐角丸：治五种肠风泻血。粪前有血名外痔，粪后有血名内痔，大肠不收名脱肛，谷道弩名举痔，头上有孔名痔瘘，内有虫名虫瘘，并皆治之。用槐角、地榆、当归、防风、黄芩、枳壳，酒糊丸，米饮下。

槐花

大明曰：治五痔，心痛眼赤，杀腹脏虫，及皮肤风热，肠风泻血，赤白痢，并炒研服。

元素曰：凉大肠。

时珍曰：槐花味苦色黄气凉，阳明、厥阴血分药也。疗吐血、衄血、崩中、漏下，炒香频服，治失音及喉痹，舌上无故出血如线者，名舌衄，炒研掺之。

宗奭曰：陈久者良。

槐枝

《别录》曰：洗疮及阴囊下湿痒。煮汁酿酒，疗大风痿痹。

时珍曰：治赤目崩漏。

木皮根

《别录》曰：治烂疮，喉痹寒热。

甄权曰：煮汁，淋阴囊坠肿气痛。

《日华子》曰：治中风皮肤不仁，洗男子阴疝、卵肿。浸洗五痔，一切恶疮，妇人产门痒痛，及汤火疮。煎膏，止痛长肉，消痈肿。

苏颂曰：煮汁服，治下血。

苦楝子 金铃子

《本经》：治温疾伤寒，大热烦狂，杀三虫，疥疡，利小便水道。

李杲曰：入心及小肠，止上下部腹痛。

好古曰：泻膀胱。

时珍曰：楝实导小肠、膀胱之热，因引心包相火下行，故心腹痛及疝气为要药。又治虫痔。得酒煮，乃寒因热用也。茴香为之使。

元素曰：热厥湿痛，非此不能除。

敩曰：苦寒，有小毒，川产者良，酒蒸去皮，取肉去核用。凡使肉不使核，使核不使肉。如使核槌碎，浆水煮一伏时，去肉用。

根及木皮

《别录》曰：治蛔虫，利大肠。

大明曰：雄者根赤有毒，吐泻杀人，不可误服，雌者可服。以糯米同煎杀毒。若泻者，以冷粥止之；不泻者，以热葱粥发之。治游风热毒、风疹、恶疮、疥癞，并煎汤浸洗。

《夷坚志》：消渴症，有虫耗其津液者，取根、皮浓煎，少加麝服下，其虫而泻，渴自止。

消渴有虫：如蛔而红色，人所不知。以此方空心饮之，虽困顿不妨，虫去自愈。

蔓荆子

时珍曰：蔓荆气清味辛，体轻而浮，上行而散。故所主者，皆头面风虚之证。

《本经》：治湿痹拘挛，明目坚齿，去白虫。

《别录》曰：风头痛，脑鸣，目泪出。

元素曰：太阳头痛，头沉昏闷，除昏暗，散风邪，凉诸经血，止目睛内痛。

好古曰：搜肝风。

大明曰：利关节，治痫疾、赤眼。

甄权曰：治贼风，长髭发。去膜打碎用，亦有酒蒸炒用者。

石南叶 风药

《本经》云：养肾气，内伤阴衰，利筋骨皮毛。

《别录》曰：疗脚弱，五脏邪气，除热。

甄权曰：能添肾气，治软脚烦闷疼，杀虫，逐诸风。

时珍曰：古方为治风痹肾弱之要药。浸酒饮，治头风，故名风药。

恭曰：主疗风邪。关中者佳，炙用。

辛夷 木笔、迎春、玉兰

时珍曰：夷者，荑也。其苞初生如荑而味辛也。

宗奭曰：其花未开时，苞上有毛，尖长如笔，故名木笔。

藏器曰：其花最早，南人呼为迎春花，香如兰而色白，故人呼为玉兰。

苞

《本经》：治五脏身体寒热，风头脑痛，面𰤑。久服下气，明目。

《别录》曰：温中解肌，利九窍，通鼻塞，涕出。治面肿引齿痛，眩冒，身兀兀如在车船之上者。生须发，去白虫。

大明曰：通关脉，治头痛憎寒，体噤瘙痒。入面脂，生光泽。

时珍曰：鼻渊鼻鼽，鼻窒鼻疮，及痘后鼻疮，并用研末，入麝香少许，葱白蘸入数次，甚良。盖鼻气通于天。天者，头也、肺也。肺开窍于鼻，而阳明胃脉环鼻而上行。脑为元帅[①]之府，而鼻为命门之窍。人之中气不足，清阳不升，则头为之倾，九窍为之不利。辛夷之辛温走气而入肺，其体轻浮，能助胃中清阳上行通于天。所以能温中，治头面目鼻九窍之病，轩岐之后，能达此理者，东垣李杲一人而已。去外皮毛，微炒用。毛射肺，令人咳，故须去之。

郁李仁

元素曰：辛、苦，阴中之阳，脾经气分药也。破血润燥。

《本经》：治大腹水肿，面目四肢浮肿，利小便水道。

甄权曰：肠中结气，关格不通。

大明曰：泄五脏膀胱急痛，宣腰胯冷脓，消宿食，下气。

孟诜曰：破癖气，下四肢水，酒服四十九粒，能泻结气。

李杲曰：专治大肠气滞，燥涩不通。

崇奭曰：研和龙脑，点赤眼。

时珍曰：甘苦而润，其性降，故能下气利水。用酒能入胆，

---

① 帅：《纲目》卷三十四《辛夷》"发明"项作"神"，当是。

治惊悸而目胀不眠者。

敩曰：先以汤去皮，尖用蜜浸一宿，研膏用。

金樱子<small>山鸡头子</small>

《蜀本》：治脾泄下痢，止小便利，涩精气。久服，令人耐寒轻身。

颂曰：和鸡头实粉为丸，名水陆丹，益气补真尤佳。

沈存中《笔谈》云：金樱子治梦遗泄精，取其温且涩也。世人待红熟时取汁熬膏，味甘，全断涩味，全失本性，大误也。惟当取半黄者，去刺核用之。

震亨曰：经络隧道，以通畅为平和。而昧者取涩性为快，熬金樱为煎食之。自不作靖，咎将谁执？

时珍曰：无故而服之，以取快欲则不可。若精气不固者服之，何咎之有？

诃子<small>诃黎勒</small>

萧炳曰：波斯舶上来者，六路黑色肉厚者良，六路即六棱也。

敩曰：诃黎勒只有六路者真。若多路少路俱是杂路。勒涩不堪用，凡用，酒浸蒸一伏时，削去路，去核取肉用，用核则去肉。

《唐本》：治冷气，心腹胀满，下食。

甄权曰：破胸膈结气，通利津液，止水道，黑髭发。

萧炳曰：下宿物，止肠澼久泄，赤白利。

《日华子》云：消痰下气，化食开胃，除烦治水，调中，止呕吐霍乱，心腹虚痛，奔豚肾气，肺气喘急，五膈气，肠风泻血，崩中带下，怀孕漏胎，及胎动欲生，胀闷气喘。并患痢人肛门急痛，产妇阴痛，和蜡烧烟熏之，及煎汤熏洗。

苏颂曰：治痰嗽咽喉不利，含三数枚，殊胜。

震亨曰：诃子下气，以其味苦而性急，解肺苦急，急食苦以泻之，谓降而下走也，气实者宜之。若气虚者似难轻服。又治肺气因火伤极，遂郁遏胀满，其味苦酸，有收敛降火之功也。

时珍曰：诃子同乌梅、五倍子用则收敛，同橘皮、厚朴用则下气，同人参用则能补肺治咳嗽。东垣言嗽药不用者，非也。但咳嗽未久者，不可骤用尔。

珣曰：诃黎勒皮主嗽，肉主眼涩痛。波斯人将诃黎勒、大腹等在舶上，以防大鱼放涎，船不能行，乃煮诃子汤洗其涎滑，寻化为水，则其治气消痰功力可知矣。

切庵曰：苦以泄气消痰，酸以敛肺降火，涩以收脱止泻，温以开胃调中，故治肠满喘急，痰嗽呕逆，泄痢脱肛，开音止咳。然苦多酸少，虽涩肠而泄气，气虚及嗽，痢初起者忌服。

乌 药

好古曰：气厚于味，阳也。入足阳明、少阴经。理元气。

藏器曰：根状似山芍①药，黑褐，作车毂纹，形如连珠者佳。酒浸一宿用。治中恶心腹痛，蛊毒疰忤鬼气，宿食不消，天行疫瘴，膀胱肾间冷气攻冲背膂，妇人血气，小儿腹中诸虫。

大明曰：除一切冷，霍乱，反胃吐食，泻痢，痈疖疥疬②，并解冷热。其功不可悉载。猫、犬百病，并可磨服。

时珍曰：乌药辛温香窜，能散诸气，故治中气脚气疝气，

---

① 芍：原脱，据《纲目》卷三十四《乌药》"集解"引陈藏器文补。

② 痈疖疥疬：《纲目》卷三十四《乌药》"主治"引大明文作"痈疖疥疬"。《证类本草》卷十三《乌药》引《日华子本草》作"痈疖疥癞"。

气厥头痛，肿胀喘急，止小便频数及白浊。《局方》用乌药顺气散，治中风中气。严氏用四方磨汤，治七情郁结，上气喘急。而朱氏①以缩泉丸治虚寒小便频数，取其下通少阴肾经，上理脾胃元气也。

藏器曰：嫩叶炙碾，煎饮代茗。补中益气，止小便滑数。

五加皮 追风使

时珍曰：此药以五叶交加者良，故名。

《本经》：治心腹疝气腹痛，益气疗躄，小儿三岁不能行，疽疮阴蚀。

《别录》曰：男子阴痿，囊下湿，小便余沥，女人阴疮及腰脊痛，两脚疼痹风弱，五缓虚羸。补中益精，坚筋骨，强志意。久服，轻身耐老。

甄权曰：破逐恶风血，四肢不遂，贼风伤人，软脚臂腰，主多年瘀血在皮肌，治痹湿内不足。

大明曰：明目下气，治中风骨节挛急，补五劳七伤。

苏颂曰：酿酒饮，治风痹四肢挛急。

雷敩曰：作末浸酒饮，治目僻眼㖞。

弘景曰：煮根茎酿酒饮，益人。

王常②云：五加者，五车星之精也，青精入茎，则有东方之液；白气入节，即有西方之津；赤气入华，则有南方之光；玄精入根，则有北方之饴；黄烟入皮，则有戊己之灵，饵之者

---

① 朱氏：指宋代医家朱端章。朱端章，生卒年不详，长乐县人。著《卫生家宝产科备要》《卫生家宝方》《卫生家宝小儿方》《卫生家宝汤方》《集验方》等。

② 王常：《纲目》卷三十六《五加》引唐慎微作"王君"，《证类》卷十二《五加皮》作"大王君"。

真仙，服之者反婴。

时珍曰：五加治风湿痿痹，壮筋骨，其功良深。仙家所述，虽若过情，盖奖辞多溢，亦常理尔。

王纶《医论》云：风病饮酒能生痰火，惟五加浸酒，最有益。且与酒相合，且味美也。

大明曰：叶做蔬食，去皮肤湿。

椿樗白皮

大明曰：止女子血崩，产后血不止，赤带肠风，泻血不住，肠滑泻，缩小便。蜜炙用。

萧炳云：得地榆，止疳痢。

《唐本》云：治疳䘌，樗根尤良。

藏器曰：去口鼻疳虫，杀蛔虫疥䘌，鬼疰传尸，蛊毒下血，及赤白久痢。

雷敩曰：利溺涩。

震亨曰：椿根白皮，性良而能涩血。凡湿热为病，泻痢浊带，精滑梦遗诸证，无不用之，有燥下湿去肺胃陈痰之功。治泄泻，有除湿实肠之力，但痢疾滞气未尽者不可遽用。

时珍曰：椿皮色赤而香，樗皮色白而臭，多服微利人。盖椿皮入血分而性涩；樗皮入气分而性利。凡血分受病不足者，宜用椿皮；气分受病有郁者，宜用樗皮。《乾坤生意》治疮肿下药，用樗皮以无根水研，服汁取利，是其验矣。故陈藏器言樗皮有小毒，盖有所试也。去粗皮取白用根，以东引者良，或蜜炙、醋炙用。

榆白皮 _{榆，音俞、音由}

《本经》：治大小便不通，利水道，除邪气。

《别录》：疗肠胃邪热气，消肿，治小儿头疮痂疕。

大明曰：通经脉。捣涎，傅癣疮。

甄权曰：滑胎，利五淋，治嗣喘，疗不眠。

时珍曰：榆皮、榆叶，性皆滑利下降，手足太阳、手阳明经药也。故人之小便不通，五淋肿满，喘嗽不眠，经脉胎产诸症宜之。本草《十剂》云：滑可去着，冬葵子、榆白皮之属。盖亦取其利窍渗湿热，消有形留着之物尔。兼行津液，消痈肿，气盛而壅者宜之。若胃寒而虚者，久服渗利，恐泄真气。有赤、白二种，去粗皮取白用。

孟诜曰：生皮捣醋滓，封暴患赤肿，女人妒乳肿，日六、七易，甚效。

时珍曰①：其白皮为榆面，水调和香剂，黏滑胜于胶漆。

承曰：榆皮湿捣如糊，用粘瓦石极有力。

秦皮 _{梣皮音岑}

《本经》：治风寒湿痹，洗洗寒气，除热，目中青翳，白膜。

《别录》：疗男子少精，妇人带下，小儿痫，身热。可作洗目汤。久服，皮肤光泽，肥大有子。

甄权曰：明目，去目中久热，两目赤肿疼痛，风泪不止。作汤，浴小儿身热。煎水澄清，洗赤目，极效。

《淮南子》云：梣皮色清，治目中之要药。又万华术曰：梣皮止水，谓其能收泪也。

大明曰：秦皮之功，洗肝益精，明目退热。

元素曰：秦皮沉也，阴也。其用有四：治风寒湿邪成痹，青白幻翳遮睛，女子崩中带下，小儿风热惊痫。

<hr>

① 时珍曰：此三字原无，因后文为李时珍所言，据文例补。

好古曰：痢则下焦虚，故张仲景白头翁汤，以黄柏、黄连、秦皮同用，皆苦以坚之也。秦皮浸水青蓝色，与紫草同用，治目病以增光晕，尤佳。

时珍曰：梣皮，色青气寒，味苦性涩，乃是厥阴肝、少阳胆经药也。故治目病、惊痫，取其平木也。治下痢、崩带，取其收涩也。又能治男子少精，益精有子，皆取其涩而补也。故《老子》云：天道贵涩。此药乃服食及惊痫崩痢所宜，而人止知其治目一节，几于废弃，良为可惋。

恭曰：皮有白点，取以渍水使碧色，书纸看之，青色不脱者是真。

海桐皮

《开宝》：治霍乱中恶，除疳䘌疥癣，煎服或含漱，治牙齿虫痛，水浸洗目，除肤赤。

李珣：主腰脚不遂，血脉顽痹，腿膝疼痛，赤白泻痢。

颂曰：古方浸酒，治风蹶。

时珍曰：去风杀虫，煎汤洗赤目。盖因其能行经络，直达病所，又入血分，故《传信方》治腰膝痛不可忍，用海桐、薏苡各二两，牛膝、芎劳、羌活、地骨皮、五加皮各一两，生地十两，甘草五钱，酒二斗浸。此方不得增减，每日早、午、晚各一次，常令醺醺。

蕤 仁

《本经》：治心腹邪结气，明目，目赤痛伤，泪出，目肿眦烂。

吴普曰：强志，明耳目。

《别录》曰：破心下结痰，痞气齆鼻。

甄权曰：治鼻衄。

藏器曰：生治足睡，熟治不眠。

颂曰：按刘禹锡《传信方》所著治眼法甚奇。用黄连末、蕤仁去皮研膏，等份和匀，以干枣割下头，去核，实药于枣中，将割下之头合定，以薄绵裹之，以茶碗盛，重汤煎鸡子大，以绵滤汁，罐收点眼。凡眼风痒，或生翳，或赤，眦肿烂，一切皆主之。前后试验，神效。

讱庵云：甘温，入心、肝、脾三经，消风散血，益水生光。盖三经皆血藏也，得其养，则目疾自平。凡用，浸，去皮尖，取仁，研膏入药。

密蒙花 水锦花

时珍曰：其花繁密，蒙茸如簇锦，故名。

《开宝》：治青盲肤翳，赤涩多眵泪，消目中赤脉，小儿麸豆，及疳气攻眼。

刘守真曰：羞明怕日。

好古曰：入肝经气血分，润肝燥。

敩曰：拣净，酒浸一宿，拌蜜令润，蒸晒三次用。

芙蓉花 木芙蓉、拒霜

时珍曰：木芙蓉花并叶气平而不寒不热，清肺凉血，散热解毒。味微辛而性滑涎黏，其治一切大小痈疽，肿毒恶疮，消肿，排脓，止痛，殊有神效。霜时采花，霜后采叶，阴干入药。近时疡医秘其名为清凉膏、清露散、铁箍散，皆此物也。其方治一切痈疽发背，乳痈恶疮，不拘已成未成、已穿未穿。并用花、叶、根、皮，或干研，蜜调涂肿处四围，中间留头，干则频换。初起者，即觉清凉，痛止肿消。已成者，即脓聚毒出。

已穿者，即脓出易敛。妙不可言。或加生赤小豆末，尤妙。

山茶花

震亨曰：治吐血、衄血、肠风下血，并用红者为末，入童溺、姜汁、酒调服，可代郁金。

时珍曰：汤火伤灼，研末，麻油调涂。

《格古论》云：花有数种，宝珠茶花最胜。

木槿 日及

藏器曰：止肠风泻血，痢后热渴。作饮服之，令人得睡，并炒用。

时珍曰：木槿皮及花，并滑如葵花，能润燥；色如紫荆，故能活血。川中来者，气厚力优，故尤有效。治带下肿痛，疥癣、赤目。洗目令明。

昂曰：癣疮有虫简便方。用川槿皮，肥皂水浸，频频搽之。或用川槿皮浸汁，磨雄黄涂之，尤妙。

杉木 沙木

《别录》曰：臁疮①，煮汤洗之，无不瘥。

苏颂曰：煮水，浸捋脚气肿满。服之，治心腹胀痛，去恶气。

《日华子》云：风毒奔豚，霍乱上气，并煎汤服。

多年老杉木节烧灰，麻油调，隔纸包。治臁疮黑烂。

《集简方》云：肺缠失音，烧炭，汤淋下，去炭澄汤，饮数次，音出乃止。

---

① 臁疮：《纲目》卷三十四《杉》及《证类》卷十四《杉材》均作"漆疮"，当是。

乌桕木

藏器曰：叶可染皂，子可取脂浇烛。

时珍曰：乌桕根性沉而降，阴中之阴。利水通肠，功同大戟。又疗疔肿，及中砒毒者。不拘根、枝、叶，捣汁多饮，得大利即愈。虚人忌用。

《唐本》云：根白皮治暴水，癥结积聚。

大明曰：疗头风，通大小便。

震亨曰：解蛇毒。

时珍曰：柏油涂一切肿毒疮疥。

水杨柳 青杨

时珍曰：水杨根治痈肿，近人用枝叶治痘疮。魏直《博爱心鉴》云：痘疮顶陷，浆滞不起者，用枝煎汤浴之。此乃气凝血滞，或风寒外阻而然。浴令暖气透达，气血通彻，浆随暖气而行。若内服助气血药，藉此升之，其效更速。

《唐本》：治久痢赤白。捣枝叶，取汁服。

时珍曰：治乳痈。取根捣擂贴疮，其热如火，再贴遂平。

白皮及根治金疮痛楚，乳痈，诸肿，痘疮。枝煎汁治黄疸。

皂角 皂荚、乌犀

《本经》：治风痹死肌邪气，风头泪出，利九窍，杀精物。

《别录》曰：疗腹胀满，消谷，除咳嗽囊结，妇人胞不落，明目益精。可为沐药，不入汤。

大明曰：通关节，头风，消痰杀虫，治骨蒸，开胃，中风口噤。

甄权曰：破坚癥，腹中痛，能堕胎。又浸酒中，取尽其精，煎成膏涂帛，贴一切肿痛。

好古曰：皂荚厥阴之药。搜肝风，泻肝气。《活人书》治阴毒正气散，用皂荚，引入厥阴也。

时珍曰：皂荚属金，入手太阴、阳明之经。金胜木，燥胜风，故兼入足厥阴，治风木之病。其味辛而性燥，气浮而散。吹之导之，则通上下关窍；而涌吐痰涎。服之，则治风湿痰喘肿满，杀虫，下胎。涂之，则散肿消毒，搜风治疮。搐鼻，立作喷嚏，治中风口噤，胸痹喉痹。

宗奭曰：溽暑久雨时，合苍术烧烟，辟瘟疫邪湿气。

汪机曰：烧烟，熏久痢脱肛。

推官潘昌言：得黑龙膏治九种喉痹，急喉痹、缠喉风、结喉、烂喉、遁虫、虫蝶、重舌、木舌、飞丝入口。用大皂荚四十挺，切碎，水三斗，浸一夜，煎至一斗。入人参末五钱，甘草末一两，煎至五升，去滓。入无灰酒一升，釜煤二匕，煎如饧，入瓶封，埋地中一夜。每温酒化下一匙，或扫入喉内，取恶涎尽为度。后含甘草片。

子

宗奭曰：炒，舂去赤皮，以水浸软，煮熟，糖渍食之，疏导五脏风热壅。

苏颂曰：核中白肉，入治肺药。核中黄心，嚼食，治膈痰吞酸。

李杲曰：仁，和血润肠。

时珍曰：治风热大肠虚秘，瘰疬肿毒疮癣。

好古曰：皂荚以长而肥厚多脂者佳。去粗皮、子、弦，或蜜炙、酥炙、绞汁、烧灰，各依方法用。若用子，煅存用性。

皂角刺 天丁

震亨曰：能引至痈疽、溃处。若已溃者禁用，孕妇忌之。

时珍曰：皂角刺治风，杀虫，功与荚同。但其锋锐利，能达患处，溃散痈疽，故治痈肿，妒乳风疬，恶疮，胞衣不下。

苏颂曰：米醋熬嫩刺作煎，涂疮癣有奇效。

肥皂荚

时珍曰：去风湿下痢便血，疮癣肿毒。

讱庵曰云：辛，温，微毒。除风湿，去垢腻。故澡身、盥面皆用之。疗无名肿毒，不拘恶毒奇疡。以生肥皂去子、弦及筋，捣烂醋敷，不愈再敷，甚有奇功。

棕　榈

笋及子花

藏器曰：涩肠，止泻痢肠风，崩中带下，及养血。然气味苦涩有小毒，戟人喉，未可轻服。

皮

大明曰：止鼻衄吐血，破癥，治肠风赤白痢，崩中带下，烧存性用。

宗奭曰：棕皮烧黑，治妇人血露及吐血，须佐以他药。

李珣曰：主金疮疥癣，生肌止血。

时珍曰：棕灰性涩，若失血去多，瘀滞已尽者，用之切当，所谓涩可去脱也。与乱发同用更良。年久败棕入药尤妙。

昂曰：苦能泄热，涩可收脱，烧黑则止血，然血症初起，未可遽用。

茶茗

郭璞云：早采为茶；晚采为茗，一名荈①，叶老者也，蜀

---

① 荈（chuǎn 喘）：晚采的茶。《玉篇·艹部》："荈，茶叶老者。"

人谓之苦茶。

《茶经》云：茶者，南方嘉木。芽长如针，始为上品。

《唐本》云：下气，消宿食。

藏器云：甘苦微寒，破热气，除瘴气，利大小肠。食之宜热，冷即聚痰，久食令人瘦，去人脂，使不睡。

《茶谱》云：蒙山有五顶，顶有茶园。当春分先后，多聚人力，俟雷发声，众手采摘。其四顶采摘不废，其中顶名上清峰，云雾蔽护，鸷兽时出，故人迹不到。

《图经》云：饮茶少，斯醒神思；过多，则致疾病。故《茶饮序》云：释滞消壅，一日之利暂佳；瘠气侵精，终身之累斯大。

《食疗》云：下气消痰，除烦渴，醒昏睡，清头目，解酒食油腻烧炙之毒。

《千金》：疗卒头痛如破，非中冷中气，乃痰气上冲所致，名厥头痛。单饮茶取吐，吐毕又饮，须吐出胆汁乃已，不损人，待渴即瘥。

讱庵云：多饮寒胃，故浓茶能引吐。酒后饮茶过多，引入膀胱肾经，患瘕疝水肿。空心亦忌之。与姜同煎，名姜茶饮，治赤白痢。茶助阴，姜助阳，使寒热平调，并能消暑热，解酒食毒。陈细者良。

吴茱萸

《别录》曰：利五脏，去痰冷逆气，饮食不消，心腹诸冷绞痛，中恶，心腹痛。

甄权曰：霍乱转筋，胃冷吐泻腹痛，产后心痛。

大明曰：下产后余血，治肾气、脚气水肿。通关节，起阳健脾。

《药性论》云：苦辛大热，有毒。主心腹痰积冷气，心下结气，痃心痛。治霍乱转筋，胃中冷气，吐泻腹痛，不可胜忍者。疗遍身癬痹，冷食不消，利大肠壅气，削皮能疗膝疮，主中恶腹中刺痛，下痢不禁，治寸白虫。

《日华子》又云：治霍乱下气，止心腹痛，冷气内外，肾钓痛。盐碾罯之。

孟诜曰：主痢止泻，厚肠胃，肥健人。

时珍曰：茱萸辛热，能散能温；苦热，能燥能坚。入足太阴脾经血分，少阴、厥阴肾肝二经气分，故其所治之症，皆取其散寒温中，燥湿解郁之功而已。专治呕逆吞酸，厥阴痰涎，头痛，阴毒腹痛，痛在少腹者，疝气痔疾，血痹血痢，痞满噎嗝，喉舌口疮。但此物辛热走气，动火昏目发疮，血虚有火者禁用。

讱庵曰：吞酸吐酸，宜降火清痰，用吴茱作向导。

宗奭曰：此物下气甚速，肠虚人服之愈甚。

东垣曰：浊阴不降，厥气上逆，隔塞胀满，非吴茱萸不可治也。

《衍义》云：陈皮久者良，须滚汤中泡去苦烈汁，凡六七过，始可用。止呕，用黄连水滚过；治疝，用盐水滚过；治血，用醋滚过入药。

《本经》云：温中下气，止痛除湿。血痹，逐风邪，开腠理，咳逆，寒热。

藏器曰：杀恶虫毒，牙齿虫蟹，鬼魅痃气。

好古曰：治痞满塞胸，吐膈不通，润肝燥脾。

元素曰：气味俱厚，浮而降，阳中阴也。其用有三：去胸中逆气满塞，止心腹感寒，疗痛，消宿酒。为白豆蔻之使也。

时珍曰^①：咽喉口舌生疮者，研磨醋调，贴两足心，移夜便愈。其性虽热，而能引热下行，盖亦从治之义。

思邈曰：闭口者有毒。多食伤神，令人起伏气，咽喉不通。

花椒_{秦椒}

时珍曰：花椒始产于秦，故名秦椒，其别于蜀椒也。今处处可种，最易蕃衍。结实，生青熟红，大于蜀椒，其目亦不及蜀椒目光黑也。

《本经》：除风邪气，温中，去寒痹，坚齿发，明目。

《别录》曰：疗喉痹吐逆疝瘕，去老血，产后余疾，腹痛，出汗，利五脏。

孟诜曰：上气咳嗽，久风湿痹。

甄权曰：治恶风遍身，四肢瘭痹，口齿浮肿摇动，女人月闭不通，产后恶血痢，多年痢，疗腹中冷痛，生毛发，灭瘢。

震亨曰：能下肿湿气。

时珍曰：椒乃纯阳之物，乃手足太阴、右肾命门气分之药。其味辛而麻，其气温以热，禀南方之阳，受西方之阴。故能入肺散寒，治咳嗽；入脾除湿，治风寒湿痹，水肿泻痢；入右肾补火，治阳衰溲数，足弱久痢。《岁时记》言：岁旦饮椒柏酒，以辟疫疠。椒乃玉衡星精，服之令人体健耐老，柏乃百木之精，为仙药，能伏邪鬼故也。

丹溪云：椒属火，有下达之能。服之既久，则火自水中生，无不被其害也。

---

① 时珍曰：原无，据文例补。

《别录》云：大热，多食令人乏气喘促。口闭者杀人。

之才曰：得盐味佳。可收水银。椒毒者，凉水、麻仁浆解之。

宗奭曰：凡用秦椒、蜀椒，微炒使出汗，捣去里面黄壳，取椒红用。

川椒_{蜀椒}

《本经》：治邪气咳逆，温中，逐骨节皮肤死肌，寒热痹痛，下气。

《别录》曰：除六腑寒冷，伤寒温疟，大风汗不出，心腹留饮宿食，肠澼下痢，泄精，女子字乳余疾，散风邪瘕结，水肿黄疸，鬼疰蛊毒，杀虫鱼毒。久服开腠理，通血脉，坚齿发，明目，调关节，耐寒暑，可作膏药。

甄权曰：治头风下泪，腰脚不遂，虚损，留结破血，下诸石水，治咳嗽，腹内冷痛，除齿痛。

大明曰：破癥结开胸，治天行时气，产后宿血，壮阳，疗阴汗，暖腰膝，缩小便，止呕逆。

时珍曰：散寒除湿，解郁结，消宿食，通三焦，温脾胃，补右肾命门，杀蛔虫，止泄泻。

戴原礼云：凡人呕吐，服药不纳者，必有蛔在膈间。蛔闻药则动，动则药出而蛔不出。但于呕吐药中，加炒川椒十粒，蛔见椒则头伏。故张仲景治蛔厥，乌梅丸中用川椒，即此义也。

许叔微云：大凡肾气上逆，须以川椒引之归经则安。

苏恭曰：水胀腹满，利小便。

甄权曰：治十二种水气，及肾虚耳卒鸣聋，膀胱急。

震亨曰：止气喘。

宗奭曰：治盗汗有功。

时珍曰：椒目下达，能行渗道，不行谷道，所以能下水燥湿，定诸喘，消水蛊也。

椒叶

时珍曰：杀虫，洗脚气及漆疮。

胡 椒

恭曰：胡椒生西戎。形如鼠李子，调食用之，味甚辛辣。

《唐本》云：下气温中去痰，除脏腑中风冷。

李珣曰：去胃口虚冷气，宿食不消，霍乱气逆，心腹卒痛，冷气上冲。

大明曰：调五脏，壮肾气，治冷痢，杀一切鱼、肉、鳖、蕈毒。

宗奭曰：胡椒去胃中寒痰，食已则吐水者，甚验。大肠寒滑亦可用，须以他药佐之，过剂则走气也。

震亨曰：胡椒属火而性燥，食之快膈，积久则脾胃肺气大伤。凡病气疾人，益受其祸也。牙齿痛必用胡椒、荜茇者，散其中浮热也。

时珍曰：胡椒大辛热，纯阳之物，肠胃寒湿者宜之。热病人食之，走气助火，昏目发疮，阴受其害。病咽喉口齿者，亦宜忌之。近医每以绿豆同用，治病有效。盖豆寒椒热，阴阳配合得宜，且以豆制椒毒也。

苏木 苏方木

时珍曰：海岛有苏方国，其地产此木，故名。乃三阴经血分药，少用则和血，多用则破血。

大明曰：治妇人血气心腹痛，月候不调及蓐痨，排脓止痛，消痈肿，扑损瘀血，女人失音血噤，赤白痢，并后分急痛。

《海药》云：虚劳血癖气壅滞，产后恶露不安，心腹搅痛，及经络不通，男女中风，口噤不语。并宜细研乳头香末方寸匕，以酒煎苏木，调服，立吐恶物瘥。

藏器曰：霍乱呕逆，及人常呕吐，用水煎服。

李杲曰：破疮疡死血，产后败血。

元素曰：性凉，味微辛。发散表里风气，宜与防风同用。又能破死血，产后血晕血肿，胀满欲死者宜之。

荜澄茄

时珍曰：海南诸番皆有之。与胡椒一类二种，正如大腹之与槟榔耳。

藏器曰：下气消食，去皮肤风，心腹间气胀，令人能食，疗鬼气。能染发及香身。

大明曰：治一切冷气痰癖，并霍乱吐泻，肚腹痛，肾气膀胱冷。

时珍曰：暖脾胃，止呕吐，哕逆。与胡椒主治略同。

沉香 沉水香、蜜香

时珍曰：木之心节，置水则沉，其气如蜜，故名。《南越志》曰：交趾蜜香树，木心与枝节不坏，坚黑沉水者，沉香也。半浮半沉者，为鸡骨香。细枝紧实未烂者，为青桂香。其干为栈香。其根为黄熟香。其根节轻而大者，为马蹄香。此六物同出一树，而精粗各异尔。沉香入水即沉，其品有四：曰熟结，乃膏脉凝结自朽出者；曰生结，乃刀斧伐仆，膏脉结聚者；曰脱落，乃因木朽而结者；曰虫漏，乃因蠹隙而结者。生结为上，熟脱次之。坚黑为上，黄色次之。角沉黑润，黄沉黄润，蜡沉柔韧，革沉纹横，皆上品也。欲入丸散，以纸里置怀中，待燥研之。或入乳钵，以水磨粉，晒干亦可。若入煎剂，惟磨汁临时入之，不可见火。治上热下寒，气逆喘急，大肠虚闭，小便气淋，男子精冷。

元素曰：补右肾命门。

《别录》曰：治风水毒肿，去恶气。

李珣曰：主心腹痛，霍乱中恶，邪鬼疰气。

刘完素曰：益气和神。

李杲曰：补脾胃，治痰涎、血出于脾。

大明曰：调中，补五脏，益精壮阳，暖腰膝，止转筋吐泻冷气，破癥癖，冷气①麻痹，骨节不任，风湿皮肤瘙痒，气痢。

讱庵云：诸木皆浮，而沉香独沉，故能下气而坠痰。气香入脾，故能理气而调中。香甜者性平，辛辣者性热，行气而不伤气，温中而不助火，诚上品也。

檀香 旃檀

时珍曰：檀，善木也。释氏呼为旃檀，犹言离垢也。叶廷珪《香谱》云：皮实而色黄者，为黄檀；皮洁而色白者，为白檀；皮腐而色紫者，为紫檀。其木并坚重清香，而白檀尤良。宜以纸封收，则不泄香。《楞严经》云：白旃檀涂身，能除一切热恼。

杲曰：白檀调气，引芳香之物，上至极高之分。最宜橙橘之属，佐以姜枣，辅以葛根、缩砂、益智、豆蔻，通行阳明之经，在胸膈之上，处咽嗌之间，为理气要药。

白檀

弘景曰：消风热肿毒。

---

① 气：《纲目》卷三十四《沉香》“主治”引大明作“风”。

藏器曰：治中恶鬼气，杀虫。

大明曰：煎服，止心腹痛，霍乱肾气痛。

元素曰：阳中微阴，入手太阴、足少阴，通行阳明经，散冷气，引胃气上升，进饮食。

时珍曰：治噎膈吐食。

紫檀

时珍曰：白檀辛温，气分之药也。故能理卫气而调脾肺，利胸膈。紫檀咸寒，血分之药也。故能和营气而消肿毒，治金疮。

弘景曰：刮末敷金疮，止血止痛，疗淋。

大明曰：醋磨敷一切卒肿。

《别录》曰：磨涂恶毒风毒。

降真香 紫藤香

珣曰：醮星辰，烧此香为第一，能降诸真，故名。烧之，辟天行时气，宅舍怪异。小儿带之，辟邪恶气。

时珍曰：疗折伤金疮，止血定痛，消肿生肌。降香，唐、宋本草失收，唐慎微始增入之，而不著其功。今折伤金疮家多用其节，云可代没药、血竭。《名医录》云：周崇逐寇被伤，血出不止，用花蕊石散不效。军士李高用紫藤香散罨之，血止痛定。结痂如铁，且无瘢痕。曾救万人。

丁 香

敩曰：丁香有雌雄。雄者颗小，雌者大如山茰，更名母丁香，入药最胜。

时珍曰：雄为丁香，雌为鸡舌。京下老医言：鸡舌与丁香同种，其中最大者为鸡舌，即母丁香，疗口臭最良，治气亦效。

葛稚川治暴气刺心痛，用鸡舌香酒服。而《抱朴子》又云：鸡舌与黄连，乳汁煎之，注目，治百病之在目者皆愈，更加精明。

鸡舌香

《别录》曰：治风水毒肿，霍①乱心痛，去恶气。

甄权曰：吹鼻，杀脑疳。入诸香中，令人身香。

丁香

敩曰：方中多用雌者，力大。膏煎中若用雄者，须去丁，盖乳子发人背痈也。不可见火。

《开宝》：温脾胃，止霍乱壅胀，风毒诸肿，齿疳𧏚。能发诸香。

《日华子》云：治口气，冷气、冷劳，反胃，鬼疰，蛊毒，杀酒毒，消疷癖，疗肾气，奔豚气、阴痛、腹痛，壮阳，暖腰膝。

保升云：疗呕哕呃逆，甚验。

李珣云：风𧏚骨槽劳臭，杀虫辟恶去邪，治奶头花，止五色毒痢，五痔。

元素曰：去胃寒，理元气。气血盛者勿服。

时珍曰：治虚哕，小儿吐泻，痘疮胃虚，灰白不发。

好古曰：纯阳，入手太阴、足少阴、阳明经。与五味子、广术同用，治奔豚之气。亦能泄肺，能补胃，大能疗肾。

昂②按：方书无呃逆字，或作咳逆，或作哕气。古方单用柿蒂，取其苦温降气。《济生》加丁香、生姜，取其开郁散痰，

---

① 霍：原作"藿"，形近致误，据《纲目》卷三十四《丁香》引《别录》文改。

② 昂：原无，据文例及《本草备要》卷二《丁香》文补。

盖从治之法，亦常有收效者矣。

乳 香

叶延珪《香录》云：乳香一名薰陆香，出大食国南，其树类松，以斤斫树。脂溢于外，结而成香，聚而成块。上品为拣香，圆大如乳头，透明，俗呼滴乳，又曰明乳。次为瓶乳，以瓶收者。次为乳塌，杂沙石者。余则不堪用矣。

颂曰：乳性至粘难碾。用时以缯袋挂于窗隙间，良久取研，乃不粘。

大明曰：入丸散，微炒杀毒，则不粘。

时珍曰：或言乳香入丸药，以少酒研如泥，以水飞过，晒干用。或言以灯心同研则易细。或言以乳钵坐热水中乳之，皆易细。乳香出南番者更佳，今人多以枫香杂之，惟烧之可辨。

《别录》曰：主风水毒肿，去恶气伏尸，瘾疹痒毒。

藏器曰：治耳聋，中风口噤不语，妇人血气，止大肠泄澼，疗诸疮，令内消，能发酒，理风冷。

大明曰：下气益精，补腰膝，治肾气，止霍乱，冲恶中邪气，心腹痛疰气。煎膏，止痛长肉。

元素曰：补肾，定诸经之痛。

时珍曰：乳香香窜，能入心经，活血定痛，故为痈疽疮疡、心腹痛要药。《素问》云：诸痛痒疮疡，皆属心火。乳香能托里护心，活血调气，定痛伸筋，并治妇人产难。折伤者，亦取其活血护心之功耳。李嗣立治痈疽初起，内托护心散云：香彻疮孔中，能使毒气外出，不致内攻也。杨清叟云：凡人筋不伸者，敷药宜加乳香，其性能伸筋也。

没 药

时珍曰：乳香活血，没药散血，皆能入十二经，止痛消肿生肌。故二药每每相兼而用。其功用同，故修治亦同。

《开宝》曰：破血止痛，疗金疮杖疮，诸恶疮痔漏，卒下血，目中翳晕痛肤赤。

大明曰：破癥瘕宿血，损伤瘀血，消肿。

好古曰：心胆虚，肝血不足。

李珣曰：堕胎，及产后心腹血气痛，并入丸散服。

甄权曰：凡金刃所伤，打损跌坠，筋骨疼痛，心腹血瘀者，并宜研烂，热酒调服，推陈致新，能生好血。

寇宗奭云：没药大概通滞血，血滞则气壅瘀，气壅瘀则经络满急，经络满急故痛且肿。凡打扑跌坠，皆伤经络，气血不行，瘀壅作肿痛也。可与乳香并治之。痈疽已溃者，忌服。脓多者勿敷。

枫脂香 白胶香

《唐本》：治瘾疹、风痒、浮肿，煮水浴之。又主齿痛。

时珍曰：一切痈疽疮疥，金疮，吐衄咯血。活血生肌，止痛解毒。烧过揩牙，永无牙疾。

震亨曰：枫香属金，有水与火，其性疏通，故木易有虫穴，为外科要药。

宗奭曰：枫香、松脂，皆可乱乳香。但枫香微白黄色，烧之可辨真伪。

时珍曰：枫香、松脂皆可乱乳香，其功虽次于乳香，然亦仿佛不远。

冰片 龙脑香、片脑

时珍曰：龙脑者，贵重之称也。以白莹如冰，及作梅花片者为良，故俗呼为冰片。按叶延珪《香录》云：乃深山穷谷中，千年老杉树，其枝干不受损动者，则有香。若气损动则气泄无脑矣。

《别录》曰：妇人难产，研末少许，新汲水服，立下。

《唐本》曰：治心腹邪气，风湿积聚，耳聋，明目，去目赤肤翳。

李珣云：内外障眼，镇心秘精，治三虫五痔。

好古曰：散心盛有热。

李杲曰：入骨，治骨痛。

元素曰：治大肠脱。

时珍曰：疗喉痹脑痛，鼻瘜齿痛，伤寒舌出，小儿见痘陷，通诸窍，散郁火。

宗奭曰：此物大通，利关膈热塞，大人、小儿风涎闭塞，及暴得惊热，甚为济用。然非常服之药，独行则势弱，佐使则有功。万物中香，无出其右者。

杲曰：龙脑入骨，风病在骨髓者宜用之。若风在血脉肌肉，辄用脑、麝，反引风入骨髓，如油入面，莫之能出也。

王纶曰：龙脑大辛善走，故能散热，通利结气。目痛、喉痹、下疳诸方多用之者，取其辛散也。人欲死者吞之，为气散尽也。世人误以为寒，不知其辛散之性似乎凉尔。诸香皆属阳，岂有香之至者，而性反寒耶？

时珍曰：古方眼科、儿科皆言龙脑①辛凉，能入心经，故治目病、惊风方多用之。痘疮心热血瘀倒黡者，用引猪血直入心窍，使毒气宣散于外，则血活痘发。其说皆似是而实未当也。目病、惊病、痘病，皆火病也。火郁则发之，从治之法，辛主

---

① 脑：原作"胆"，据《纲目》卷三十四《冰片》改。

发散故耳。其气先入肺，传于心脾，能走能散，使壅塞通利，则经络条达，而惊热自平，疮毒能出。用猪心血能引龙脑入心经，非龙脑能入心也。冰片以杉木炭养之，则不耗。

樟脑 韶脑

时珍曰：樟脑，樟树脂膏也。胡演升《炼方》云：煎樟脑法：用樟木新者切片，以井水浸三日三夜，入锅煎之，柳木频搅。待汁减半，柳上有白霜，即滤去渣，倾汁入瓦盆内。经宿，自然结成块也。又炼樟脑法：用铜盆，以陈壁土为粉掺之，却掺樟脑末一层，又掺壁土粉，再掺樟脑末，如是者四五重。再以薄荷安土上，用盆覆之，黄泥封固，于火上款款炙之。须以意度之，不可太过、不及。勿令走气。候冷取出，则脑皆升于盆上，如此升炼两三次，可克片脑也。通关窍，利滞气，治中恶邪气，霍乱，心腹痛，寒湿脚气，疥癣风瘙，龋齿，杀虫辟蠹。着鞋中，去脚气。

樟脑纯阳，与焰硝同性，水中生火，其焰益炽。今丹炉及烟火家多用之。辛热香窜，禀龙火之气，去湿杀虫，此其所长。故烧烟熏衣笥席簟，能辟壁虱、虫蛀。

苏合香

郭义恭《广志》云：此香出苏合国，因名。又《梁书》中云：天竺国出苏合香，是诸香汁煎成，以筋挑起，悬丝不断者真。

《别录》曰：辟恶，杀鬼精物，温疟、蛊毒、痫痉，去三虫，除邪，令人无梦魇。

时珍曰：苏合香气窜，能通诸窍脏腑，故其功能辟一切不正之气。

血竭 骐驎竭

时珍曰：此物如干血，故谓之血竭。以透指甲者为真。

敩曰：凡使勿用海母血，与血竭相似，只是味咸并腥气。骐驎竭，味微咸、甘，似栀子气也。凡入药先研作粉，筛过用，若同众药捣研，则化作尘飞矣。

《唐本》：治心腹卒痛，金疮血出，破积血，止痛生肉，去五脏邪气。

李珣曰：伤折打损，一切疼痛，血气搅刺，内伤血聚，补虚，并宜酒服。

好古曰：补心包络，肝血不足。

大明：傅一切恶疮疥癣久不合。性急，不可多使，却引脓。

时珍曰：麒驎竭，木之脂液，如人之膏血，其味甘咸而走血，盖手、足厥阴药也。肝与心包皆主血故尔。河间刘氏云：去血结，除血痛，为和血之圣药，是矣。乳香、没药虽主血病，而兼入气分，此则专于血分者也。散滞血诸痛，妇人血气，小儿瘈疭。研末，傅嵌甲疼痛，臁疮不合。烧灰同麝，能收敛疮口，甚效。

阿 魏

恭曰：阿魏生西番及昆仑，体性极臭而能止臭，亦为奇物也。刘纯诗云：阿魏无真却有真，臭而止臭乃为真。

敩曰：以少许安铜器中一宿，至明沾阿魏处白如银汞，无赤色者为真。

炳曰：人多有①煎蒜白为假者。若真阿魏下细虫极效。

---

① 有：《纲目》卷三十四《阿魏》引萧炳文作"言"。

《唐本》：杀诸小虫，去臭气，破癥积，下恶气，除邪鬼蛊毒。

李珣曰：治风邪鬼疰，心腹中冷。

大明曰：传尸冷气，辟瘟治疟，主霍乱心腹痛，肾气瘟瘴，御一切蕈、菜毒。

汪机曰：解自死牛羊马肉诸毒。

震亨云：消肉积。

时珍曰：阿魏消肉积，杀小虫，故能解毒辟邪，治疟痢、疳劳、尸疰、冷痛诸症。

凡用，乳钵研细，热酒器上泡过入药。

芦荟①^{奴会}

珣曰：芦荟生波斯国，状似黑饧，乃树脂也。

《开宝》云：热风烦闷，胸膈间热气，明目镇心，小儿癫痫惊风，疗五疳，杀三虫及痔病疮瘘，解巴豆毒。

李珣曰：主小儿诸疳热。

甄权曰：单用杀疳蛔，吹鼻杀脑疳，除鼻痒。

苏颂曰：研末傅䘌齿，甚妙。治湿癣，出黄汁。

时珍曰：芦荟乃厥阴经药也，其功专于杀虫清热。以上诸病，皆热与虫所生故也。小儿脾胃虚寒，作泻者勿服。

胡桐泪

时珍曰：木泪乃树脂流出者，其状如膏油。石泪乃脂入土石间者，其状成块，以其得卤斥之气，故入药为胜。石泪受卤气，故其性寒能除热，其味咸能入骨软坚。

---

① 芦荟：《纲目》卷三十四作"卢会"。

《唐本》：治大毒热，心腹烦满，水和服之，取吐。牛马急黄黑汗，水研二三两灌之，立瘥。

大明曰：主风虫牙齿痛，杀火毒、面毒。

李珣曰：风疳䘌齿，骨槽风劳。能软一切物。多服令人吐。

元素曰：瘰疬非此不能除。

时珍曰：咽喉热痛，水磨扫之，取涎。

芜荑

弘景曰：状如榆荚，气臭陈者良。

藏器曰：气羶者良。

《本经》：治五内邪气，散皮肤骨节中淫淫①温行毒，去三虫，化食。

《别录》曰：逐寸白，散肠中喝喝②喘息。

《蜀本》：主冷积气，心腹癥痛，除肌肤节中风淫淫如虫行。

孟诜曰：五脏皮肤肢节邪气，常食治五痔，杀中恶虫毒，诸病不生。

大明：治肠风痔瘘，恶疮疥癣。

李珣曰：杀虫止痛，治妇人子宫风虚，孩子疳泻冷痢，得诃子、豆蔻良。

张鼎曰：和猪脂捣涂热疮，和蜜治湿癣，和沙牛酪或马酪治一切疮。

《直指方》云：嗜酒人，血入于酒为酒鳖；多气人，血入于气为气鳖；虚劳人，败血杂痰，为血鳖。如虫之行，上侵人咽，

---

① 淫淫：原作"滛"，讹字。《五经文字·水部》："淫，久雨曰淫，作滛，讹。"据通用正字改，后同。淫淫，游动貌。《广雅·释言》："淫，游也。"

② 喝（wà 袜）喝：象声词。

下蚀人肛，或附胁背，或隐胸腹。惟用芜荑炒，兼暖胃理气益血之药，乃可杀之。胃中有虫，食即作。芜荑和面炒黄为末，米饮下。

没食子没石子、无食子

《一统志》曰：没石子出大食诸番。颗小纹细者佳。

敩曰：凡使，勿犯铜铁，于沙盆中，炒研用。

《唐本》：治赤白痢，肠滑。生肌肉。

李珣曰：肠虚冷痢。益血生精，和气安神，乌髭发。治阴毒痿，烧灰用。

马志曰：温中，治阴疮阴汗，小儿疳䘌，冷滑不禁。

宗奭曰：合他药染须，造墨家亦用之。

卫矛鬼箭羽

时珍曰：鬼箭有羽，视之若三羽状，叶似野茶。酥炙用。治产后血运，血结，血聚于胸中，或偏于小腹，或连于胁肋者，四物汤倍当归加鬼箭、红花、玄胡索。

《本经》：治女子崩中下血，腹满汗出，除邪，杀鬼毒蛊疰。

《别录》曰：中恶腹痛，去白虫，消皮肤风毒肿，令阴中解。

苏恭曰：疗妇人血气，大效。

甄权曰：破陈血，能落胎，主百邪鬼魅。

大明曰：通月经，破癥结，止血崩带下。杀腹脏虫，及产后血咬腹痛。

漆

《日华子》云：干漆入药，须捣碎炒熟。不尔，损人肠胃。若是湿漆，煎干更好。亦有烧存性者。治传尸劳，除风。毒发者，饮铁浆并黄栌汁，甘豆汤、吃蟹并可制之。

《相感志》云：漆得蟹而成水。盖物性相制也。凡人畏漆者，嚼蜀椒涂口鼻则可免。生漆疮者，杉木汤、紫苏汤、漆姑草汤、蟹汤浴之，皆良。绿矾热水泡汁涂，尤效。

元素曰：辛平有毒，削年深坚结之积滞，破日久凝结之瘀血。

《别录》曰：干漆疗咳嗽，消瘀血，痞结，腰痛，女子疝瘕，利小肠，去蛔虫。

甄权曰：杀三虫，主女人经脉不通。

震亨曰：漆属金，有水与火，性急而飞补。用为去积滞之药。中节则积滞去后，补性内行，人不知也。《本经》故言：绝伤，补中，续筋骨，填髓脑。

时珍曰：漆性毒而杀虫，降而行血，所主诸证杂繁，其功只在二者而已。

巴豆 刚子

时珍曰：巴豆辛热有毒。紧小者是雌，有棱及两头尖者是雄。雄者峻利，雌者稍缓也。用之得宜，皆有功力；用之失宜，参、术亦能为害，况巴豆乎？

巴豆有用仁者，用壳者，用油者；有生用者，麸炒者，醋煮者，烧存性者①；有研烂以纸包，压去油者，谓之巴豆霜。

巴豆气热味辛，生猛熟缓，能吐能下，能止能行，是可升可降药也。此物不去膜则伤胃，不去心则作呕。以沉香水浸，则能升能降；与大黄同用，泻人反缓，为其性相畏也。峻用则有戡乱劫病之功，微用亦有抚绥调中之妙。治泻痢，惊痫，心

① 者：原脱，据《纲目》卷三十五《巴豆》补。

腹痛，疝气，风喝，耳聋，喉痹，牙痛。通利关窍，妙在配合得宜，药病相对耳。

元素曰：巴豆乃斩关夺门之将，不可轻用。导气消积，去脏腑停寒，治生冷硬物所伤。世以巴豆热药，治酒病膈气，以其辛热能开肠胃郁结也。但郁结虽开，而亡血液，损真阴。

《本经》：治伤寒，温疟寒热，破癥瘕结聚，坚积，留饮，痰癖，大腹。荡练五脏六腑，开通闭塞，利水谷道，去恶肉，除鬼毒蛊疰邪物，杀虫鱼。

《别录》曰：疗女子月闭烂胎，金疮脓肉，不利丈夫。杀斑蝥蛇虺毒。可炼饵之。

甄权曰：治十种水肿，痿痹，落胎。

《日华子》云：通宣一切病，泄壅滞，除风补劳，健脾开胃，消痰破血，排脓，消肿毒，杀腹脏虫，治恶疮息肉，及疥癞丁肿。

震亨曰：巴豆去胃中寒积，无寒积者勿用。

从正曰：伤寒风湿，小儿疮痘，妇人产后，用之下膈，不死亦危。宜以为戒。

好古曰：若急治，为水谷道路之剂，去皮、心、膜、油，生用。若缓治为消坚磨积之剂，炒去烟，令紫黑用，可以通肠，可以止泻，世所不知也。张仲景治百病客忤，备急丸用之。

弘景曰：巴豆最能泻人。新者佳，用之去心、皮，熬令黄黑，捣如膏，乃和丸散。

之才曰：芫花为之使。畏大黄、黄连、藜芦、芦笋、酱、豉、冷水，中其毒者，用冷水、黄连汁、大豆汁解之。

油

时珍曰：治中风痰厥气厥，中恶喉痹，一切急病，咽喉不通，牙关紧闭者。即将巴豆研烂，绵纸包压，其油在纸，作捻，点火，吹灭熏鼻中。或用热烟刺入喉内，即时出涎或恶血，便瘥。又舌上无故出血，以熏舌之上下，自止。

壳消积滞，治泻痢。

讱庵云：巴豆禀火烈之气，烂人肌肉。试以少许擦皮肤，即发一泡，况肠胃耶？不可轻用。

大风子

时珍曰：大风子，今海南诸番国皆有之。乃大树之子，子中有仁白色，久则黄而油，不堪入药。

取大风子油法：用子三斤，去壳及黄油者，研烂，瓷器盛之，封口入滚汤中，盖锅密封，勿令透气。文武火煎至黑色如膏，名大风油，可以入药。

震亨曰：粗工治大风病，佐以大风油。殊不知此物性热，有毒，有燥痰之功而伤血，至有病将愈而先失明者。

时珍曰：大风油治疮，有杀虫劫毒之功，盖不可服。用之外涂，其功不可没也。治风癣疥癞、杨梅诸疮，攻毒杀虫而已。

荆 沥

时珍曰：取沥法：用新采荆茎，截尺五长，架于两砖上，中间烧火炙之，两头以器承沥，热服，或入药中。又法：截三四寸长，束入瓶中，仍以一瓶合住固，外以糠火煨烧，其汁沥入下瓶中。

藏器曰：饮之，去心闷烦热，头风旋晕，目眩，心头漾漾欲吐，卒失音，小儿心热惊痫。止消渴，除痰唾，令人不睡。

时珍曰：荆沥气平味甘，化痰涎，去风热，开经络，行血气，解热痢为妙。故孙思邈云：凡患风人多热，宜以竹沥、荆沥、姜汁热服。陶弘景云：牡荆汁治心风为第一。《延年秘录》云：热多用竹沥，寒多用荆沥。

震亨曰：二汁同功，并以姜汁为助送，则不凝滞。但气虚不能食者，用竹沥；气实能食者，用荆沥。

竹沥淡竹沥

时珍曰：取竹沥如取荆沥法，姜汁为之使。

弘景曰：凡取竹沥，惟用淡竹、苦竹、堇竹者。

雷曰：久渴心烦，宜投竹沥。

淡竹沥

《别录》曰：暴中风，风痹，胃中大热，止烦闷，消渴，劳复。

震亨曰：中风失音不语养血清痰，凡风痰、虚痰在胸膈，或在四肢经络及皮里膜外，非此不达不行。且竹沥滑痰，非助以姜汁不能行。诸方治胎产金疮口噤，与血虚自汗，消渴小便多，皆是阴虚之病，无不用之。虚后不碍虚，胎前不损子。《经》云：阴虚则发热。竹沥味甘性缓，能除阴虚之有大热者。寒而能补，与薯蓣寒补义同。

苦竹沥

大明曰：功同淡竹。

《别录》曰：口疮目痛，明目，利九窍。

时珍曰：治牙疼。

堇竹沥

《别录》曰：治风痓。

时珍曰：竹沥性寒而滑，因风火燥热而有痰者宜之，若寒湿胃虚肠滑之人服之，则反伤肠胃。

竹　叶

诜曰：竹叶：篁，苦、淡、甘之外，余皆不堪入药，不宜人。淡竹为上，甘竹次之。

杲曰：竹叶辛苦寒，可升可降，阳中阴也。其用有二：除新久风邪之烦热，止喘促气胜之上冲。

淡竹叶

《别录》曰：胸中痰热咳逆上气。

大明曰：消痰。治热狂烦闷，中风失音不语，壮热头痛，头风，止惊悸、瘟疫、迷闷，妊妇头旋倒地，小儿惊痫天吊。

孟诜曰：喉痹，鬼疰恶气，烦热，杀小虫。

元素曰：凉心经，益元气，除热暖脾。

甄权曰：吐血热毒风，止消渴、压丹石毒。

时珍曰：煎浓汁，漱齿中出血，洗脱肛不收。

弘景曰：甘竹叶最胜。

颂曰：《竹谱》云：甘竹似篁而茂，即淡竹也。

苦竹叶

《别录》曰：口疮目痛，明目，利九窍。

大明曰：治不睡，止消渴，解酒毒，除烦热，发汗，疗中风喑哑。

篁竹叶

《本经》：治咳逆上气溢，筋急恶疮，杀小虫。

《别录》曰：除烦热、风痉、喉痹、呕吐。

时珍曰：煎汤，熨霍乱转筋。

竹茹

淡竹茹

《别录》曰：治呕哕，温气寒热，吐血崩中。

甄权曰：止肺痿，唾血鼻衄，治五痔。

孟诜曰：治噎膈。

时珍曰：伤寒劳复，小儿惊痫，妇人胎动。

讱庵云：甘而微寒，开胃土，清肺金，治上焦烦热。

苦竹茹

孟诜曰：下热壅。

时珍曰：水煎服，止尿血。

簜竹茹

大明曰：治劳热。

天竹黄

时珍曰：按吴僧赞宁云：竹黄生南海镛竹中。此竹极大，又名天竹。其内有黄，可以疗疾。是大竹之津气结成，其气味功用与竹沥同，而无寒滑之害。

《开宝》：治小儿惊风天吊，去诸风热，镇心明目，疗金疮止血，滋养五脏。

大明：主中风痰壅，卒失音不语，小儿客忤痫疾。

保昇曰：制药毒发热。

宗奭曰：天竹黄凉心经，去风热。作小儿药尤宜，和缓故也。此是竹内所生，如黄土，着节成片，片片如竹节者真。

雷丸 竹苓

时珍曰：此物生土中，无苗叶而杀虫逐邪，犹雷之丸也。

竹之余气所结，故曰竹苓。

《本经》：杀三虫，逐胃中热，利丈夫，不利女子。

《别录》曰：苦寒有小毒，赤者杀人，白者善。作摩膏，除小儿百病，逐邪气恶风汗出，除皮中热结积蛊毒，白虫寸白自出不止。久服，令人阴痿。

志曰：《经》言利丈夫不利女子，乃疏利男子元气，不疏利女子脏气，故曰久服令人阴痿也。

杨勔得异疾，每发语，腹中有小声应之。有道士曰：此应声虫也。读本草，不应者治之。读至雷丸，虫遂不应。以此治之，数次而愈。

敩曰：凡使，用铜刀刮去黑皮，甘草水中浸一宿，酒拌蒸或炮用。

赤柽柳叶_{柽音侦　西河柳}

时珍曰：枝叶消痞，解酒毒，利小便。

昂曰：末服四钱，治痧疹不出，喘嗽闷乱。沙糖调服，治疹后痢。

果　部

大枣_{干枣}

《本经》：治心腹邪气，安中，养脾气，平胃气，通九窍，助十二经，补少气、少津液、身中不足，大惊，四肢重，和百药。久服轻身延年。

《别录》曰：补中益气，坚志强力。除烦闷，疗心下悬，除肠澼。久服不饥神仙。

《日华子》曰：润心肺，止嗽，补五脏，治虚损，除肠胃癖

二〇八

气。和光粉烧，治痔痢。

李杲曰：大枣气味俱厚，阳也。温以补不足，甘以缓阴血，故和阴阳，调营卫，生津液。

成无己曰：邪在营卫者，辛甘以解之。故用姜、枣以和营卫，生发脾胃升腾之气。张仲景治奔豚，用大枣滋脾土以平肾气也。治水饮胁痛有十枣汤，益土而胜水也。

时珍曰：《素问》言：枣为脾之果，脾病宜食之。谓治病和药，枣为脾经血分药也。若无故顿食，则生虫损齿，贻害多矣。按王好古云：中满者勿食甘，甘令人满。故张仲景建中汤心下痞者，减饴、枣，与甘草同例，此得用枣之方矣。

孟诜曰：小儿患秋痢，与蛀枣食之良。

之才曰：杀乌头、附子、天雄毒。

大明曰：有齿病、疳病、虫䘌人不宜啖枣，小儿尤不宜食。又忌与葱同食，令人五脏不和；与鱼同食，令人腰腹痛。

时珍曰：今人蒸枣多用糖、蜜拌过，久食最损脾、助湿热也。啖枣多，令人齿黄生䘌。

生枣

思邈曰：多食令人热渴膨胀，动脏腑，损脾元，助湿热。

枣仁

《别录》曰：治腹痛邪气。

孟诜曰：恶气卒疰忤。

道士陈孜曰：常服枣仁，百邪不复干也。

桃　仁

杲曰：桃仁苦重于甘，气薄味厚，沉而降，阴中之阳，手、足厥阴经血分药也。苦以泄滞血，甘以生新血，故破凝血者用之。其功有四：治热入血室，一也；泄①腹中滞血，二也；除皮肤血热燥痒，三也；行皮肤凝聚之血，四也。

《别录》曰：止咳逆上气，消心下坚硬，除卒暴击血，通月水，止心腹痛。

元素曰：治血结，血闭，血燥。通润大便，破畜血。

《本经》云：去瘕痕，杀小虫。

孟诜曰：杀三虫。

时珍曰：主血滞，风痹，骨蒸，肝疟寒热，鬼疰疼痛，产后血病。

成无己曰：肝者血之源，血聚则肝气燥。肝苦急，急食甘以缓之。桃仁之甘以缓肝散血，故张仲景抵当汤用之，以治伤寒八九日，内有畜血，发热如狂，小腹满痛，小便自利者。又有当汗失汗，热毒深入，吐血及血结胸，烦躁谵语者，亦以此汤主之。

时珍曰：行血，连皮、尖生用；润燥活血，宜汤浸去皮、尖，炒黄用。或麦麸同炒，或烧存性，各随本方。双仁者有毒，不可食。

桃实

思邈曰：肺之果，肺病宜食之。

大明曰：作脯食，益颜色。

诜曰：能发丹石毒，生者尤损人。

《黄帝书》曰：食桃饱，入水浴，令人成淋及寒热病。

时珍曰：生桃多食，令人膨胀及生痈疖，有损无益。五果列桃为下以此。

---

① 泄：原作"泯"，据《纲目》卷二十九《桃》引李杲文改。

瑞曰：桃与鳖同食，患心痛。服术人忌食之。

桃花

《别录》曰：除水气，破石淋，利二便，下三虫。

苏恭曰：消肿满，下恶气。

时珍曰：桃花性走泄下降，利大肠甚快，用以治气实人病水饮肿满积滞，大、小便闭塞者，则有功无害。若久服，即耗人阴血，损元气，岂能悦泽颜色耶。

桃叶

时珍曰：疗伤寒时气，风痹无汗，治头风，通大小便，止霍乱腹痛。

《别录》曰：除尸虫，出疮中小虫。

阮河南桃叶蒸法云：连发汗，汗不出者死，可蒸之，如中风法。烧地令热，去火，以少水洒之，布干桃叶于上厚二三寸，安席叶上卧之，温覆得大汗，被中傅粉极燥，便瘥也。凡柏叶、麦麸、蚕砂皆可如此法用之。

桃符

孟诜曰：中恶，精魅邪气，水煮汁服之。

时珍曰：《典术》云：桃乃西方之木，五木之精，仙木也。味辛气恶，故能厌伏邪气，制百鬼。《礼记》云：王吊则巫祝以桃茢前引，以辟不祥。桃茢者，桃枝作帚也。

《博物志》云：桃根为印，可以召鬼。

《甄异传》云：鬼但畏东南枝耳。据此诸说，桃之枝、叶、根、核皆辟鬼祟产咋，可信然也。

杏 仁

《本经》：治咳逆上气雷鸣，喉痹，下气，产乳金疮，寒心奔豚。

《别录》曰：惊痫，心下烦热，风气往来，时行头痛，解肌，消心下急满痛，杀狗毒。

之才曰：解锡毒。

元素曰：杏仁气薄味厚，浊而沉坠，降也、阴也。入手太阴经。其用有三：润肺也，消食积也，散滞气也。故除肺热，治上焦风燥，利胸膈气逆，润大肠气秘。

甄权曰：治腹痹不通，发汗，主温病脚气，咳嗽上气喘促。

杲曰：杏仁散结润燥，除肺中风热咳嗽。杏仁下喘，治气也；桃仁疗狂，治血也。俱治大便秘，当分气、血。昼则便难，阳气也；夜则便难，阴血也。故虚人便闭，不可通泄。脉浮者属气，用杏仁、陈皮；脉沉者属血，用桃仁、陈皮。手阳明与手太阴为表里，贲门主往来，魄门主收闭，为气之通道，故并用陈皮佐之。

时珍曰：杏仁能散能降，故解肌散风，降气行痰，润燥消积。治伤损，俱宜用之。治疮杀虫，用其毒也。

震亨曰：杏仁性热，因寒者可用。

思邈曰：杏仁作汤如白沫不解者，食之令气壅身热。汤经宿者动冷气。

弘景曰：凡用杏仁，以汤浸去皮尖，炒黄。或用面麸炒过。

时珍曰：治风寒腑病药中，亦有连皮尖用者，取其发散也。凡杏、桃诸花皆五出。若六出必双仁，为其反常，故有毒也。双仁者杀人，可以毒狗。

杏实

思邈曰：心之果，心病宜食之。曝脯食，止渴，去冷热毒。

《别录》曰：生食多伤筋骨。

颂曰：杏之类梅者味酢，类桃者味甘。

宗奭曰：凡杏性皆热。小儿多食，致疮痈膈热。

扁鹊曰：多食动宿疾，令人目盲、须眉落。

源曰：多食，生痰热，昏精神。产妇尤忌之。

乌　梅

《本经》：下气，除热烦满，安心，止肢体痛，偏枯不仁，死肌，去青黑痣，蚀恶肉。

《别录》曰：去痹，利筋脉，止下痢，好唾口干。

藏器曰：止渴，调中，去痰。治疟瘴，止吐逆，霍乱，除冷热痢。

时珍曰：敛肺涩肠，止久嗽泻痢，反胃噎膈，蛔厥吐利，消肿涌痰，杀虫，解鱼毒、马汗毒、硫黄毒。

好古曰：乌梅，脾、肺二经血分药也。能收肺气，治燥嗽。肺欲收，急食酸以收之。

白梅

取大青梅以盐汁渍之，日晒夜渍，十日成矣，久乃上霜，故曰盐梅、霜梅。

弘景曰：和药点痣，蚀恶肉，生梅、乌梅、白梅，功应相似。

孟诜曰：刺在肉中者，嚼傅之即出。

《日华子》曰：治刀箭伤，止血，研烂敷之。

江颖口：乳痈肿毒，杵烂贴之佳。

苏颂曰：除痰。

时珍曰：治中风惊痫，喉痹痰厥僵仆，牙关紧闭者，取梅肉揩擦牙龈，涎出即开。又治泻痢烦渴，霍乱吐下，下血血崩，功同乌梅。盖乌梅、白梅所主诸病，皆取其酸收之义。惟张仲景治蛔厥，乌梅丸及虫䘌方中用者，取虫得酸即止之义，稍有不同耳。

《医说》：治血痢久者。梅肉研烂，合腊茶，入醋，一啜而安。又蚀恶疮胬肉，用乌梅肉烧研傅上，一夜立尽。

梅实

大明曰：多食损齿伤筋，蚀脾胃，令人发膈上痰热。服黄精人忌食之。食梅齿楚者，嚼胡桃肉解之。

时珍曰：梅得木之全气，故其味最酸，所谓曲直作酸也。肝为乙木，胆为甲木，类相应也。人之舌下有四窍，两窍通胆液，故食梅则津生者。故《素问》云：味过于酸，肝气以津。又云：酸走筋，筋病无多食酸。不然，物之味酸者多矣，何独能生津耶？

栗

思邈曰：栗，肾之果也。肾病宜食之。生食治腰脚不遂。

宗奭曰：栗之补肾，为其味咸，又滞其气也。

《别录》曰：益气，厚肠胃，补肾气，令人耐饥。

苏恭曰：疗筋骨断碎，肿痛瘀血，生嚼涂之，有效。

时珍曰：栗于五果属水。水潦之年则栗不熟，类相应也。有人内寒，暴泄如注，令食煨栗数十枚而愈。肾主大便，栗能通肾，于此可验。

诜曰：凡栗日中曝干食，即下气补益；不尔犹有木气，不补益也。火煨去汗①，亦杀水气。生食则发气，蒸炒热食则壅气。凡患风水人不宜食，味咸生水也。

宗奭曰：小儿不可多食。生则难化，熟则滞气，膈食生虫，往往致病。

---

① 汗：原作"汁"，据《纲目》卷二十九《栗》引孟诜文改。

法古录 二一四

栗楔

时珍曰：一球三颗，其中扁者名栗楔。

大明曰：活血尤效。每日生食七枚，破冷痃癖。又生嚼，署恶刺，出箭头，敷瘰疬肿毒痛。

陈　皮

《本经》：治胸中瘕热逆气，利水谷。久服去臭，下气通神。

《别录》：下气，止呕咳，治气冲胸中，吐逆霍乱，疗脾不能消谷，止泄，除膀胱留热停水，五①淋，利小便，去寸白虫。

权曰：清痰涎，治上气咳嗽。开胃，主气痢，破癥瘕痃癖。

时珍曰：疗呕哕反胃嘈杂，时吐清水，痰痞痎疟，大肠秘塞，妇人乳痈。入食料，解鱼腥毒。又曰：橘皮，苦能泄能燥，辛能散，温能和。其治百病，总是取其理气燥湿之功。同补药则补，同泻药则泻，同升药则升，同降药则降。脾乃元气之母，肺乃摄气之籥②，故橘皮为二经气分之药，但随所配而补泻升降也。洁古张氏云：陈皮、枳壳利其气而痰自下，盖此义也。同杏仁治大肠气秘，同桃仁治大肠血秘，皆取其通滞也。

杲曰：橘皮，气薄味厚，阳中之阴也。可升可降，为脾、肺二经气分药。留白则补脾胃，去白则理肺气。同白术则补脾胃，同甘草则补肺，独用则泻肺损脾。其体轻浮，一能导胸中寒邪，二破滞气，三益脾胃。加青皮减半用之，去滞气，推陈致新。但多用久服，能损元气也。

---

① 五：原作"起"，于义不属，据《纲目》卷三十《橘》引《别录》文改。

② 籥：同"龠"，古代风箱上通气的管子。

原曰：橘皮能散、能泻、能温、能补、能和，化痰治嗽，顺气理中，调脾快膈，通五淋，疗酒病，其功当在诸药之上。

好古曰：橘皮以色红日久者佳，故曰红皮，曰陈皮。去白者曰橘红也。能除寒发表、理气化痰。

时珍曰：凡橘皮，入和中理胃药则留白，入下气消痰药则去白。治痰咳，童便浸晒；治痰积，姜汁炒；治下焦，盐水炒。用核，去皮炒。

橘叶

震亨云：导胸膈逆气，入厥阴，行肝气，消肿散毒，乳痈胁痛，用之行经。

橘核

大明：治肾疰腰痛，膀胱气痛，肾冷。炒研，每温酒服一钱，或酒煎服之。

时珍曰：小肠疝气及阴核肿痛，炒研五钱，酒煎服。盖橘核入足厥阴，与青皮同功，故治腰痛瘭疝在下之病，不独取象于核也。

《和剂局方》：治诸疝痛及内瘭，卵肿偏坠，或硬如石，或肿至溃，有橘核丸，用之有效。

橘实

时珍曰：橘、柚、柑三者相类而不同。橘子小，其瓣味微酢，其皮薄而红，味辛而苦。柑大于橘，其瓣味甘，其皮稍厚而黄，味辛而甘。柚大小皆如橙，其瓣味酢，其皮最厚而黄，味甘而不甚辛。如此分之，即不误矣。

藏器曰：甘者润肺，酸者聚痰。

《日华子》云：止消渴，开胃，除胸中膈气。

时珍曰：橘皮，下气消痰，其肉生痰聚饮，表里之异如此。

原曰：多食恋膈生痰，滞肺气。

弘景曰：食之多痰，恐非益也。

青皮

时珍曰：青皮乃橘之未黄而青色者，治胸膈气逆，胁痛，小腹疝痛，消乳肿，疏肝胆，泻肺气。又曰：青橘皮古无用者，至宋时医家始用之。其色青气烈，味苦而辛，治之以醋，所谓肝欲散，急食辛以散之，以酸泄之，以苦降之也。陈皮浮而升，入脾、肺气分。青皮沉而降，入肝、胆气分。一体二用，物理自然也。小儿消积多用青皮，最能发汗，有汗者不可用。

颂曰：气滞，下食，破积结及膈气。

元素曰：青橘皮气味俱厚，沉而降，阴也。入厥阴、少阳经，破坚癖，散滞气，去下焦诸湿，治左胁肝经积气。

杲曰：青皮乃足厥阴引经之药，能引食入太阴之仓，破滞削坚，皆治在下之病。有滞气则破滞气，无滞气则损真气。

好古曰：陈皮治高，青皮治低，与枳壳治胸膈、枳实治心下同意。

震亨曰：青皮乃肝、胆二经气分药。故人多怒有滞气，胁下有郁积，或小腹疝痛，用之以疏通二经，行其气也。若二经实者，当先补而后用之。又云：疏肝气加青皮，炒黑则入血分也。

嘉谟曰：久疟热甚，必结癖块，宜多服清脾汤。内有青皮疏利肝邪，则癖自不结也。醋炒用。

柿 白柿、柿霜

时珍曰：白柿即干柿生霜者。其法用大柿去皮捻扁，日晒夜露至干，纳瓮中，待生白霜乃取出。今人谓之柿饼，亦曰柿花。其霜谓之柿霜。

柿干

诜曰：补虚劳不足，消腹中宿血，涩中厚肠，健脾胃气。

大明曰：开胃涩肠，消痰止渴。治吐血，润心肺，疗肺痿心热咳嗽，润声喉，杀虫。

藏器曰：温补。多食，去面皯。

时珍曰：治反胃咯血，血淋肠澼，痔漏下血。又曰：柿乃脾肺血分之果也。其味甘而气平，性涩而能收，故有健脾涩肠、治嗽止血之功。柿霜乃其精液，入肺病上焦药尤佳。刘掾云曾患脏毒下血，以干柿烧灰，饮服而愈。

柿霜

时珍曰：清上焦心肺热，生津止渴，化痰宁嗽，治咽喉口舌疮痛。

柿蒂

时珍曰：咳逆者，气自脐下冲脉直上，至咽膈，作呃忒塞逆之声也。咳逆有伤寒吐下后，及久病产后，老人虚人，阴气大亏，阳气暴逆，自下焦逆至上焦而不能出者；有伤寒失下，及平人痰气抑遏而然者。当视其虚实阴阳，或温或补，或泄热，或降气，或吐，或下可也。古方单用柿蒂煮汁饮之，取其苦温能降逆气也。济生柿蒂散，加以丁香、生姜之辛热，以开痰散郁，盖从治之法，而昔人亦常用之收效。

治呃逆。用原个荔枝七个，皮、肉、核、壳俱全，火煅过，研末，以柿蒂煎汤调服，甚效。

木　瓜

《别录》：湿痹邪气，霍乱大吐下，转筋不止。

藏器曰：去子煎服，治脚气冲心。强筋骨，下冷气，止呕逆，心膈痰唾，消食，止水，利后渴不止，作饮服之。

大明云：止吐泻奔豚及水肿，冷热痢，心腹痛。

雷敩曰：凡使木瓜，以铜刀切片，勿犯铁器，调营卫，助谷气。

好古曰：去湿和胃，滋脾益肺，治腹胀善噫，心下烦痞。

杲曰：木瓜入手、足太阴血分，气脱能收，气滞能和。

宗奭曰：木瓜得木之正，酸能入肝，故益筋与血。病腰肾脚膝无力，皆不可缺也。

时珍曰：木瓜所主霍乱、吐利、转筋、脚气，皆脾胃病，非肝病也。肝虽主筋，而转筋则由湿热、寒湿之邪，袭伤脾胃所致。故筋转必起于足腓，腓及宗筋皆属阳明。木瓜治转筋，非益筋也，理脾而伐肝也。土病则金衰而木盛，故用酸温以收脾肺之耗散，而藉其走筋以平肝邪，乃土中泻木以助金也。木平则土得令，而金受荫矣。《素问》云：酸走筋。筋病无多食酸。孟诜云：多食木瓜，损齿及骨。皆伐肝之明验。而木瓜入手、足太阴，为脾、肺药，非肝药，益可征矣。昔有患足痹趁①舟，见舟中一袋，以足倚之。比及登岸，足已善步。询袋中何物，乃木瓜也。

山楂棠梂子、山里果子

《唐本》曰：煮汁服，止水痢。沐头洗身，治疮痒。

弘景曰：煮汁洗漆疮，多瘥。

苏颂曰：治腰痛有效。

---

① 趁：乘坐。《演山集》卷九《会江晦叔游湖山》："草草行厨随步去，匆匆渔艇趁船来。"

吴瑞曰：消食积，补脾，治小肠疝气，发小儿痘①疹。

震亨曰：健胃，行结气。治妇人产后儿枕痛，恶露不尽，煎汁入沙糖服之，立效。

宁原曰：化血块气块，活血。

时珍曰：化饮食，消肉积癥瘕，痰饮，痞满，吞酸，滞血痛胀。又曰：凡脾弱食物不克化，胸腹酸刺胀闷者，嚼山楂甚佳。但不可多用，恐反克伐也。按《物类相感志》言：煮老鸡、硬肉，入山楂数颗即易烂，则其消肉积之功，盖可推矣。

震亨云：山楂大能克化饮食。若胃中无食，脾虚不能运化，不思食者，多服之，则反克伐脾胃生发之气也。

讱庵曰：恶露积于太阴，少腹作痛，名曰儿枕痛。用山楂、沙糖治之固妙，但山楂只可用四五粒，不可多用。一妇因伤食，单用山楂过多，消食消血块而死，可不慎之。凡服人参不相宜者，以山楂解之，一补气，一破气也。

梨快果

震亨曰：梨者，利也。其性下行流利也。

《别录》曰：多食令人寒中萎困。金疮、乳妇、血虚者，尤不可食。

苏恭曰：热嗽，止渴。切片贴烫火伤，止痛不烂。

《开宝》：治客热，中风不语，治伤寒热发。解丹石热气惊邪，利大小便。

《日华子》云：除贼风，止心烦气喘热狂。作浆，吐风痰。

孟诜曰：卒暗风不语者，生捣汁频服。胸中痞塞，热结者，宜多食之。

---

① 痘：《纲目》卷三十《山楂》引吴瑞文作"疮"。

志曰：梨甘寒，多食成冷痢，桑梨生食，冷中不益人。

宗奭曰：梨，多食动脾，少则不及病，用梨者当斟酌之。惟病酒烦渴人，食之甚佳，终不能却病。

时珍曰：《别录》著梨，止言其害，不著其功。陶隐居言梨，皆冷痢不入药用。盖古人论病多主风寒，用药皆是桂、附，故不知梨有治风热，润肺凉心，消痰降火，解疮毒酒毒之功也。今人痰病、火病，十居六七。梨之有益，盖不为少，但不宜过食尔。

《物类相感志》言：梨与萝卜相间收藏，或削梨蒂种于萝卜上，皆可经年不烂。

《泊宅编》云：有宦病消渴，食梨至五六十而愈。

讱庵云：清痰止嗽，梨汁加姜汁、白蜜佳。

枇杷叶

《别录》曰：卒宛不止，下气，煮汁服。

弘景曰：若不暇煮，但嚼汁咽，亦瘥。

大明曰：治呕哕不止，妇人产后口干。

诜曰：煮汁饮，主渴疾。治肺气热嗽，及肺风疮，胸面上疮。

宗奭曰：治肺热嗽甚有功。

时珍曰：枇杷叶，气薄味厚，阳中之阴。治肺胃之病，大都取其下气之功耳。气下则火降痰顺，而逆者不逆，呕者不呕，渴者不渴，咳者不咳矣。故和胃降气，清热，解暑毒，疗脚气。

恭曰：凡用须火炙，以布拭去毛。不尔射人肺，令咳不已。

效曰：湿叶重一两，干者重三钱者，为气足，拭去毛，以酥涂炙用。

时珍曰：治胃病，以姜汁涂炙；治肺病，以蜜水涂炙乃良。

橄榄青果

时珍曰：橄榄树高，将熟时以木钉钉之，或纳盐少许于皮内，其实一夕自落，亦物理之妙也。盐过则不苦涩，同栗子食甚香。

震亨曰：味涩而甘，醉饱宜之。然性热，多食能致上壅。

《开宝》云：生食、煮饮，并消酒毒，解鲀鱼毒。

志曰：鲀鱼，即河豚也。人误食其肝及子，必迷闷至死，惟橄榄及木煮汁能解之。其木作舟楫，拨着鱼皆浮出，故知物有相畏如此者。

宗奭曰：嚼汁咽之，治鱼鲠。

苏颂曰：生啖、煮汁，能解诸毒。

大明曰：开胃下气，止泻。

时珍曰：生津液，止烦渴，治咽喉痛。咀嚼咽汁，能解一切鱼鳖毒。

核

时珍曰：磨汁服，治诸鱼骨鲠，及鱼鲙成积。又治小儿痘疮倒靥。烧研服之，治下血。烧灰傅蛀疳良。

白果银杏

李鹏飞曰：生食，引疳解酒，熟食益人。

时珍曰：熟食，温肺益气，定喘嗽，缩小便，止白浊。生食，降痰消毒杀虫。嚼浆，涂鼻面手足，去皶疱𪒠黯皱皱，及疥癣疳䘌阴虱。又曰：其气薄味厚，性涩而收，色白属金。故能入肺经，益肺气，定喘嗽，缩小便。生捣能浣油腻，则其去痰浊之功，可类推矣。其花夜开，人不得见，盖阴毒之物，故又能杀虫消毒。然食多则收令太过，令人气壅胪胀昏顿。故

《物类相感志》言：银杏能醉人。而《三元延寿书》言：白果食满千个者死。又云：昔有饥者二人，同以白果代饭食饱，次日皆死。

瑞曰：多食壅气动风。小儿食多昏霍，发惊引疳。同鳗鲡鱼食，患软风。

时珍曰：熟食，小苦微甘，性温有小毒。多食令人胪胀。煨熟米饭下，治肠风下血。

安石榴

《博物志》云：汉张骞出使西域，得涂林安石国榴种以归，故名安石榴。道家书谓榴为三尸酒，言三尸虫得此果则醉也。

颂曰：安石榴，本生西域，今处处有之。有甘、酢二种，甘者可食，酢者入药。

甘石榴

《别录》：甘、酸，温，涩，无毒。治咽喉燥渴，多食损人肺。

孟诜曰：能理乳石毒。多食损齿令黑。凡服食药物人忌食之。

时珍曰：制三尸虫。

酸石榴

孟诜曰：治赤白痢腹痛，连子捣汁，顿服一枚。或云白石榴皮治白痢、红石榴皮治赤痢亦通。

时珍曰：榴受少阳之气，而荣于四月，盛于五月，实于盛夏，熟于深秋。丹花赤实，其味甘酸，其气温涩，具木火之象。故多食损肺、齿而生痰涎。酸者则兼收敛之气，故入断下、崩中之药。兼止泻痢与小便之不禁者。

酸石榴皮

《别录》：止下痢漏精。

甄权曰：治筋骨风，腰脚不遂，行步挛急疼痛，涩肠。取汁点目，止泪下。

藏器曰：煎服，下蛔虫。

时珍曰：止泻痢下血，脱肛，崩中带下。

效曰：凡使榴皮、根、叶，勿犯铁，并不拘干湿，以浆水浸一宿用，其水如黑汁也。

酸榴东引根

《别录》曰：蛔虫、寸白。

颂曰：治口齿病。

时珍曰：止涩泻痢带下，功与皮同。

权曰：青者，入染须用。

榴花

苏颂曰：千叶者，治心热吐血。又研末吹鼻，止衄血。亦敷金疮出血。

枳椇子音止矩　木蜜、鸡距子

《唐本》：治头风，小腹拘急。

藏器曰：止渴除烦，去膈上热，润五脏，利大小便，功用同蜂蜜。枝、叶煎膏亦同。

震亨曰：一男子年三十余，因饮酒发热，又兼房劳虚乏。以补气血之药，加葛根以解酒毒。而人汗出甚倦，发热如故，加枳椇服之，而愈。

讱庵云：葛根解酒而发散，故气血虚者不禁，不如枳椇。

时珍曰：本草止言木能败酒，故云屋外有枳椇，屋内酿酒多不佳。而丹溪朱氏治酒病往往用其实，其功当亦同也。又曰：止呕逆，解酒毒，辟虫毒。

诜曰：昔有南人，修舍用此木，误落一片入酒瓮中，酒化为水也。实若鸡之足距，故名鸡距子。啖之甘美如饴，谓之木蜜。多食发蛔虫。

胡桃 羌桃、核桃

颂曰：本出羌胡，张骞使西域，始得种，还植之，故名。但性热不可多食，多食生痰动肾火。又曰：治损伤、石淋。同破故纸蜜丸服，补下焦。

《开宝》曰：食之令人肥健，润肌，黑须发。多食利小便，去五痔。烧存性，和松脂研，傅瘰疬疮。

诜曰：食之令人能食，通润血脉，骨肉细腻。

时珍曰：补气养血，润燥化痰，益命门，利三焦，温肺润肠。治虚寒喘嗽，腰脚重痛，心腹疝痛，血痢肠风，散肿毒，发痘疮，制铜毒。但胡桃性热，入肾肺，惟虚寒者宜之。而痰火积热者，不宜多食耳。又曰：三焦者，元气之别使。命门者，三焦之本原。盖一原一委也。命门指所居之腑而名，为藏精系胞之物。三焦指分治之部而名，为出纳腐熟之司，一体一用也。其体非脂非肉，白膜裹之，在七节之旁，两肾之间。二系着脊，下通二肾，上通心肺，贯属于脑。为生命之原，相火之主，精气之腑。人物皆有之，生人生物，皆由此出。胡桃仁颇类其状，而外皮水汁皆青黑，故能入北方，通命门，利三焦，益气养血，与破故纸同为补下焦肾命之药。夫命门气与肾通，藏精血而恶燥。若肾、命不燥，精气内充，则饮食自健，肌肤光泽，肠腑润而血脉通。此胡桃佐补药，有令人肥健能食、润肌黑发、固精治燥、调血之功也。命门既通则三焦利，故上通于肺而虚寒喘嗽者宜之，下通于肾而腰脚虚痛者宜之。内而心腹诸痛可止，外而疮肿之毒可散矣。洪氏《夷坚志》只言胡桃治痰嗽能敛肺，盖不知其为命门、三焦之药也。油胡桃有毒，伤人咽肺，而疮科取之，用其毒也。胡桃制铜，此又物理之不可晓者。壳烧存性，入下血崩中药。

油胡桃

时珍曰：辛热有毒，故杀虫攻毒。治痈肿，疠风，疥癣，杨梅，白秃诸疮。润须发。

皮

敛肺定喘，固肾涩精，药中罕用。昂谓今若用之，当胜于金樱、莲须也。

龙眼肉<small>圆眼、益智、荔枝奴</small>

时珍曰：龙眼，象形也。

志曰：甘味归脾，能益人智，故名益智，非今之益智子也。

颂曰：荔枝才过，龙眼即熟，故南人目为荔枝奴。

《别录》曰：治五脏邪气，安志厌食。除蛊毒，去三虫。久服强魂聪明，轻身不老，通神明。

时珍曰：食品以荔枝为贵，而资益则龙眼为良。盖荔枝性热，而龙眼性和平也。严用和《济生方》，治思虑过度，劳伤心脾，健忘怔忡，虚烦不眠，自汗惊悸，有归脾汤。取甘味归脾，补虚长智之义。又治肠风下血，亦使血归脾而不妄行也。

荔枝<small>丹荔</small>

《开宝》曰：止渴，益人颜色。

李珣曰：食之止烦渴，头重心躁，背膊劳闷。

孟诜曰：通神，益智，健气。

时珍曰：治瘰疬赘瘤，赤肿疔肿，发小儿痘疮。又曰：荔枝气味纯阳，其性畏热。鲜者食多，即龈肿口痛，或衄血也。病齿及火病人尤忌之。

颂曰：多食不伤人，饮蜜浆一杯便解。

震亨曰：荔枝属阳，主散无形质之滞气，故消赘瘤赤肿者用之。苟不明此，虽用之无应。

核

时珍曰：荔枝核入厥阴，行散滞气，其实双结，而核肖睾丸，故其治癫疝卵肿，有象形之义。又治妇人血气刺痛。

宗奭曰：心痛，小肠气痛。以一枚煨存性，研末，新酒服。

壳

时珍曰：痘疮出不爽快，煎汤饮之。《物类相感志》云：食荔枝多则醉，以壳浸水饮之即解。此即食物不消，还以本物消之之意。

昂曰：荔枝七个连壳、核煅，研白汤调下，止呃逆。用绿柿蒂七个，煎汤送下，治呃逆尤效。

榧　实

《别录》曰：常食治五痔，去三虫蛊毒、鬼疰恶毒。

弘景曰：食之，疗寸白虫。

孟诜曰：消谷，助筋骨，行营卫，明目轻身，令人能食。多食一二升，亦不发病。

宗奭曰：多食滑肠，五痔人宜之。

《生生编》云：治咳嗽白浊，助阳道。

震亨曰：榧子，肺家果也。火炒食之，香酥甘美。但多食则引火入肺，大肠受伤尔。

原曰：杀腹间大小虫。小儿黄瘦，有虫积者宜食之。

瑞曰：性热，同鹅肉食，生断节风，又上壅人，忌火气。

时珍曰：按《物类相感志》云：榧煮素羹，味更甜美。猪脂炒榧，黑皮自脱。同甘蔗食，其渣自软。又曰：榧子皮反绿豆，能杀人。

昂曰：有虫积者，宜上旬日日食之，食一斤，虫乃绝。

海松子<small>新罗松子</small>

《开宝》：骨节风，头眩，去死肌，变白，散水气，润五脏，不饥。

《别录》曰：逐风痹寒气，虚羸少气，补不足，润皮肤，肥五脏。

李珣曰：主诸风，温肠胃。久服轻身。

时珍曰：润肺治燥结咳嗽。

宗奭曰：同柏子仁、麻子仁治虚秘。

《外台秘要》云：松子、胡桃，研膏，治肺燥咳嗽。

落花生

讱庵云：花落地而结实，故名。从前本草未收，本无当于医药之用。然辛能润肺，香能舒脾，乃果中之佳品也。因世人谤之者多，附录于此，以明其有益于脾肺也。炒食、煮食皆可，但不可同绿豆食，能杀人。

莲子<small>藕实</small>

陆机《诗疏》云：其茎为荷；其花未发为菡萏，已发为芙蕖；其实莲，莲之皮青里白；其子菂，菂之壳青肉白，菂内青心二三分，为苦薏也。

时珍曰：莲产于瘀泥而不为泥染；居于水中而不为水没。

根茎花实,凡品难同;清净济用,群美兼得。自薢蒤而节节生茎、生叶、生花、生藕;由菡萏而生蕊、生莲、生茄、生薏。其莲茄则始而黄,黄而青,青而绿,绿而黑,中含白肉,内隐青心。石莲坚刚,可历永久。薏藏生意,藕复萌芽,展转生生,造化不息。故释氏用为引喻,妙理具存;医家取为服食,百病可却。盖莲之味甘气温而性涩,禀清芳之气,得稼穑之味,乃脾之果也。脾者,黄官,所以交媾水火,会合木金者也。土为元气之母,母气既和,津液相生,神乃自生,久视耐老,此其权舆也。昔人治心肾不交,劳伤白浊,有清心莲子饮。补心肾,益精血,有瑞莲丸。皆得此理。

《本经》云:补中养神,益气力,除百疾。久服,轻身耐老,不饥延年。

孟诜曰:主五脏不足,伤中,益十二经脉血气。

大明曰:止渴去热,安心止痢,治腰痛及泄精。多食令人欢喜。

嘉谟曰:安靖上下君相火邪。

时珍曰:交心肾,厚肠胃,固精气,强筋骨,补虚损,利耳目,除寒湿,止脾泄久痢,赤白浊,女人带下崩中诸血病。

藏器曰:食莲子不去心,令人作吐。

诜曰:生食过多,微动冷气胀人。蒸食甚良。大便燥涩者,不可食。

颂曰:其茄至秋,房枯子黑,其坚如石,黑而沉水者,谓之石莲子。

石莲子

时珍曰：石莲剁其①黑壳，谓之莲肉。以水浸去赤皮、青心，生食甚佳。入药须蒸熟去心，或晒、或焙干用。今药肆中石莲产广中树上，乃木莲，其味大苦，不堪入药。又曰：嫩菂性平，石莲性温。得茯苓、山药、白术、枸杞子良。清心除烦，开胃进食，专治噤口痢、淋浊诸症。若蒸煮食之，宁神不饥。

藏器曰：经秋正黑，名石莲子。入水必沉，惟煎盐卤能浮之。此物居山海间，经百年不坏，人得食之，令发黑不老。

诜曰：诸鸟、猿猴取得不食，藏之石室内。人得三百年者，食之永不老也。

莲薏

即莲子中青心，名苦薏者。

士良曰：研末，米饮服，治血渴，产后血亏而渴也。

大明曰：止霍乱。

时珍曰：清心去热。

莲蕊须

花开时采取，阴干。亦可充果食。

时珍曰：莲须本草不收，而《三因》诸方、固真丸、巨胜子丸、各补益方中往往用之，其功大抵与莲子同也。清心通肾，固精气，乌须发，悦颜色，益血。止血崩、吐血、遗精、白浊。

莲花 芙蕖

大明曰：镇心益色，驻颜身轻。

《简便方》：天疱湿疮，荷花贴之。

---

① 其：《纲目》卷三十三《莲藕》作“去”，当是。

杨拱云：坠损呕血[①]，用干花为末，酒服甚效。

莲房莲蓬壳

时珍曰：入厥阴血分，消瘀散血，止血崩，下血，溺血。与荷叶同功，亦急则治标之意也，陈久者良。

藏器曰：治血胀，腹痛，及产后胞衣不下，酒煮服之。水煮，解野菌毒。

荷　叶

时珍曰：莲子种者生迟，藕芽种者最易发。其芽穿泥成白蒻，即蔤也，俗呼藕丝菜。节生二茎：一为藕荷，其嫩者为荷钱，象形也，其叶贴水者，其下旁行生藕也；一为芰荷，其叶出水，其旁茎生花也。

杲曰：洁古张先生口授枳术丸方，用荷叶烧饭为丸。当时未悟，后知荷叶色青中空，象震卦之体，感此气之化，胃气得升，用为引导，与白术协力滋养，补令胃厚，不致内伤，其利广矣。

时珍曰[②]：东垣治雷头风证，用清震汤，盖震为雷，而荷叶之形象震体，取其升散。又得升麻苍术之助，则头面肿痛，憎寒壮热之证自除矣。

闻人规云：痘疮已出，复为风寒外袭，则窍闭血凝，其点不长，或变黑色倒靥，必身痛，四肢欲厥。但温肌散邪，则热气复行，而斑自出也，宜紫背荷叶散治之。盖荷叶能升发阳气，散瘀血，留好血；僵蚕能解结滞之气故也。此药易得，而活人

---

①　血：原无，据《纲目》卷三十三《莲藕》"莲花"条补。

②　时珍曰：此三字原无，据文例及《纲目》卷三十三《莲藕》"莲花"条补。

甚多，胜于人牙、龙脑也。

戴原礼云：单服可以消阳浮肿。

大明曰：止渴落胞，破血。治产后口干，心肺躁烦。

藏器曰：治血胀腹痛，产后胞衣不下，酒煮服之。

时珍曰：生发元气，补助脾胃，涩精滑，散瘀血，消水肿
痈肿，发痘疮，治一切血症，产后瘀血，损伤败血。

荷鼻 即荷蒂

藏器曰：安胎，去恶血，留好血，止血痢，杀菌蕈毒，并
煮水服。

《相感志》云：荷梗塞穴鼠自去，煎汤洗镴①垢自新，物性
然也。

藕

《别录》曰：治热渴，散留血，生肌。久服令人心欢。

藏器曰：止怒止泄，消食解酒毒，及病后干渴。

《日华子》曰：捣汁服，止闷除烦开胃，治霍乱，破产后血
闷。捣膏罨金疮并伤折，止暴痛。蒸煮食之，大能开胃。

孟诜曰：生食治霍乱后虚渴，蒸食甚补五脏，实下焦。同
蜜食，令人腹脏肥，不生诸虫，亦可休粮。

徐之才云：汁解射罔毒、蟹毒。

诜曰：产后忌生冷物，独藕不同生冷者，为其破血也。

时珍曰：白花藕大而孔扁者，生食味甘，煮食不美；红花
及野藕，生食味涩，煮蒸则佳。夫藕生于卑污，而洁白自若。
质柔而穿坚，居下而有节。孔窍玲珑，丝纶内隐。生于嫩蒻，
而发为茎、叶、花、实，又复生芽，以续生生之脉。四时可食，

---

① 镴（là 蜡）：铅锡合金，质软，可制造器物或焊接金属。

令人心欢，可谓灵根矣。故其所主者，皆心脾血分之疾，与莲之功稍不同云。

藕粉

臞仙云：捣浸澄粉，安神益胃，轻身延年。

藕蔤藕丝菜

五六月嫩时，采为蔬茹，老则为藕稍，味不堪矣。

苏颂曰：生食，主霍乱后虚渴烦闷不能食，解酒食毒。

汪颖曰：解烦毒，下瘀血。

时珍曰：功与藕同。

藕节

甄权曰：捣汁饮，主吐血不止，及口鼻出血。

大明曰：消瘀血，解热毒。产后血闷，和地黄研汁，入热酒、小便饮。

时珍曰：能止咳血、吐血、血淋、溺血、下血、血痢、血崩。

芡实 鸡头子

《本经》：治湿痹，腰脊膝痛。补中，除暴疾，益精气，强志，令耳目聪明。久服，轻身不饥。

《日华子》云：开胃助气。

《淮南子》云：狸头愈鼠①，鸡头已瘘。

时珍曰：止渴益肾，治小便不禁，遗精白浊，带下。

弘景曰：《仙方》取此合莲实饵之，甚益人。

颂曰：同金樱子膏为丸，名水陆二仙丹，补下益人，治梦

① 鼠(shǔ 鼠)：瘰疬。

遗、滑精、带浊等证。

时珍曰：新者，煮食良。入涩精药，连壳用亦可。

《暇日记》云：芡实一斗，以防风四两，煎汤浸过用，且经久不坏。

诜曰：凡用蒸熟，烈日晒裂取仁，亦可舂取粉用。

乌芋地栗、荸荠

《别录》曰：消渴痹热，温中益气。

孟诜曰：下丹石，消风毒，除胸中实热气。可作粉食，明耳目，消黄疸。

大明曰：开胃下食。

苏颂曰：作粉食，厚人肠胃，不饥。能解毒，服金石人宜之。

汪机曰：乌芋善毁铜，合铜钱嚼之则钱化，可见其为削坚消积之物，故能化五种膈疾，而消宿食，治误吞铜物。

时珍曰：主血痢下血血崩，辟蛊毒。董炳《集验方》云：地栗晒干为末，白汤每服二钱，能辟蛊毒。传闻下蛊之家，知有此物，便不敢下。此亦前人所未知者。

荸荠捣汁澄粉，加水，可作眼药，治时眼赤痛。

慈　菇

时珍曰：慈菇一根，岁生十二子，如慈菇之乳诸子，故以名之。又有山慈菇，名同实异，另在草部。

《日华子》云：治百毒，产后血闷，攻心欲死，产难胞衣不出，捣汁服。又下石淋。

时珍曰：取汁，可制粉霜、雌黄毒。

颂曰：叶治诸恶疮肿，小儿游瘤丹毒，捣涂便消。

大明曰：多食，发虚热，及肠风痔漏，崩带疮疖。以生姜同煮佳，怀孕之人不可食。叶捣烂，治蛇虫咬甚功。

菱 芰、菱角

时珍云：《仇池笔记》言：菱花开背日，芰花开向日，故菱寒而芰暖。

《别录》曰：安中，补五脏，不饥轻身。

苏颂曰：解丹石毒。

时珍曰：解暑，解伤寒积热，止消渴，解酒毒，射罔毒。《武陵记》以三角、四角者为芰，两角者为菱。

诜曰：生食，性冷利。多食，伤人脏腑，损阳气，痿茎，生蛲虫。此物最不治病。若过食腹胀者，可暖姜酒服之即消。

甘 蔗

《别录》曰：下气和中，助脾气，利大肠。

大明曰：利大小肠，消痰止渴，除心胸烦热，解酒毒。

时珍曰：蔗，脾之果也。其浆甘寒，能泻火热，消渴解酒，止呕哕反胃，宽胸膈。《晁氏客话》云：甘草遇火则热，麻油遇火则冷，甘蔗煎饴则热，水成汤则冷。物性之异，医者可不知乎？《野史》云：痁疟疲瘵，食蔗可愈。

《外台秘要》云：发热口干，蔗浆含咽。蔗皮煅灰，清茶送，可治时证呕逆。

石蜜

时珍曰：石蜜，即白沙糖也。凝结作饼块如石者，为石蜜；轻白如霜者，为糖霜；坚白如冰者，为冰糖。皆一物有精粗之异也。在①石蜜、糖霜、冰糖比之紫沙糖，性平，功用相同，入药胜之。然不冷利，若久食则助热，损齿、生虫之害同也。

《唐本》：治心腹热胀，口干渴。

孟诜曰：治目中热膜，明目。和枣肉、巨胜末为丸噙之，润肺气，助五脏，生津。

时珍曰：润心肺燥热，治嗽消痰，解酒和中，助脾气，缓肝气。

沙糖

时珍曰：此紫沙糖也。法出西域，传入中国。以蔗汁煎成。清者为蔗饧，凝结有沙者为沙糖，如石者为石蜜，如霜者为糖霜，如冰者为冰糖也。甘蔗甘寒，煎炼成糖，则甘温而助湿，故沙糖性温，殊于蔗浆，不宜多食。但其性能和脾缓肝，故治脾胃及泻肝药用为先导。

《唐本》：治心腹热胀口干。

《日华子》云：润心肺大小肠热，解酒毒。

《摘玄方》：同乌梅煎，治噤口痢。

刘提点云：痘疮不收靥，落痂，白汤调服，甚效。

宗奭曰：啖驼、马，解热。小儿多食则损齿生虫。

震亨曰：糖生胃火，乃湿土生热，故损齿生虫，与食枣病齲同意。

甜 瓜

《嘉祐》：止渴，除烦热，利小便，通三焦间壅塞气，治口鼻疮。

宗奭曰：暑月食之，永不中暑。然甜瓜虽解暑气而性冷，

① 在：《纲目》卷三十三《石蜜》无此字，抄写致衍。

消损阳气，多食未有不下利者。

弘景曰：凡瓜皆冷利，早青者尤甚。熟瓜除瓤食之，不害人。

《奇效良方》云：病脓血恶痢，痛不可忍。以水浸甜瓜食数枚，即愈。此亦消暑之验也。

瓜蒂

《本经》：治大水，身面四肢浮肿，下水，杀蛊毒，咳逆上气，及食诸果，病在胸腹中，皆吐下之。

《别录》曰：去鼻中息肉，疗黄疸。

大明：治脑寒热，眼昏吐痰。

张机曰：病如桂枝证，头不痛，项不强，寸脉微浮，胸中痞硬，气上冲咽喉，不得息者，此为胸中有寒也，当吐之；太阳中暍，身热疼重而脉微弱，此夏月伤冷水，水行皮中也，宜吐之；少阳病，头痛发寒热，脉紧不大，是膈上有痰也，宜吐之；病胸上诸实，郁郁而痛，不能食，欲人按之，而反有浊唾，下利日十余行，寸口脉微弦者，当吐之；懊侬烦躁不得眠，未经汗下者，谓之实烦，当吐之；宿食在上脘者，当吐之，并宜以瓜蒂散主之。惟诸亡血虚家，不可与瓜蒂散也。

杲曰：《难经》云：上部有脉，下部无脉，其人当吐不吐者，死。此饮食内伤，填塞胸中，食伤太阴，风木生发之气伏于下，宜瓜蒂散吐之，《素问》所谓木郁则达之。吐去上焦有形之物，则木得舒畅矣。若尺脉绝者，不宜用此，恐损真元，令人胃气不复也。

震亨曰：瓜蒂性急，能损胃气，胃弱者宜以他药代之。病后、产后，尤宜深戒。

时珍曰：甜瓜蒂乃阳明经除湿热之药，故能引去胸脘痰涎，头目湿气，皮肤水气，风眩头痛，癫痫喉痹，黄疸湿热诸证。凡胃弱人及病后、产后用吐药，皆宜加慎，何独瓜蒂为然。

讱庵云：当吐而胃弱者，代以参芦。

丹溪云：吐中就有发散之义。

张子和曰：诸汗法古方多有之，惟以吐发汗，世罕知之，故予当日吐法兼汗。

西 瓜

吴瑞曰：消烦止渴，解暑热。

宁原曰：宽中下气，利小水，治血痢，解酒毒。

震享曰：含汁，治口疮。

颖曰：西瓜性寒解热，有天生白虎汤之号，亦不宜多食。

时珍曰：西瓜、甜瓜皆属生冷。世俗以为醍醐灌顶，甘露洒心，取其一时之快，不知其伤脾助湿之害也。北人禀厚，食之犹惯，南人禀薄，多食易至霍乱冷病终身也。

《相感志》云：食西瓜后食其子，即不噫瓜气。以瓜划破，曝日中，少顷食，即冷如水也。

《龙鱼河图》云：凡瓜有两鼻、两蒂者，杀人。五月瓜沉水者，食之得冷病，终身不瘥。

弘景曰：多食瓜作胀，即入水自渍，便消。

时珍曰：张华《博物志》言：人以冷水浸至膝，可顿啖瓜至数十枚；渍至项，其啖转多，水皆作瓜气也。则水浸消瓜，亦物性也。或曰多食瓜作胀者，食盐花即化。然瓜最忌麝与酒，凡食瓜过多，但饮酒及水服麝香，尤胜于食盐、渍水也。又曰：瓜性最寒，曝而食之尤冷。故《稽圣赋》云：瓜寒于曝，油冷于煎，此物性之异也。

《真西山卫生歌》云：瓜桃生冷宜少食①，免致秋来成疟痢。

葡萄草龙珠

《本经》：治筋骨湿痹，益气强志。

《别录》曰：逐水，利小便。

甄权曰：除肠间水，调中治淋。

苏颂曰：时气痘疮不出，食之，或研酒饮，甚效。按魏文帝诏群臣曰：蒲桃当夏末涉秋，尚有余暑，醉酒宿醒，掩露而食。甘而不饴，酸而不酢，冷而不寒，味长汁多，除烦解渴。又酿为酒，甘于曲蘖，善醉而易醒。他方之果，宁有匹之者乎？

《圣惠方》云：胎上冲心，葡萄，煎汤饮之，即下。

椰 子

椰子瓤

《开宝》云：益气。

汪颖云：治风。

时珍云：食之不饥，令人面泽。

椰子浆

《开宝》云：止消渴。

李珣云：治吐血，水肿，去风热。

时珍曰：椰子性热，饮其浆者多昏如醉。

《异物志》云：食其肉则不饥，饮其浆则增渴。

椰子皮

时珍曰：治卒心痛，烧研，水服一钱，极验。

---

① 食：《纲目》卷三十三《西瓜》作"飱"，当是。

《开宝》云：止血，疗鼻衄，吐逆霍乱，煮汁饮之。

壳

时珍曰：杨梅疮筋痛，烧研，滚酒泡服二钱，暖覆取汗，其痛即止。

谷　部

粳米 粳音庚

《别录》：曰：益气，止烦，止渴，止泄。

《蜀本》：温中，和胃气，长肌肉。

《日华子》曰：补中，壮筋骨，益肠胃。

孟诜曰：煮汁，主心痛，止渴，断热毒下痢。

好古曰：合芡实作粥食，益精强志，聪耳明目。

思邈曰：常食干粳饭，令人不噎。

时珍曰：通血脉，和五脏，好颜色。

宗奭曰：粳以白晚米为第一，早熟米不及也。平和五脏，补益血气，其功莫逮。然稍生则复不益脾，过熟乃佳。

颖曰：粳有早、中、晚三收，以晚白米为第一。各处所产种类甚多，气味不无少异，而亦不甚相远也。天生五谷，所以养人，得之则生，不得则死。惟此谷得天地中和之气，同造化生育之功，非他物可比，入药之功在所略尔。又曰：新米乍食动风气，陈者下气，病人尤宜。

时珍曰：粳稻六七月收者为早粳，止可充食。八九月收者为迟粳，十月收者为晚粳。北方气寒，粳性多凉，八九月收者即可入药。南方气热，粳性多温，惟十月晚稻气凉，乃可入药。晚粳得金气多，故色白入肺而解热也。早粳得土气多，故赤者益脾，而白者益胃。若滇、岭之粳则性热，惟彼土宜之耳。

苏颂云：香粳长白如玉，可充御贡，此种之贵异者也。

时珍曰：凡人嗜生米，久成米瘕，治之以鸡屎白。

米泔

时珍曰：清热止烦渴，利小便，凉血。

戴原礼曰：风热赤眼，以淅二泔睡时冷调洗。

淅，洗米也。第二次泔，清而可用，故名为淅二泔。服药过剂闷乱者，以淅二泔饮之。

炒米汤

时珍曰：益肺除湿，不去火毒，令人作渴。

陈廪米

弘景曰：即粳米久入仓，陈赤者。

《别录》云：下气，除烦渴，调胃止泄。

《日华》曰：补五脏，涩肠胃。

孟诜曰：炊饭食，止痢，补中益气，坚筋骨，通血脉，起肠道。以饭和醋捣，封毒肿恶疮，立瘥。研水服，去卒心痛。

宁原曰：宽中消食，多食易饥。

时珍曰：陈仓米煮汁不浑，初时气味俱尽，故冲淡可以养胃。古人多以煮汁煎药，亦取其调肠胃、利小便、去湿热之功也。廪米年久，其性多凉，但炒食则温尔。陈藏器以为热食即热，冷食即冷者，偏见也。

粥

时珍曰：利小便，止烦渴，养脾胃。按罗天益云：粳米粥气薄味淡，阳中之阴也，所以淡渗下行，能利小便。

张文《潜粥记》：每晨食粥，空腹胃虚，谷食气便作，所补不细，又极柔腻，能与胃肠相得，最为饮食之妙诀。齐和尚说：山僧每旦一粥，甚系利害。如不食，则终日觉脏腑燥涸。盖粥能畅脾胃，生津液也。

　　昂按：今人食粥，不知其妙。迨病中食之，觉与脏腑相宜，非他物之所能及也。

糯　米

《别录》曰：作饭温中，令人多热，大便坚。

士良曰：能行营卫中血积，解芫青、斑蝥毒。

思邈曰：糯米味甘，脾之谷也，脾病宜食之。益气止泄。

藏器曰：作糜食，主消渴。久食令人身软，缓人筋也。

萧炳曰：壅诸经络气，使四肢不收，发风昏昏。以骆驼脂作煎饼食，主痔疾。

时珍曰：暖脾胃，止虚寒泄痢，坚大便，缩小便，收自汗，发痘疮。又曰：糯米性温，酿酒则热，熬饧尤甚，故脾肺虚寒者宜之。若素有痰热风病，及脾病不能转输，食之最能发病成积。今人冷泄者，炒食即止。老人小便数者，作粢糕或丸子夜食，亦止。然性黏滞难化，小儿病人忌之。

糯米粥

时珍曰：益气，治脾胃虚寒，泄痢吐逆，小儿痘疮白色。

杨士瀛曰：痘疹用糯米，取其解毒，能酿而发之也。

谷芽 稻蘖

时珍曰：甘温，快脾开胃，下气和中，消食化积。曝干去发，炒用。其功专主消导。

恭曰：取其蘖中之米入药。启脾进食。

大　麦

《别录》曰：消渴，除热，益气，调中。

士良曰：补虚劣，壮血脉，益颜色，实五脏，化谷食，止泄，不动风气。久食令人肥白，滑肌肤。为面，胜于小麦，无躁热。

苏恭曰：面：平胃，止烦渴；消食，疗胀满。

时珍曰：宽胸下气，凉血，消积，进食。大麦作饭，香而有益。煮粥甚滑，磨面作酱，甚甘美。

宗奭曰：大麦性平凉滑腻。有人患缠喉风，食不能下。用此面作糊，令咽以助胃气。

震亨曰：大麦初熟，人多炒食。此物有火，能生热病，人不知也。

诜曰：大麦为五谷长，令人多热。暴食似脚弱，为下气故也。久服宜人。熟则有益，带生则冷而损人。

大麦芽

《别录》曰：消食和中。

甄权曰：破冷气，去心腹胀满。

《日华子》曰：开胃，止霍乱，除烦闷，消痰饮，破癥结。能催生落胎。

元素曰：补脾胃虚，宽肠下气。腹鸣者用之。

时珍曰：以麦芽、谷芽入药，皆能消化一切米面诸果食积。观造饧者用之，可以类推矣。但有积者能消化，无积而久服，则消人元气，不可不知。若同白术诸药俱无害矣。

好古曰：麦芽、神曲，胃气虚人宜服之，以代戊己，腐熟水谷。豆蔻、砂仁、乌梅、木瓜、芍药、五味子为之使。

小 麦

《别录》曰：除客热，止烦渴咽燥。利小便，养肝气，止漏血唾血。令女人易孕。

思邈曰：养心气，心病宜食之。

宗奭曰：煎汤饮，治暴淋。

甄权曰：熬末服，杀肠中蛔虫。

时珍曰：麦属火，心之谷也。其功除烦止渴，收汗利溲，止血，皆心之病也。陈者煎汤饮，止虚汗。烧存性，油调，涂诸疮、汤火伤灼。新麦性热，陈麦平和。凡麦秋种夏熟，备受四时之气，南方地暖下湿，不如北产之良。

《圣惠方》：小麦饭治烦热，少睡多渴。

恭曰：小麦作汤，不许皮坼。坼则性温，不能消热止烦也。

藏器曰：小麦受四时气足，兼有寒热温凉。故麦凉、曲温、麸冷、面热，宜其然也。河渭之西，白麦面亦凉，以其春种，缺秋冬二气也。

浮麦

即水淘浮起者。

时珍曰：益气除热，止自汗盗汗，骨蒸虚热，妇人劳热。

讱庵云：汗为心液，麦为心谷。浮者无肉，故能凉心止汗。麦麸同功。

麦麸

《日华子》曰：治时疾热疮，汤火疮烂，仆损折伤瘀血，醋炒罨贴之。

藏器曰：和面作饼，止泄痢，调中去热。醋拌蒸热，包熨人马闪跌腰脚折伤处，散血止痛。

时珍曰：醋蒸，熨手足风湿痹痛，寒湿脚气，互易至汗出，良。末服，止虚汗。麸乃麦皮也，麦之凉全在皮，与浮麦同性，而止汗之功次于浮麦。凡人身体疼痛及疮疡溃烂，或小儿暑月出痘疮溃烂，不能着席者，用麸皮装褥卧，性凉而软，诚妙法也。

小麦粥止消渴烦热。

面

大明曰：养气，补不足，助五脏。然性壅热，小动风气，发丹石毒。

脏器曰：补虚。久食实人肤体，厚肠胃，益气力。又曰：面性热，惟第二磨者凉，为其近麸也。盖麦之凉全在皮，故面去皮即热。

宗奭曰：水调服，治人中暑，马病肺热。

时珍曰：傅痈肿损伤，散血止痛。生食利大肠。水调服，止鼻衄吐血。

颖曰：东南卑湿，春多雨水，麦已受湿气，又不曾出汗，故食之作渴，动风气，助湿发热。西北高燥，春雨又少，麦不受湿，复入地窖出汗，北人禀后少湿，故常食而不病也。

李廷飞《延寿书》云：北多霜雪，故麦无毒。南方雪少，故麦有毒。顾元庆《檐曝偶谈》云：江南麦花夜发，故发病；江北麦花昼发，故宜人。麦性虽热，而寒食日以纸袋盛麦，悬挂风处，数十年亦不坏，名为寒食面，则热性皆去，而无毒矣。入药尤良。

时珍曰：北麦性温，食之不渴；南麦性热，食之烦渴。西边麦凉，皆地气使然也。吞汉椒、食萝卜，皆能解其毒。

麦粉即小粉

时珍曰：麦粉乃是洗面筋澄出浆粉，今人浆衣多用之。

孟诜曰：补中，益气脉，和五脏，调经络。又炒一合，汤服，断下痢。

时珍曰：醋熬成膏，消一切痈肿汤火伤。

稷

《别录》曰：益气，补不足。

《日华子》云：治热，压丹石毒发热，解苦瓜毒。

《心镜》云：作饭食，安中，利胃，宜脾。

时珍曰：稷与黍一类二种。粘者为黍，不粘者为稷。稷可做饭，黍可酿酒，犹稻之有粳与糯也，能凉血解暑。又曰：按孙真人云：稷，脾之谷也，脾病宜食之。氾胜之云：烧黍稷则瓠死，此物性相制也。稷米黍穰，故能解苦瓜之毒。

诜曰：多食，发二十六种冷病气。又不可与附子同服。

时珍曰：诗云：黍、稷、稻、粱、禾、麻、菽、麦，此八谷也。盖稷当属高大如芦，世人之所谓芦稷者。实既香美，性复中和，干又高大，所以能为五谷之长，而先王以之名官也。且芦稷最能和中，煎汤温服，治霍乱吐泻如神。

黍

时珍曰：粳之黏者为糯，粟之黏者为秫，稷之黏者为黍。黍有赤、白、黄、黑数种，其苗色亦然。按罗愿云：黍者，暑也。以其象火，为南方之谷。盖黍最黏滞，与糯米同性，其气温暖，故功能补肺，而多食作烦热，缓筋骨也。

思邈曰：黍者，暑也。待暑而生，暑后乃成，肺之谷也。肺病宜食之，主益气。

《别录》曰：益气补中。

孟诜曰：烧灰和油，涂杖疮，止痛，不作瘢。

诜曰：性寒，有小毒，发故疾。久食昏五脏，令人好睡，缓人筋骨，绝血脉。小儿多食，令久不能行。小猫、犬食之，其脚跼屈。合葵菜食，成痼疾。合牛肉、白酒食，生寸白虫。

李廷飞云：五种黍米，多食闭气。

粟

时珍曰：粟即粱也，穗大而毛长粒粗者为粱，穗小而毛短粒细者为粟。按贾思勰云：粟之成熟有早、晚，早粟皮薄米实，晚粟皮厚米少。据许慎云：粟之为言续也，续于谷也。在古但呼为粱，后人乃以粱之细者名粟。苗俱似茅，种类凡数十，有青、赤、黄、白、黑诸色也，陈者良。

《别录》曰：养肾气，去脾胃中热，益气。陈者苦寒。治胃热消渴，利小便。

孟诜曰：止痢，压丹石热。

藏器曰：治霍乱，及转筋入腹。又治卒得鬼打。

士良曰：解小麦毒，发热。

弘景曰：陈粟至三五年者，尤解烦闷，服食家亦将食之。

宗奭曰：粟米利小便，能益脾胃。

时珍曰：粟之味咸淡，气寒下渗，肾之谷也，肾病宜食之。虚热消渴，泄痢，皆肾病也。渗利小便，所以泄肾邪也。降胃火，故脾胃之病宜食之。又曰：治反胃，热痢。煮粥食，益丹田，补虚损，开肠胃。

震亨云：陈者最硬难化，得浆水乃化也。

宗奭曰：生者难化，熟者滞气，隔食，生虫。

藏器曰：胃冷者不宜多食粟。浸水至败者，损人。

瑞曰：与杏仁同食，令人吐泻。雁食粟足重，不能飞。

荞麦面

孟诜曰：实肠胃，能炼五脏滓秽。

萧炳曰：作饭食，压丹石毒，甚良。

吴瑞曰：以醋调粉，涂小儿丹毒赤肿热疮。

时珍曰：降气宽肠，磨积滞，消热肿风痛，除白浊白带，脾积泄泻。以沙糖水调炒面二钱服，治痢疾。炒焦，热水冲服，治绞肠痧痛。又曰：荞麦最降气宽肠，故能炼肠胃滓滞，而治浊带泄痢，腹痛上气之疾，气盛有湿热者宜之。若脾胃虚寒人食之，则大脱元气，而落须眉，非所宜矣。

《普济》：治小儿天吊及历节风。

思邈曰：酸，微寒。食之难消。久食动风，令人头眩。作面和猪、羊肉热食，不过八九顿，即患热风，须眉脱落，还生亦希。泾邠以北多此疾。

黑大豆

岐伯曰：生温熟寒。

时珍曰：大豆有黑、白、黄、褐、青、斑数色。黑者名乌豆，可入药，及充食作豉；黄者可作腐榨油造酱；余但可作腐，及炒食而已。

藏器曰：大豆甘平，炒食极热，煮食甚寒，作豉极冷，造酱及生黄卷则平。牛食之温，马食之冷。一体之中，用之数变。

《本经》云：生研，涂痈肿。煮汁饮，杀鬼毒，止痛。

《别录》：逐水胀，除胃中热痹，伤中淋露，下瘀血，散五脏结积内寒，杀乌头毒。炒为屑，主胃中热，除痹去肿，止腹胀消谷。

《唐本》云：煮食，治温毒水肿。

《日华子》云：调中下气，通关脉。制金石药毒，治牛马温毒。

时珍曰：煮汁，解矾石、砒石、甘遂、天雄、附子、射罔、巴豆、芫青、斑蝥、百药之毒及蛊毒。入药，治下痢脐痛。冲酒，治风痉及阴毒腹痛。牛胆贮之，止消渴。

藏器曰：炒黑，热投酒中饮之，治风痹瘫缓口噤，产后头风。食罢生吞半两，去心胸烦热，热风恍惚。明目，镇心，温补。久服，好颜色，变白不老。煮食性寒，下热气肿，压丹石烦热，消肿。

孟诜曰：主中风脚弱，产后诸疾。同甘草煮汤饮，去一切热毒，解百药毒。治风毒脚气。煮食，治心痛筋挛，膝痛胀满。同桑柴灰汁煮食，下水鼓腹胀。和饭捣涂一切毒肿。疗男女阴肿，以绵裹纳之。又曰：大豆黄屑忌猪肉。小儿以炒豆猪肉同食，必壅气致死。十岁以上不畏也。

颂曰：仙方修治末服之，可以辟谷度饥。然多食令人体重，久则如故也。

甄权曰：每食后，磨拭，吞三十粒，令人长生。初服时似身重，一年以后，便觉身轻，又益阳道也。

颖曰：陶华以黑豆入盐煮，常时食之，云能补肾。盖豆乃肾之谷，其形类肾，而又黑色①通肾，引之以盐，所以妙也。

时珍曰：按《养肾书》云：李守愚每晨水吞黑豆二七枚，谓之五脏谷，到老不衰。夫豆有五色，各治五脏。惟黑豆属水性寒，为肾之谷，入肾功多，故能治水，消胀下气，制风热，

---

① 色：原作"豆"，据文义及《纲目》卷二十四《黑大豆》条引汪颖文改。

而活血解毒，所谓同气相求也。又曰：蓖麻子者，忌炒豆，犯者胀满致死。服厚朴者亦忌之，动气。

大豆黄卷

弘景曰：黑大豆为蘖芽，长五寸，便干之，名为黄卷。用之熬过，服食所须。

《本经》：治湿痹，筋挛膝痛。

《别录》曰：五脏不足，胃气结积，益气止痛，去黑䵝，润肌肤皮毛。

孟诜曰：破妇人恶血。

颂曰：古方蓐妇药中多用之。

思邈曰：宜肾。

时珍曰：除胃中积热消水病胀满。

黄大豆

宁原云：宽中下气，利大肠，消水胀肿毒。

时珍云：研末，熟水和，涂痘后痈。童便调涂亦可。

赤小豆

《本经》云：下水肿，排痈肿脓血。

藏器曰：驴食足轻，人食身重。

《别录》云：疗寒热，热中，消渴，止泄，利小便，下腹胀满，吐逆，卒澼。

甄权曰：消热毒，散恶血，除烦满，通气，健脾胃。同鸡子白调，涂一切热毒痈肿。煮汁，洗小儿黄烂疮，不过三度。

士良曰：缩气行风，坚筋骨，抽肌肉。久食瘦人。

孟诜曰：散气，去关节烦热，令人心孔开。暴痢后，气满不能食者，煮食一顿即愈。和鲤鱼、鲫鱼煮食，甚治脚气，并能利水消肿。

《日华子》云：解小麦热毒，煮汁解酒病。解衣黏缀。

弘景曰：小豆逐津液，利小便。久服令人肌肤枯燥。

颂曰：水气、脚气最为急用。有人患脚气，以袋盛小豆，朝夕践踏，久久遂愈。

好古曰：治水者惟知治水，而不知补胃，则失之壅滞。赤小豆，消水通气而健脾胃，乃其药也。

藏器曰：赤小豆和桑根白皮煮食，去湿气痹肿；和通草煮食，则下气无限，名脱气丸。

时珍曰：赤小豆，小而色赤，心之谷也。其性下行，通乎小肠，能入阴分，治有形之病。故行津液，利小便，消胀除肿，止吐，而治下痢肠澼，解酒病，除寒热痈肿，排脓散血，而通乳汁，下胞衣产难，皆病之有形者。久服则降令太过，津血渗泄，所以令人肌瘦也。其吹鼻瓜蒂散辟瘟疫用之，亦取其通气除湿散热耳。凡一切痈疽疮疥及赤肿者，以水调涂，自无不愈。但其性粘，干则难揭。入苎根则不黏，此法尤佳。

绿　豆

《开宝》云：煮食，消肿下气，压热解毒。生研绞汁服，治丹毒烦热，风疹，药石发动，热气奔豚。

思邈曰：治寒热，热中，止泄痢卒澼，利小便胀满。

《日华子》曰：厚肠胃。作枕，明目，治头风头痛。除吐逆。

孟诜曰：补益元气，和调五脏，安精神，行十二经脉，去浮风，润皮肤，宜常食之。煮汁，止消渴。

宁原曰：解一切药草牛马金石诸毒。

时珍曰：绿豆肉平皮寒，解金石、砒霜、草木一切诸毒，宜连皮生研水服。又治痘毒，利肿胀。绿豆粥解热毒，止烦渴。

绿豆粉

吴瑞曰：解诸热，益气，解酒食诸毒。治发背，痈疽疮肿，及汤火伤灼。

宁原曰：痘疮湿烂，不结痂疕者，干扑之良。

汪颖曰：解菰菌、砒毒。

时珍曰：绿豆色绿属木，通于厥阴、阳明。其性稍平，消肿治痘之功虽同赤豆，而压热解毒之力过之。且益气，厚肠胃，通经脉，无久服枯人之患。豆粉以绿色粘腻者为真。外科治痈疽，有内托心散，极言其效。

白扁豆

《别录》曰：和中，下气。

孟诜曰：补五脏，主呕逆。久服头不白。

苏恭曰：疗霍乱，吐利不止。研末，和醋服之。

苏颂曰：行风气，治女子带下，解酒毒、河豚鱼毒。

甄权曰：解一切草木毒，生嚼及煮汁饮，取效。

时珍曰：硬壳白扁豆，其子充实，白而微黄，其气腥香，其性温平，得乎中和，脾之谷也。入太阴气分，通利三焦，能化清降浊，故专治中宫之病，消暑除湿，止泄痢，暖脾胃，止消渴而解毒也。其软壳及黑鹊色者，其性微凉，但可供食，亦调脾胃。花与豆同功。

刀　豆

时珍曰：温中下气，利肠胃，益肾补元。又曰：刀豆甘平，本草失载。近时载其暖而补元阳也。又有病呃逆不止，烧存性，白汤调服二钱，呃逆即止。亦取其下气归元也。

淡豉

时珍曰：造淡豉法：黑大豆水浸一宿，蒸熟，摊席上，候微温蒿覆之。候黄衣上遍，取出晒干，簸净，以水拌之，干湿得所，安瓮中，筑实，桑叶盖，厚三寸，泥封。晒七日，取出曝一时，又以水拌入瓮。如此七次，再蒸过，摊去火气，瓮收筑封，豉即成矣。

《别录》曰：伤寒头痛寒热，瘴气恶毒，烦躁满闷，虚劳喘吸，两脚疼冷。杀六畜胎子诸毒。

甄权曰：治时疾热病，发汗。熬末，能止盗汗，除烦。生捣为丸服，治寒热风，胸中生疮。煮服治血痢腹痛，研涂阴茎生疮。

时珍曰：其法乃康伯所传，见《博物志》。淡豉调中下气，最妙。黑豆性平，作豉则温。既经蒸罯，故能升能降。得葱则发汗，得盐则能吐，得酒则治风，得薤则治痢，得蒜则止血，炒熟则又能止汗。又曰：治伤寒温毒发斑，呕逆。

《日华子》云：治疟疾骨蒸，中毒药蛊气，犬咬。

讱庵曰：凡伤寒，呕逆烦闷，宜引吐，不宜用下药以逆之。淡豉合栀子，即栀子豉汤，能吐虚烦。

胡麻 脂麻、巨胜

《本经》：伤中虚羸，补五内，益气力，长肌肉，填髓脑。久服，轻身不老。

《别录》曰：坚筋骨，明耳目，耐饥渴，延年。疗金疮止痛，及伤寒温疟大吐后，虚热羸困。

《日华子》曰：补中益气，润养五脏，补肺气，止心惊，利大小肠，耐寒暑，逐风湿气、游风、头风，治劳气，产后羸困，催生落胞。细研，涂发令长。白蜜蒸饵，治百病。

李廷飞云：炒食，不生风病。风人久食，则步履端正，语言不謇。

苏恭曰：生嚼涂小儿头疮，煎汤浴恶疮、妇人阴疮，大效。

士良曰：初食利大小肠，久食即否，去陈留新。

弘景曰：服食胡麻，取黑色者，当九蒸九晒，熬捣饵之，断谷长生充饥。虽易得，而学者未能常服之，况余药耶？蒸不熟，令人发落。

原曰：生者性寒而治疾，炒者性热而发病，蒸者性温而补人。

时珍曰：胡麻取油，以白者为胜，服食以黑者为良，取其黑色，入通于肾，而能润燥也。

麻　油

弘景曰：生榨者良。若蒸炒者，止可供食及燃灯耳，不入药用。

时珍曰：入药以乌麻油为上，白麻油次之，须自榨乃良。若市肆者，不惟已经蒸炒，而又杂之以伪也。

《别录》曰：利大肠，产妇胞衣不落。生油摩疮肿，生秃发。

孙思邈云：去头面游风。

藏器云：主天行热闷，肠内结热。服一合，取利为度。

《日华子》曰：陈油煎膏，生肌长肉止痛，消痈肿，补皮裂。

苏恭曰：治痈疽热病。

时珍曰：解热毒、食毒、虫毒，杀诸虫蝼蚁。

孟诜曰：主喑哑，杀五黄，下三焦热毒气，通大小肠，治蛔心痛，傅一切恶疮疥癣，杀一切虫。

刘河间云：治风先治血，血活则风散。胡麻入肝补血，故风药中不可阙也。

麻　仁

《本经》云：补中益气，久服肥健。

《别录》治中风汗出，逐水气，利小便，破积血，复血脉，乳妇产后余疾。沐发长润。

藏器曰：下气，去风痹皮顽，令人心欢，炒香，浸小便，绞汁服之。妇人倒产，吞二、七枚即正。

士良曰：润五脏，利大肠风热结燥及热淋。多食损血脉，滑精气，痿阳气，妇人发带疾。

《日华子》曰：补虚劳，逐一切风气，长肌肉，益毛发，通乳汁，止消渴，催生难产。

孟诜曰：取汁煮粥，去五脏风，润肺，治关节不通，发落。

时珍曰：利女人经脉，调大肠下痢。涂诸疮癞，杀虫。取汁煮粥食，止呕逆。

弘景曰：麻仁合丸药并酿酒，大善。但性滑利。

好古曰：麻仁，手阳明、足太阴药也。阳明病汗多、胃热、便难，三者皆燥也。故用之以通润也。

成无己曰：脾欲缓，急食甘以缓之。麻仁之甘，以缓脾润燥。

宗奭曰：麻仁极难去壳。取帛包置沸汤中，浸至冷，悬井中一夜，不令着水，次日晒干，新瓦上挼去壳，簸扬取仁用。

薏苡仁_{薏珠}

《本经》：治筋急拘挛，不可屈伸，久风湿痹，下气。久服，轻身益气。

《别录》曰：除筋骨中邪气不仁，利肠胃，消水肿，令人能食。

藏器曰：炊饭作面食，主不饥，温气。煮饮，止消渴，杀蛔虫。

甄权：治肺痿肺气，咳嗽涕唾，上气。煎服，破毒肿。

孟诜曰：去干湿脚气，杀蛔堕胎。

时珍曰：薏苡仁属土，阳明药也，故能健脾益胃。虚则补其母，故肺痿、肺痈用之。筋骨之病，以治阳明为本，故拘挛筋急风痹者用之。土能胜水除湿，故泄痢水肿用之。疝疾重坠，以薏珠用东壁黄土炒，水煮为膏以治之。

颂曰：薏苡仁，心、肺之药多用之。故范汪治肺痈，张仲景治风湿、胸痹，《济生方》治肺损咯血，以熟猪肺切，蘸薏珠末，空心食之。薏珠补肺，猪肺引经也。

宗奭曰：此药力势和缓，凡用须加倍即见效。炒熟，微研用。

敩曰：同糯米炒，去米用，亦有以盐汤煮者。

御米壳 罂粟壳

时珍曰：凡用，以水洗润，去蒂及筋膜，取外薄皮，阴干细切，以米醋拌炒入药。亦有蜜炒、蜜炙者。止泻痢，固脱肛，治遗精久咳，敛肺涩肠，止心腹筋骨诸痛。得醋、乌梅、橘皮良。又曰：酸主收涩，故初病不可用之。泄泻下痢既久，则气散不固，而肠滑肛脱。咳嗽诸痛既久，则气散不收，而肺胀痛剧。故俱宜此涩之固之，收之敛之。王硕云：粟壳治痢如神。但性紧涩，多令吐逆，故人畏而不敢服。若用醋制，加以乌梅，则用得法矣。或同四君子药，尤不致闭胃妨食而获奇功也。

震亨曰：今人虚劳咳嗽，多用粟壳止劫；及湿热泄痢者，用之止涩。其治病之功虽急，而杀人如剑，宜深戒之。又曰：治嗽多用粟壳，不必疑，但要先去病根，此乃收后药也。治痢亦然。凡痢须先散邪行滞，岂可遽投粟壳、龙骨之药，以闭塞肠胃。邪气得补而愈甚，所以变症作而淹延不已也。

杲曰：收敛固气。能入肾，故治骨病尤宜。

御米

颂曰：行风气，逐邪热，治反胃，胸中痰滞。

时珍曰：罂中有白米，极细，治泻痢，润燥，此米可煮粥，和饭食。水研滤浆，同绿豆粉作腐食尤佳。

《开宝》：治丹石发动，不下饮食，和竹沥煮作粥食，极美。

宗奭曰：性寒。多食，利二便，动膀胱气。

神 曲

时珍曰：昔人用曲，多是造酒之曲。后造神曲，药力胜之。盖取诸神聚会之日造之，故名。叶氏《水云录》云：五月五日、六月六日，或三伏日，用白面一百斤，青蒿自然汁三升，赤小豆末、杏仁泥各三升，苍耳自然汁、野蓼自然汁各三升，以配白虎、青龙、朱雀、玄武、勾陈、螣蛇六神，用汁拌面、豆、杏仁作饼，麻叶或楮叶盖罨，如造酱黄法。待生黄衣，取出晒干收用。

元素曰：甘、辛，温，阳中之阳也，入足阳明经。凡用须火炒黄，以助土气。陈久者良。养胃气，治赤白痢。

甄权曰：化水谷宿食，癥结积滞，健脾暖胃。

时珍曰：消食下气，除痰逆霍乱，泄痢胀满诸疾。闪挫腰痛者，煅过，淬酒温服。妇人产后欲回乳者，炒研，酒服二钱，日二即止，甚验。下胎，产后血晕，末服亦良。亦治目疾，按倪维德《启微集》云：神曲治目病，生用能发其生气，熟用能敛其暴气也。

红　曲

时珍曰：红曲，《本草》不载，法出近世。其法：白粳米一石五斗，水淘，浸一宿，作饭。分作十五处，入曲母三斤，搓揉令匀，并作一处，以帛密覆，热即去帛摊开，觉温急堆起，又密覆。次日日中又作三堆，过一时分作五堆，再一时合作一堆，又过一时分作十五堆，稍温又作一堆，如此数次。第三日，用大桶盛新汲水，以竹箩盛曲作五六分，蘸湿完又作一堆，如前法。第四日，又蘸。若曲半沉半浮，再依前法作一次，又蘸。若尽浮则成矣，取出晒干，收之。其红过米心者谓之生黄，可用。若未过心者，不堪用。入药以陈久者良。治女人血气痛，及产后恶血不尽，擂酒饮之良。又曰：人之水谷入于胃，受中焦湿热熏蒸，游溢精气，日化为红，散布脏腑经络，是为营血。此造化自然之微妙也。造红曲者，以白米饭受湿热郁蒸变而为红，即成真色，久亦不渝。此乃人窥造化之巧者也。故红曲有治脾胃营血之功，得同气相求之理也。

震亨曰：消食活血，健脾燥胃。治赤白痢，下水谷。

吴瑞曰：酿酒，破血，行药势，杀山岚瘴气，治打扑伤损。又曰：酿酒则辛热，有小毒，发肠风、痔瘘、脚气、哮喘、痰嗽诸疾。

饴　糖

《别录》曰：补虚乏，止渴，去血。

思邈云：补虚冷，益气力，止肠鸣咽痛，治唾血，消痰，润肺止嗽。

孟诜曰：健脾胃，补中。治吐血，打损瘀血者，熬焦酒服，能下恶血。又伤寒大毒嗽，青蒿汁中煮一沸，顿服之，良。

宗奭云：脾弱不思食人，少用。能和胃气，亦能和药。

时珍曰：解附子、草乌头毒。

成无己曰：脾欲缓，急食甘以缓之。胶饴之甘，以缓中也。

好古曰：饴乃脾经气分药也，甘能补脾之不足。

震亨曰：饴糖属土，而成于火，大发湿中之热。

时珍曰：凡中满吐逆，秘结牙䘌，赤目疳病者宜忌之，生痰动火最甚。甘属土，肾病毋多食甘，甘伤肾，骨痛而齿落，皆指此类也。

酱

弘景曰：酱当以豆酱，陈久者最好也。

时珍曰：豆酱法，用豆炒，磨成粉一斗，入面三斗和匀，切片罨黄，晒之。每十斤，入盐五斤，井水淹过，晒成收之。

《别录》曰：除热，止烦满，杀百药及热汤火毒。

《日华子》曰：杀一切鱼肉菜蔬蕈毒，并治蛇虫蜂虿等毒。

时珍曰：酱汁灌入下部，治大便不通。灌耳中，治飞蛾虫蚁入耳。涂犭制犬咬，及汤火伤灼未成疮者有效。又中砒毒，调水服即解。

醋 苦酒

刘熙《释名》曰：醋，措也，能措置食毒也。

恭曰：醋有数种，惟米醋二三年者入药，余止可噉①，不可入药也。

---

① 噉：同"啖"。吃。

弘景曰：醋酒为用，无所不入，愈久愈良。

《别录》曰：消臃肿，散水气，杀邪毒。

扁鹊曰：理诸药，消毒。

藏器曰：治产后血运，除癥块坚积，消食，杀恶毒，破结气，心中酸水痰饮。

《日华子》曰：下气除烦，治妇人心痛血癖，并产后及伤损金疮出血昏运。杀一切鱼肉菜毒。多食损筋骨，亦损胃，不益男子，损人颜色。醋发诸药，不可同食。

好古曰：散瘀血，治黄疸、黄汗。

孟诜曰：醋磨青木香，止卒心痛，血气痛。浸黄柏含之，治口疮。调大黄末，涂肿毒。煎生大黄服，治疟癖甚良。

时珍曰：治诸疮肿积块，心腹疼痛，痰水血病，杀鱼肉菜及诸虫毒气。无非取其酸收之义，而又有散瘀解毒之功。又曰：酸属木，脾病毋多食酸。酸伤脾，肉胝而唇揭。

《镜源》曰：米醋煮，制四黄、丹砂、胆矾、常山诸药。

讱庵曰：外科敷药多用之，取其敛壅热，散瘀解毒耳。盖贝母性散而敛疮口，因其能散，所以能敛。醋性酸收而散痈肿，盖消则内散，溃则外散，收处即是散处，两者一义也。

宗奭曰：米醋比诸醋最酽，入药多用之，谷气全也。产妇房中常以火炭沃醋气为佳，酸益血也。

酒

《别录》曰：行药势，杀百邪，恶毒气。

藏器曰：通血脉，厚肠胃，润皮肤，散湿气，消忧发怒，宣言畅意。

孟诜曰：养脾气，扶肝，除风，下气。

时珍曰：酒，天之美禄也。面曲之酒，少饮则和血行气，壮神御寒，消愁遣兴。痛饮，则伤神耗血，损胃亡精，生痰动火。

好古曰：酒能引诸经，不止与附子相同。味之辛者能散，苦者能下，甘者能居中而缓，用为遵引，可以通行一身之表，至极高分。味淡者，则利小便而速下也。

颖曰：人知戒早饮，而不知夜饮更甚。既醉既饱，睡而就枕，热壅伤心伤目。夜气收敛，酒以发之，乱其清明，劳其脾胃，停湿生疮，动火助欲，因而致病者多矣。

扁鹊云：过饮腐肠伤胃，溃髓蒸筋，伤神损寿。

敩曰：饮筋骨，动气痢。醉卧当风，则成癜风；醉浴冷水，成痛痹。服丹砂人饮之，头痛吐热。

士良曰：凡服丹砂、北庭、石亭脂、钟乳、诸石、生姜，并不可长用酒下，能引石药气入四肢，滞血化为痈疽。

时珍曰：解马肉、桐油毒，丹石发动诸病，热饮之良。若酒后食芥及辣物，缓人筋骨。酒后饮茶，伤肾脏，腰脚重坠，膀胱冷痛，兼患痰饮水肿，消渴挛痛之疾。一切毒药，因酒得者难治。又酒得咸而解者，水制火也，酒性上而咸润下也。又畏枳椇、葛花、赤豆花、绿豆粉者，寒胜热也。

汪昂云：余见邹尧夫诗云：美酒饮教微醉后，此得饮酒之妙，所谓醉中趣，壶中天也。若夫过饮，则相火炽炎，肺金受烁，致生痰嗽。脾因火而困怠，胃因火而呕吐，心因火而昏狂，肝因火而善怒，肺因火而善悲，胆因火而恐惧，肾因火而精枯，以致吐血、消渴、劳伤、蛊膈、痈疽、失明，为害无穷。

烧酒 火酒

时珍曰：烧酒，纯阳毒物也。面有细花者为真。与火同性，得火则燃。同乎焰硝，北人四时饮之，南人止暑月饮之。其味辛甘，升扬发散；其气燥热，胜湿祛寒。故能开怫郁而消沉渍，通膈噎而散痰饮，治泄疟而止冷痛也。辛先入肺，和水饮之，则抑使下行，通调水道，而小便长白，热能燥金耗血，大肠受刑，故令大便燥结。与姜蒜同饮，即生痔也。若夫暑月饮之，汗出而膈快身凉；赤目洗之，泪出而肿消赤散，此乃从治之方焉。过饮不节，败胃伤胆，丧心损寿，甚则黑肠腐胃，杀人顷刻。善摄生者，宜戒之。

糟

酒糟

时珍曰：酒糟有曲蘖之性，能活血行经止痛，故治伤损有功。

苏恭曰：温中消食，除冷气，杀腥，去草菜毒，润皮肤，调脏腑。

《日华》云：罨扑损瘀血，捣傅蛇蜂伤毒。

醋糟

孟诜曰：气滞风壅，手背脚膝痛，炒热，布裹熨之，三两换当愈。

饧糟

时珍曰：饧以蘖成，暖而消导。故其糟能化滞缓中，养脾止吐也。治反胃，化饮食，益气宽胸。

菜 部

韭草钟乳、起阳草

藏器曰：俗谓韭是草钟乳，言其温补也。根叶煮食，温中下气，补虚益阳，调和脏腑，令人能食，止泄血脓，腹中冷痛。

生捣汁服，主胸痹骨痛，不可触者。又解药毒，疗狂犬咬人数发者。亦涂诸蛇虺蝎虿恶虫毒。

《别录》曰：归心，安五脏，除胃中热。可久食，不利病人。

弘景曰：叶煮鲫鱼鲊食，断卒下痢。

颂曰：菜中此物最温而益人，宜常食之。昔人正月节食五辛以辟疠气，即韭、薤、葱、蒜、姜也。

《日华子》曰：煮食充肺气，除心腹痼冷痃癖。捣汁服，治肥白人中风失音。

宁原曰：煮食，归肾壮阳，止泄精，暖腰膝。

诜曰：炸熟，以盐、醋空心吃十顿，治胸膈噎气。捣汁服，治胸痹刺痛如锥，即吐出胸中恶血，甚验。又灌初生小儿，吐去恶水恶血，永无诸病。又曰：热病后十日食之即发。四五月多食乏气力，冬月多食动宿饮，吐水。不可与蜜及牛肉同吃。

震亨曰：主吐血唾血，衄血尿血，妇人经脉逆行，打扑伤损及膈噎病。捣汁澄清，和童便饮之，能消散胃脘瘀血，甚效。又曰：心痛，有食热物及怒郁致死，血留于胃口作痛者，宜用韭汁、桔梗，加入药中，开提血气。有肾气上攻，以致心痛者，宜用韭汁和五苓散为丸，空心茴香汤下。盖韭性急，能散胃口血滞也。又反胃，宜用韭汁二盏，入姜汁、牛乳各一盏，细细温服。盖韭汁消血，姜汁下气消痰和胃，牛乳能解热润燥补虚也。

时珍曰：韭叶热根温，功用相同。生则辛而散血，熟则甘而补中。入足厥阴经，乃肝之菜也。可生可熟，可菹可炙，乃菜中最有益者也。饮生汁，主上气喘息欲绝，解肉脯毒。煮汁饮，止消渴盗汗。熏产妇血运，洗肠痔脱肛。

宗奭曰：春食则香，夏食则臭，多食则能昏神暗目，酒后尤忌。

韭子

大明曰：捡净，蒸熟，暴干，簸去黑皮，炒黄用。暖腰膝，治鬼交，甚效。

《别录》曰：梦中泄精，溺血。

颂曰：韭子得龙骨、桑螵蛸，主漏精。葛洪、孙思邈方中多用之。

时珍曰：韭乃肝之菜，入足厥阴经。肾主闭藏，肝主疏泄。《素问》云：足厥阴病则遗尿，思想无穷，入房太甚，发为筋痿，及为白淫，男随溲而下，女子绵绵而下。韭子之治遗精漏泄，小便频数，女人带下者，能入厥阴，补下焦肝及命门之不足。命门者，藏精之府，故同治云。

葱菜伯、和事草

弘景曰：葱有寒热，白冷青热，伤寒汤中不得用青也。

时珍曰：葱乃释家五荤之一。生辛散，熟甘温。外实中空，肺之菜也，肺病宜食之。肺主气，外应皮毛，其合阳明。故所治之症多属太阴、阳明，皆取其发散通气之功。通气故能解毒，及理血病。气者血之帅也，气通则血活矣。金疮磕损，折伤血出，疼痛不止者，王璆《百一选方》用葱白、砂糖等研封之，云痛立止，更无痕瘢也。葱叶亦可用。又葱管吹盐入玉茎内，治小便不通及转脬危急者，极验。

葱茎白

《本经》云：作汤，治伤寒寒热，中风、面目浮肿，能出汗。

《别录》曰：除肝中邪气，安中，利五脏，安胎，归目益目睛，喉痹不通，杀百药毒。

大明曰：主天行时疾，头痛热狂，霍乱转筋，及奔豚气，脚气，心腹痛，目眩。止心迷闷。

孟诜曰：通关节，止衄血，利大小便。又曰：葱宜冬月食，不可过多，损须发，发人虚气上冲，五脏闭绝，为其开骨节出汗之故也。

李杲曰：治阳明下痢下血。

宁原云：达表，和里，止血。

时珍曰：除风湿，身痛麻痹，虫积心痛，止大人阳脱，阴毒腹痛，小儿盘肠内钓，妇人妊娠溺血。通乳汁，散乳痈，利耳鸣，涂猘犬伤，制蚯蚓毒。

士良曰：杀一切鱼肉毒。

连须葱白

张仲景：治伤寒头痛如破者。

讱庵云：妇人妊娠伤寒，葱白一物汤，发汗而安胎，加生姜亦佳。若产后头痛或疟，用葱头，必须连须者。

葱叶

《日华》曰：煨研，傅金疮。研，傅蛇虫伤，及中射工溪毒。

苏颂曰：主水病足肿。

思邈曰：利五脏，益目精，发黄疸。

时珍曰：按《经验方》云：金创折伤出血，用葱白连须煨熟，或锅烙炒熟①，捣烂傅之，冷即再易。凡人头目重闷疼痛，用葱叶插入鼻内两三寸，并耳内。气通便清爽也。

葱汁即葱涕

《别录》曰：溺血饮之。解藜芦及桂毒。

时珍曰：散瘀血，止衄血，止痛。治头痛，耳聋，消痔漏，解众药毒。《三洞要录》云：葱者，菜之伯也，能消金锡玉石，于冬至日，盛葱汁及银埋土中，次年夏至发出，尽化为水。葱涎与蜜傅痔，其凉如冰。

实

《本经》：明目，补中气不足。

《日华子》曰：温中益精。

思邈曰：宜肺归头。

思邈曰：正月食生葱，令人面上起游风。生葱同蜜食，作下利。烧葱同蜜食，壅气杀人。

仲景曰：生葱合枣食，令人病。合犬、雉肉食，多令人病血。

时珍曰：服地黄、常山人，忌食葱。

大蒜葫

孙愐《唐韵》云：张骞使西域，始得大蒜种归。因其出胡地也，故一名葫。

《别录》曰：归五脏，散痈肿𧏾疮，除风邪，杀毒气。

苏恭云：下气消谷，化肉。

藏器曰：去水恶瘴气，除风湿，破冷气，烂痃癖，伏邪恶，

---

① 熟：《纲目》卷二十六《葱》作"热"，与后文"冷即再易"相应，当是。

宣通温补。疗疮癣，杀鬼去痛。

《日华子》云：健脾胃，治肾气，止霍乱转筋腹痛，除邪崇，解温疫，去蛊毒，疗劳疟冷风，傅风损冷痛，恶疮、蛇虫、蛊毒、溪毒、沙虱，并捣贴之。熟醋浸，经年者良。

宗奭曰：葫气极荤，置臭肉中反能掩臭。凡中暑毒人，烂嚼三两瓣，温水送之，下咽即知，但禁饮冷水。又鼻衄不止者，捣贴足心，衄止即拭去。

时珍曰：葫蒜入太阴、阳明，其气熏烈，能通五脏，达诸窍，去寒湿，辟邪恶，消痈肿，化癥积肉食，此其功也。故王祯称之曰：味久不变，可以资生，可以致远，化臭腐为神奇，调鼎俎，代醯酱。携之旅途，则炎风瘴雨不能加，食馎腊毒不能害。夏月食之解暑气，北方食肉面者尤不可无，乃食经之上品，日用之多助者也。盖不知其辛能散气，热能助火，伤肺损目，昏神伐性之害，荏苒受之而不悟也。捣汁饮，治吐血，心痛。煮汁饮，治角弓反张。同鲫鱼丸，治膈气。同蛤粉丸，治水肿。同黄丹丸，治痢疟、孕痢。同乳香丸，治腹痛。捣膏敷脐，能达下焦，消水，利大小便。贴足心，能令热下行，止衄血，治泄泻暴痢，及干湿霍乱。纳肛中，能通幽门，治关格不通。

藏器曰：昔有患痃癖者，梦人教每日食大蒜三颗，取数片，合皮截却两头吞之，名曰内灸，屡试屡效。

颂曰：经言葫散痈肿，按李绛云：毒疮肿毒，号叫痛苦，卧眠不得者。取独头蒜捣烂，麻油和，傅厚涂，干即易之。甚效。

葛洪《肘后方》云：凡痈疽，取独头蒜切片，安肿头上，炷艾如梧子大。灸至百壮，不觉渐消。勿令大热，若觉痛即拿蒜起，如蒜焦更换新者，多灸为善，勿令损皮肉。

时珍曰：按李迅《论蒜钱灸法》云：治痈疽之毒，着灸胜于用药。缘热毒中隔，上下不通，必得毒气发泄，然后解散。凡初发一日之内，便用独头大蒜切如钱厚，贴毒顶上，灸之。三壮一易，以百壮为率。一使疮不开大，二使内肉不坏，三疮口易合，一举而三得焉。又江宁府紫极宫刻石云，但是发背及痈疽恶疮，肿核初起有异，皆可灸之，不计壮数。惟腰痛者灸至不痛，不痛者灸至痛极而止。疣赘之类灸之，亦便成痂自脱，其效如神。又曰：久食伤肝损眼。故嵇康《养生论》云：荤辛害目，此为甚耳。

震亨曰：大蒜属火，性热喜散，快膈，善化肉。暑月人多食之，伤气之祸，积久自见，养生者忌之。化肉之功，不足论也。

思邈曰：四月、八月，食葫伤神，令人喘悸。多食生葫行房，伤肝气，令人面无色。生葫合青鱼食，令人腹内生疮，肠中肿，又成疝瘕，发黄疾。合蜜食，杀人。凡服一切补药，不可食之。

《别录》曰：五月五日，采独子者，入药尤佳。

薤音械 藠子音叫、蒮子音钓

《本经》云：金疮疮败，轻身不饥，耐老。

《别录》曰：归骨，除寒热，去水气，温中，散结气。作羹食，利病人诸疮。中风，寒水气肿痛，捣涂之。

《日华》云：煮食耐寒，调中，补不足，止久痢，冷泻，肥健人。

思邈曰：心病宜食之。利产妇。

李杲曰：治泻痢下重，能泻下焦阳明气滞。

孟诜曰：薤，白色者最好。虽有辛，不荤五脏。学道人长服之，可通神，安魂魄，益气，续筋力。治女人带下赤白。作羹食之，骨鲠在咽不去者，食之即下。发热病不宜多食，三、四月勿食生者。

颂曰：荄子煮与蓐妇饮，易产。亦主脚气。

苏恭曰：白者补益，赤者疗金疮及风，生肌肉。

时珍曰：薤味辛气温，诸家皆言温补，而《图经》独言冷补，且云白冷而青热，薤宜去青留白。而王祯云：薤则气辛，熟则甘美，种之不蠹，食之有益。故学道人资之，老人宜之。亦因其温补也。又弘景曰：薤性温补，仙方及服食家皆须之，偏入诸膏用，不可生唉。荤辛为忌。薤为五荤之一，道家以韭、薤、蒜、胡、荽、芸薹为五荤也。

宗奭曰：薤叶光滑，露亦难仁，故曰薤露。《千金方》治肺气喘急，亦取其滑泄之意，与蜜同捣，涂汤火伤甚速。

时珍曰：治少阴病，厥逆泻痢，及胸痹刺痛。下气，散血，安胎。叶似韭而中空，根如小蒜，五月叶青则掘之，否则肉不满也。温补，助阳道。其根煮食，笔酒、糟藏、醋浸皆宜。

《肘后方》：治中恶卒死者，用薤汁灌鼻中，韭汁亦可。

胡荽芫荽

时珍曰：张骞使西域始得种归，故名胡荽，今俗称芫荽。辛温香窜，内诵心脾，外达四肢，能辟一切不正之气。故痘疮出不爽快者，能发之。诸疮皆属心火，营血内摄于脾，心脾之气，得芳香则运行，得臭恶则壅滞耳。

《嘉祐》：消谷，治五脏，补不足，利大小肠，通小腹气，拔四肢热，止头痛。疗沙疹、豆疮不出，作酒喷之，立出。通心窍。

孟诜曰：补筋脉，令人能食。

宁原曰：辟鱼肉毒。

吴瑞曰：合诸菜食，气香，令人口爽，辟飞尸鬼疰蛊毒。

杨士瀛云：痘疹出不快，宜用胡荽酒喷之，以辟恶气。床帐上下左右皆宜挂之，以御汗气、胡臭、天癸、淫佚之气。一应秽恶，所不可无。若儿虚弱，及天时阴寒，用此最妙。若儿壮实，及春夏晴暖，阳气发越之时，加以酒曲助虐，以火益火，胃中热炽，毒血聚蓄，则变成黑陷矣，不可不慎。

华佗云：胡臭，口臭，䘌齿，脚气金创人，皆不可食，病更加甚。

藏器曰：久食令人多忘。根发痼疾。

生 姜

《本经》云：久服，去臭气，通神明。

《别录》曰：归五脏，除风邪寒热，伤寒头痛鼻塞，咳逆上气，止呕吐，去痰下气。

甄权曰：去水气满，疗咳嗽时疾。和半夏，主心下急痛。和杏仁作煎，下急痛气实，心胸壅隔冷热气，神效。捣汁和蜜服，治中热呕逆不能下食。

孟诜曰：散烦闷，开胃气。汁作煎服，下一切结实冲胸膈恶气，神验。

藏器曰：破血调中，去冷气。汁，解药毒。

孙真人云：姜为呕家圣药，盖辛以散之，呕乃气逆不顺，此药行阳而散气也。

张鼎曰：除壮热，治痰喘，胀满，冷痢，腹痛，转筋，心满，去胸中臭气、狐臭，杀腹内长虫。

元素曰：益脾胃，散风寒。

杲曰：生姜之用有四：制半夏、厚朴之毒，一也；发散风寒，二也；与枣同用，辛温益脾胃元气，温中去湿，三也；与芍药同用，温经散寒，四也。

时珍曰：生用发散，熟用和中。解食野禽中毒成喉痹。浸汁，点赤眼。捣汁和黄明胶熬，贴风湿痛，甚妙。又曰：姜辛而不荤，去邪辟恶，生啖熟食，醋、酱、糟、盐、蜜煎调和，无不宜之。可蔬可和，可果可药，其利博矣。凡早行山行，宜含一块，不犯雾露清湿之气，及山岚不正之邪。且中风、中暑、中气、中毒、中恶、干霍乱、一切卒暴之病，用姜汁与童尿服，立可解散。盖姜能开痰下气，童便降火也。

吴瑞曰：解菌蕈诸物毒。

藏器曰：生姜温，要热则去皮，要冷则留皮。

时珍曰：食姜久，积热患目，屡试有准。凡病痔人多食兼酒，立发甚速。痈疮人多食则生恶肉。此皆昔人所未言者也。《相感志》云：糟姜瓶内入蝉蜕，虽老姜无筋，亦物性有所伏也。崔元亮治痢，以生姜和好茶煎饮，热痢留姜皮，冷痢姜去皮，大妙。

杨士瀛曰：姜助阳，茶助阴，二物皆消散恶气，调和阴阳。且湿热及酒食暑气之毒，不问赤白，通宜用之。

生姜干

甄权曰：治嗽，温中，治胀满，霍乱不止，腹痛，冷痢，血闭。病人虚而冷，宜加之。

孟诜曰：姜屑和酒服，治偏风。

姜皮

时珍曰：消浮肿腹胀，痞满，和脾胃，去翳。

思邈云：孕妇多食姜，令儿歧指，象形也。

切庵曰：人但知陈皮、生姜能止呕，不知亦有发呕之时，以其性上升。如胃热者，非所宜也，藿香亦然。

成无己曰：姜、枣味辛甘，专行脾之津液，而和营卫。药中用之，不独专于发散也。

干姜炮姜

时珍曰：干姜以母姜造之，以白净结实者为良，故又曰白姜。凡入药并皆炮用，故曰炮姜。炮则色黑，故又曰黑姜。

《本经》：治胸满咳逆上气。温中止血，出汗，逐风湿痹。肠澼下痢。生者尤良。

《别录》曰：寒冷腹痛，中恶，霍乱胀满，风邪诸毒，皮肤间结气，止唾血。

甄权曰：治腰肾中疼冷，冷气，破血去风，通四肢关节，开五脏六腑，宣诸络脉，去风毒冷痹，夜多小便。

大明曰：消痰下气。治转筋吐泻，腹脏冷①，反胃干呕，瘀血扑损，止鼻红，解冷热毒，开胃，消宿食。

好古曰：主心下寒痞，目睛久赤。

元素曰：大辛大热，阳中之阳。其用有四：通心助阳，一也；去脏腑沉寒痼冷，二也；发诸经之寒气，三也；治感寒腹痛，四也。肾中无阳，脉气欲绝，黑附子为引，水煎服之，名姜附汤。亦治中焦寒邪，寒淫所胜，以辛散之也。又能补下焦，故四逆汤用之。干姜本辛，炮之稍苦，故止而不移，所以能治里寒，非若附子行而不止也。理中汤用之者，以其回阳也。

李杲曰：干姜生辛炮苦，阳也。生则逐寒邪而发表，炮则

---

① 冷：原脱，据《纲目·卷二十六·干姜》条引大大明文补。

除胃冷而守中。多用则耗散元气，辛以散之，是壮火食气故也，须以生甘草缓之。辛热以散里寒，同五味子用以温肺，同入参用以温胃也。

震亨云：干姜入肺中，利肺气；入肾中，燥下湿；入肝经，引血药生血。同补阴药，亦能引血药入气分生血，故血虚发热、产后大热者用之。盖产后大热，非有余之热，乃阴虚生热，忌用表药、寒药，干姜同补阴药用之，乃热因热用，从治之法也。又止唾血痢血，须炒黑用之。有血脱，色白而夭不泽，脉濡者，此大寒也，宜干姜之辛温以益血，甘热以温经。

时珍曰：干姜能引血药入血分，气药入气分。又能去恶养新，有阳生阴长之意，故血虚者用之。而人吐血、衄血、下血，有阴无阳者，亦宜用之，乃热因热用，从治之法也。

《太清外术》言：孕妇不可食干姜，令胎内消。盖其性热而辛散故也。

山药薯蓣

《本经》：治伤中，补虚羸，除寒热邪气，补中，益气力，长肌肉，强阴。久服，耳目聪明，轻身不饥。

《别录》：主头面游风，头风眼眩，下气，止腰痛，治虚劳羸瘦，充五脏，除烦热。

甄权曰：补五劳七伤，去冷风，镇心神，安魂魄，补心气不足，开达心孔，多记事。凡患人体虚羸者，加而用之。

大明云：强筋骨，主泄精健忘。

时珍曰：益肾气，健脾胃，止泄痢，化痰涎，润皮毛。又曰：按吴绶云：山药入手、足太阴经，补其不足，清其虚热。而王履云：山药虽入手太阴，然肺为肾之上源，源既有滋，流岂无益，此八味丸所以用其强阴也。

诜曰：利丈夫，助阴力。熟煮和蜜，或为汤煎，或为粉，并佳。干之入药更妙。

丹溪云：生捣，傅痈疮，能消散，所谓补阳气。生者能消肿硬是也。

昂曰：山药性涩，故治遗精泄泻，而诸家俱未言涩。

宗奭曰：入药贵生干之，故古方皆用干山药。盖生则性滑，不可入药；熟则滞气，只堪啖耳。风干或焙干用。

百合

《本经》云：补中益气，利大小便。

《别录》云：除浮肿胪胀，痞满，寒热，通身疼痛，及乳难喉痹，止涕泪。

甄权曰：百邪鬼魅，涕泣不止，除心下急满痛，治脚气热咳。

大明曰：安心定胆，益志，养五脏，治癫邪狂叫惊悸，产后血狂运，杀蛊毒气，胁痈，乳痈，发背，诸疮肿。

宗奭曰：治百合病，张仲景用百合汤丸。

苏颂曰：行住坐卧皆不定，如有鬼神之状，病名百合，而用百合治之，不识其义。

李士材曰：亦清心安神之效耳。

元素曰：温肺止嗽。

朱二允曰：久嗽之人，肺气必虚，虚则宜敛。百合之甘敛，胜于五味之酸收。

颖曰：百合白花者佳，鲜者可蒸可煮，和肉更佳。干者作粉食，最益人。

孟诜曰：心急黄，宜蜜蒸食之。

莱菔 萝卜

《唐本》云：散服及炮煮服食，大下气，消谷和中，去痰癖，肥健人。生捣汁服，止消渴。

萧炳曰：利关节，理颜色，练五脏恶气，制面毒，行风气，去邪热气。

《日华子》曰：消痰止嗽，治肺痿吐血，温中，补不足。同羊肉、银鱼煮食，治劳瘦咳嗽。

汪颖曰：同猪肉食益人。生捣服，治噤口痢。

吴瑞曰：捣汁服，治吐血衄血。

宁原曰：宽胸膈，利大小便。生食，止渴宽中；煮食，化痰消导。

汪机曰：杀鱼腥毒，治豆腐积。

时珍曰：莱菔，根、叶同功，生食升气，熟食降气。生沙壤者，脆而甘；生瘠地者，坚而辣。可生可熟，可酱可豉，可醋可糖，可腊可饭，乃蔬中最有利益者。主吞酸，化积滞，解酒毒，散瘀血，甚效。末服，治五淋；丸服，治白浊；煎汤，洗脚气；饮汁，治下痢及失音，并烟熏欲死者。生捣，涂打仆、汤火伤。大抵入太阴、阳明、少阳气分，故所主皆肺胃、肠胃、三焦之病。

李九华云：多食莱菔渗人血，则其人髭发白。

宗奭曰：服地黄、何首乌人，食萝卜，则令人髭发白。

时珍曰：多食莱菔动气，惟生姜能制其毒。又伏硇砂。鼻衄危笃者，以莱菔汁和无灰酒饮之即止。盖血随气运，气逆故血妄行，萝卜下气而酒导之故也。王荆公患偏头痛，捣莱菔汁，仰卧注鼻中，左痛注右鼻，右痛注左鼻，或两鼻齐注，数十年患，二注而愈。

萝卜子

《日华子》云：研汁服，吐风痰；同醋研，消肿毒。

震亨曰：莱菔子治痰，有推墙倒壁之功。

时珍曰：莱菔子之功，长于利气。生能升，熟则能降。升则吐风痰，散风寒，发疮疹；降则定痰喘咳嗽，调下痢后重，止内痛，皆是利气之效。

《食医心镜》云：研汤煎服，治气嗽痰喘，吐脓血，宽胸，除胀，利大小便。

白芥子

《别录》曰：发汗，主胸膈痰冷上气，面目黄赤。又醋研，敷射工毒。

弘景曰：御恶气遁尸飞尸，及暴风毒肿流四肢疼痛。

《日华》云：烧烟及服，辟邪魅。

思邈曰：咳嗽，胸胁支满，上气多唾者，每用温酒吞下七粒。

震亨云：痰在胁下，及皮里膜外，非白芥子莫能达。古方控涎丹用之，正此义也。

时珍曰：白芥子辛能入肺，温能发散，故有利气豁痰，温中开胃，散肿止痛、除痹辟恶之功。按《医通》云：凡老人痰气喘嗽，胸满懒食，不可妄投燥利之药，以耗真气。惟三子养亲汤治之。盖用白芥子主消痰，下气宽中；紫苏子主气，定喘止嗽；萝卜子主食，开痞降气。各微炒，研，生绢袋盛，煮汤饮之。煎太过，则味苦辣。若大便素实者，入蜜一匙。冬月加姜一片尤良。又曰：除寒暖中，反胃，痹木脚气，筋骨腰节诸痛。芥菜子豁痰利气，主治略同。

芜菁蔓菁子、九英崧

《别录》曰：明目。

藏器曰：仙经言九蒸九曝，捣末长服，可断谷长生。蜘蛛咬者，恐毒入内，捣末酒服，亦以油和敷之。蔓青园中无蜘蛛，是其相畏也。

时珍曰：蔓菁子，可升可降，能汗能吐，能下能利小便，又能明目解毒，其功甚伟。

苏恭曰：疗黄疸，利小便。水煮汁服，主癥瘕积聚。少少饮汁，治霍乱心腹胀。末服，主目暗。蜜和汁服，治小儿血痢。凡疮疽，捣傅皆良。醋调末，敷秃疮，盐捣，傅乳痈。冬取根用。

根叶

孟诜曰：消食下气，治嗽，止消渴，去心腹冷痛，及热毒风肿，乳痈妒乳寒热。

宗奭曰：多食动气。

昂曰：捣傅阴囊肿大如斗者。末服，解酒毒。捣汁，鸡子清调涂诸热毒。

芸薹油菜

《唐本草》：治风游，丹肿，乳痈。

《开宝》：破癥瘕结血。

《日华子》云：治产后血风及瘀血。

藏器曰：煮食，治腰脚痹，捣叶，傅女人吹奶。芸薹破血，故产妇宜食之。

时珍曰：治瘰疬，豌豆疮，散血消肿。伏硼砂。

《别录》曰：春月食之，能发膝痼疾。

诜曰：先患腰脚者，不可多食，食之加剧。又损阳气，发疮及口齿病。胡臭人不可食。又能生腹中诸虫。道家以为五荤之一。

思邈曰：茎叶捣，贴丹毒肿痛甚效。

油菜子

思邈曰：治梦中泄精，与鬼交。

时珍曰：子、叶同功，其味辛气温。能温能散，其用长于行血滞，破结气。故古方消肿散结，治产后一切心腹气血痛，诸游风丹毒，热肿疮痔诸药咸用之。经水行后，加入四物汤服之，云能断产。又治小儿惊风，捣贴其囟门，引气上出也。又治产难歌云：黄金花结粟米实，细研酒下十五粒。灵丹功效妙如神，难产之时能救急。

藏器曰：取油傅头，令发长黑。

马齿苋九头狮子草、长命菜

时珍曰：马齿苋所主诸病，只取其散血消肿之功。其性耐久难燥，固有长命之称。方士采取伏砒，结汞，煮丹砂，伏硫黄，死雄制雌，别有法度。

藏器曰：诸肿瘘疣目，捣揩之。破痃癖，止消渴。

苏颂曰：多年恶疮，百方不瘥，或痛痒不已者，捣敷即效。又治女人赤白带下。

苏恭曰：饮汁治反胃，诸淋，金疮流血，破血癖癥瘕，小儿尤良。用汁，治紧唇面皰。解马汗、射工毒，涂之瘥。

保升曰：治自①尸脚阴肿。

---

① 自：与文义不属，《纲目·卷二十七·马齿苋》条同，《证类本草·卷二十九·马齿苋》条无此字，当是。

《开宝》曰：治痈疮，杀诸虫。生捣汁服，当利下恶物，去白虫。和梳垢，封丁肿。

孟诜曰：作膏，涂湿癣、白秃、杖疮。又主三十六种风。煮粥，止痢及疳痢。治肠①痛，小儿丹毒，捣汁饮，滓傅之。

时珍曰：散血消肿，利肠滑胎，解毒通淋，治产后虚汗。

《圣惠方》：马咬人疮入心者，马齿苋煮食之。

子

《开宝》云：明目。

《心镜》云：青盲白翳，除邪气，利大小肠。

苋 菜

颂曰：赤苋微寒，故主血痢；紫苋不寒，比诸苋无毒，故主气痢。

孟诜曰：白苋补气，除热，通九窍。五月五日收苋菜，和马齿苋细末等分，与妊娠常服，令易产也。

丹溪云：红苋入血分善走，故与马苋同服，能下胎。或煮食之，令人易产。

时珍曰：六苋并利大小肠，治初痢，滑胎。

鼎曰：苋动气，令人烦闷，冷中损腹。不可与鳖同食，生鳖瘕。马齿苋亦然。

苋菜子

《本经》：治青盲，明目除邪，利大小便，去寒热。

时珍曰：肝风客热，翳目黑花。盖苋实与青葙子之功同，故治目亦仿佛也。

---

① 肠：《纲目·卷二十七·马齿苋》条引孟诜文作"腹"，当是。

根

时珍曰：阴下冷痛入腹，则肿满杀人，捣烂傅之。

丝瓜天罗

颖曰：本草诸书无考，惟痘疮及脚痈方中烧灰用之，亦取其性冷解毒耳。

震亨曰：痘疮出不快，枯者烧存性，入朱砂研末，蜜水调服，甚妙。

时珍曰：煮食除热利肠，老者烧存性服。去风化痰，凉血解毒，杀虫，通经络，行血脉，下乳汁，治大小便下血，痔漏崩中，黄积疝痛，卵肿，血气作痛，痈疽疮肿，齿䘌，痘疹胎毒。叶疗丁肿卵癞。

茄子落苏、草鳖甲

时珍曰：散血止痛，消肿宽肠。

大明曰：醋摩傅肿毒。

震亨曰：茄属土，故甘而喜降，大肠易动者忌之。老实烧灰，治乳裂；茄根煮汤，渍冻疮；折蒂烧灰，治口疮。俱获奇效，皆甘以缓火之意也。

宗奭曰：蔬圃中唯此无益。

志曰：凡久冷人，不可多食，损人动气，发疮及痼疾。

李廷飞曰：秋后食，多损目。

《生生编》云：茄性寒利，多食必腹痛下利，女人能伤子宫也。

时珍曰：治癜风，用茄蒂蘸硫、附末掺之，取其散血也。白癜用白茄蒂，紫癜用紫茄蒂，亦各从其类耳。

冬瓜 白瓜

《别录》曰：小腹水胀，利小便，止渴。

弘景曰：捣汁服，止消渴烦闷，解毒。

孟诜曰：益气耐老，除心胸满，去头面热。又曰：热者食之佳，冷者食之瘦人。煮食练五脏，为其下气故也。欲得体瘦轻健者，则可长食之。若要肥，则勿食也。

宗奭曰：凡患发背及一切痈疽者，削一大块置疮上，热则易之，分散热毒气，甚良。

苏颂曰：利大小肠，压丹石毒。

震亨曰：冬瓜性急而走。久病者、阴虚者忌之。孙真人言：九月勿食，令人反胃。须被霜食之乃佳。

志曰：冬瓜经霜有白衣，其子亦白，白瓜之号因斯而得。凡药中所用瓜子，皆冬瓜子也。

冬瓜子

时珍云：治肠痈。

《外台精要》云：补肝明目。

黄瓜 胡瓜

时珍曰：张骞使西域得种，故名曰胡瓜。隋大业四年，避讳改为黄瓜。今俗以《月令》王瓜相混，误矣，《月令》王瓜即土瓜，见草部。

宁原曰：清热解渴，利水道。

《千金髓》云：水病肚胀，四肢浮肿。用胡瓜连穰醋煮，空心食之，须臾下水也。

《医林集要》云：咽喉肿痛。老黄瓜一枚，去子，入消填满，阴干为末，以少许吹之。

诜曰：黄瓜甘寒，不可多食，动寒热多疟，病积瘀热，发疰气，令人虚热，上逆少气，损阴血，发疮疥，脚气虚肿百病。天行病后，不可食之。小儿切忌，滑中，生疳蜃，不可多用醋。

紫　菜

孟诜曰：热气烦，塞咽喉。煮汁饮之。

时珍曰：病瘿瘤脚气者，宜食之。

震亨曰：凡瘿结积块之疾，宜常食紫菜，乃咸能软坚之义。

藏器曰：多食令人腹痛发气，吐白沫。饮热醋少许即消。

笋_{竹牙}竹牙

瑞曰：淡笋、甘笋、苦笋、冬笋、鞭笋，皆可久食，其他杂竹笋性味不一，不宜多食。

《别录》曰：治消渴，利水道，益气，可久食。

宁原曰：利膈下气，化热消痰，爽胃。

颖曰：笋与竹沥功相近，有人素患痰疾，食笋而愈。

淡竹笋_{即干笋}即干笋

汪颖曰：消痰，除热狂，壮热，头痛头风，并妊妇头旋颠仆，惊悸，瘟疫迷闷，小儿惊痫天吊。

苦竹笋

藏器曰：治不睡，去面目并舌上热黄，消渴，明目，解酒毒，除热气，健人。

《心镜》云：理心烦闷，益气力，利水道，下气化痰，理风热脚气。

汪颖曰：治出汗，中风失音。

箽竹笋

宁原曰：消渴，风热，益气力，消胀，与甘竹同功。

冬笋、鞭笋

颖曰：小儿痘疹不出，煮粥食之。解毒，有发生之意。

孟诜曰：诸竹笋，多食皆动气，发冷癥。惟苦竹笋主逆气，不发疾。

宗奭曰：笋难化，不益人，脾病不宜食之。

时珍曰：笋虽甘美，而滑利大肠，无益于脾，僧家谓之刮肠篦。惟生姜及麻油能解其毒。人以麻滓沃竹丛，则次年凋疏可验矣。予往往见治痘者劝饮笋汤，云能发痘，盖不知痘疮不宜滑肠，盖笋有刮肠之名，则暗受其害，可不戒之而轻用乎？竹有雌雄，但看根上第一枝双生者，必雌也，乃有笋。土人于竹根行鞭时掘取嫩者，谓之鞭笋。冬月掘取大竹根下未出土者，谓之冬笋，并皆鲜食，为珍品。

人　集

水　部

露　水

藏器曰：百草头上露，收取愈百疾，止消渴；百花头上露，令人好颜色。

时珍曰：露者，阴气之液也。杨贵妃每晨吸花上露，以止渴解酲。华山有童子取柏叶上露，邓绍问之，答云：赤松先生取以明目也。菖蒲上露，亦能明目，旦旦洗之。韭叶上露，去白癜风，旦旦涂之。惟凌霄花上露，入目损目。

虞抟曰：秋露禀肃杀之气，宜煎润肺，杀祟之药，及调疥癣虫癞诸散。

讱庵云：露能解暑，故白露降则处暑矣。疟必由于暑，故治疟药必露一宿服。

时珍曰：秋露造酒最清冽。

秋　霜

时珍曰：阴盛则露凝为霜，霜能杀物而露能滋物，性随时异也。

承曰：凡收霜，以鸡羽扫之瓶中，密封阴处，久亦不坏。

藏器曰：食之解酒热，伤寒鼻塞，酒后诸热面赤者。

陈承云：和蚌粉，敷暑月痱疮，及腋下赤肿，立瘥。热酒服一钱，治寒热疟疾。

腊雪水

时珍云：按刘熙《释名》云：雪，洗也。除瘴疠虫蝗也。腊雪密封阴处，数十年亦不坏。

藏器曰：春雪有虫，水亦易败，所以不收。惟腊雪解一切毒，治天行时气温疫，小儿热痫狂啼，大人丹石发动，酒后暴热，黄疸，仍小温服之。

张从正曰：洗目，退赤。

吴瑞曰：煎茶煮粥，解热止渴。

时珍曰：宜煎伤寒火暍之药，抹痱亦良。

冰

时珍曰：冰者，太阴之精，水极似土，变柔为刚，所谓物极反，兼化也。《周礼》：凌人掌冰，以供祭祀宾客。《左传》：古者，日在北陆而藏冰，西陆朝觌而出之。其藏之也，深山穷谷，涸阴冱寒；其用之也，禄位、宾客、丧祭。今人冬月藏冰于窖，登之以盐，是也。

藏器曰：去热烦，熨人乳石发热肿。

吴瑞曰：解烦渴，消暑毒。

时珍曰：伤寒阳毒，热盛昏迷者，以冰一块置于膻中良。亦解烧酒毒。

藏器曰：夏暑盛热食冰，应与气候相反，便作宜人。诚恐入腹，冷热相激，却致诸疾也。

《食谱》云：凡夏用冰，只可隐映饮食，令气凉尔，不可食之。虽当时暂快，久皆成疾也。

水

时珍曰：流水者，大而江河，小而溪涧，皆流水也。其外动而性静，其质柔而气刚，与湖泽陂塘之止水不同。且江河之水浊，而溪涧之水清，复有不同焉者。其入药，可无辨乎。

思邈曰：江水流泉远涉，顺势归海，不逆上流。用以治头，必归于下。故治五劳七伤羸弱之病。无江水，则以千里水、东流水代之。

藏器曰：千里水、东流水二水，皆堪荡涤邪秽，煎煮汤药。故《本经》云，东流水为云母石所畏。炼云母用之，与诸水不同，即其效也。

宗奭曰：东流水取其性顺疾速，通膈下关也。倒流水取其回旋流止，上而不下也。

时珍曰：劳水即扬泛水，张仲景谓之甘澜水。用水置大盆，以杓高扬千万遍，有沸珠相逐，乃取煎药。盖水性本咸而体重，劳之则甘而轻，取其不助肾气而益脾胃也。

虞抟《医学正传》云：甘澜水甘温而性柔，故烹伤寒阴证等药用之。顺流水性顺而下流，故治下焦腰膝之证，及通利大小便之药用之。急流水湍上峻急之水，其性急速而下达，故通二便风痹之药用之。逆流水，洄澜之水，其性逆而倒上，故发吐痰饮之药用之也。

张从正曰：昔有患小便闭者，众工不能治，令取长川急流之水煎药，一饮立溲，则水可不择乎。

井泉水

颖曰：井水新汲，疗病利人。平旦第一汲，为井华水，其功极广，又与诸水不同。凡井水有远从地脉来者为上，有从近处江湖渗来者次之。其城市近沟渠污水杂入者成碱，用须煎滚，停一时，候碱澄乃用之，否则气味俱恶，不堪入药、食、茶、酒也。雨后水浑，须擂入桃、杏仁澄之。

时珍曰：凡井以黑铅为底，能清水散结，人饮之无疾。入丹砂镇之，令人多寿。夫井之水一也，尚数名焉，反酌而倾曰倒流，出瓿未放曰无根，无时初出曰新汲，将旦首汲曰井华。一井之水，其功用有不同者，烹煮入药，可不择夫水者哉。

井华水

时珍曰：宜煎一切痰火气血药。

《嘉祐》：酒后热痢，洗目中肤翳，治人大惊。

新汲水

《嘉祐》：治消渴反胃，热痢热淋，小便赤色，下热气。治坠损肠出，冷喷其身面，则肠自收入也。又解闭口椒毒。

时珍曰：解砒石、鸟啄、烧酒、煤炭毒。治热闷昏瞀烦渴。

讱庵云：凡热病不可解者，新汲水浸布互熨之。心闷汗出者，以蜜和饮妙。

禹锡曰：凡饮水疗病，皆取新汲清泉，不用停污浊暖，非直无效，亦且损人。

虞抟曰：新汲井华水，取天一真气，浮于水面，用以煎补阴之剂，及炼丹煮茗，性味同于雪水也。

阿井泉

时珍曰：下膈，疏痰，止吐。阿井在东阿县，即今兖州阳谷县也。亦济水所经，取井水煮胶谓之阿胶。其性趣下，清而且重，用搅浊水则清，故以治淤浊及逆上之痰也。

阴阳水 生熟汤

时珍曰：以新汲无根水半杯，百沸汤半杯合服，故曰生熟，今人谓之阴阳水。凡霍乱及呕吐，不能纳食及药，危甚者，先饮数口即定。盖上焦主纳，中焦腐化，下焦主出。三焦通利，阴阳调和，升降周流，则脏腑畅达。一失其道，二气淆乱，浊阴不降，清阳不升，故发为霍乱、呕吐之病。饮此汤辄定者，分其阴阳，使得其平也。

藏器曰：凡痰疟，及宿食毒恶之物，胪胀欲作霍乱者，以盐投入阴阳水中，令吐尽痰食便愈。凡人大醉，及食瓜果过度者，以生熟汤浸身，则汤皆为酒及瓜味。《博物志》云：浸至腰，食瓜可五十枚，至颈则无限也。未试。姑存其说。

昂云：霍乱有寒、热二证，仓卒患此，脉候未审，慎勿轻投偏寒偏热之剂。曾见有霍乱服姜汤而立毙者，惟饮阴阳水为最稳。

百沸汤太和汤

汪颖云：热汤须百沸者佳。若半沸者，饮之反伤元气作胀。

宗奭曰：热汤能助阳气，通经络。患风冷气痹人，以汤淋脚至膝，厚覆取汗周身。然别有药，亦假阳气而行尔。四时暴泄痢，四肢脐腹冷，坐深汤中，浸至腹上，频频加之，生阳诸药，无速于此。虚寒人始坐汤中必颤，当令人伺守之。

张从正曰：凡伤寒、伤风、伤食、伤酒，初起无药，便饮太和汤碗许，或酸齑汁亦可，以手揉肚，觉恍惚，再饮再揉，至无所容，探吐，汗出即已。

《嘉祐》：熨霍乱转筋入腹，及客忤死。

《备急方》：治心腹卒胀痛欲死，煮热汤以渍手足，冷即易之。

汪讱庵云：感冒风寒，而以热汤澡浴，亦发散之一法。故《内经》亦有可汤熨、可浴及摩之、浴之之文。

黄齑水

时珍曰：此乃作黄齑菜水也。酸、咸，吐诸痰饮宿食，酸苦涌泄为阴也。

酸浆水

嘉谟曰：炊粟米热，投冷水中，浸五六日，味酢，生白花，色类浆，故名。若浸至败者，害人。

《嘉祐》云：开胃止渴，霍乱泄利，消宿食，止呕哕。

震亨曰：浆水性凉善走，故解烦渴而化滞物。

温泉沸泉

藏器曰：下有硫黄，即令水热，犹有硫黄臭。硫黄主诸疮，故水亦宜。凡诸风筋骨挛缩，及肌皮顽痹，手足不遂，无眉发疥癣诸疾，在皮肤骨节者入浴。浴讫，当大虚惫，可随病与药，及饮食补养。非有病人，不宜轻入。

颖曰：庐山有温泉，方士往往教患疥癣、风癞、杨梅疮者，饱食入池，久浴得汗出乃止，旬日自愈也。

时珍曰：温泉有处甚多。若有砒石处，浴之有毒。

地浆土浆

弘景曰：此掘黄土地作坎，深三尺，以新汲水沃入，搅浊。少顷，取清用之，故曰地浆，亦曰土浆。

《别录》曰：解中毒烦闷。

时珍曰：解一切鱼肉、果菜、药物、诸菌毒，疗霍乱及中喝猝死者，饮一升，妙。

弘景曰：枫上菌，食之令人笑不休，饮此即解。

罗天益云：中暑霍乱，乃暑热内伤、心神迷乱所致。地浆作于墙阴坎中，为阴中之阴，能泻阳中之阳也。

讱庵云：如误食马蟥，虫蜞入腹，生子为患，用地浆下之。中喝霍乱，不吐不利，胀痛欲死，此干霍乱也，急以地浆解之。

土 部

黄 土

藏器曰：张司空言：三尺以上，曰粪；三尺以下，曰土。凡用，当去上恶物，勿令入客水。治泄痢冷热赤白，腹内热毒绞结痛。下血，取干土，水煮三五沸，绞去滓，暖服一二升。又解诸药毒、中肉毒、合口椒毒、野菌毒。

东壁土

宗奭曰：东壁先得太阳真火烘炙，故治瘟疫。初出少火之气壮，及当午则壮火之气衰，故不用南壁土而用东壁土。

《别录》曰：下部疮，脱肛。

藏器曰：止泄痢，霍乱烦闷。

甄权曰：温疟，点目去翳。同蚬壳为末，敷豌豆疮。

弘景曰：疗小儿风脐。

苏恭曰：摩干、湿二癣，极效。

时珍曰：凡脾胃湿多，吐泻霍乱者。以东壁土，新汲水搅化，澄清服之，即止。盖脾主土，喜燥而恶湿，故取太阳真火所照之土，引真火生发之气，补土而胜湿，则吐泻自止也。

道中热土

藏器曰：夏月中暍死，以热土积心口，少冷即易，气通即苏。

时珍曰：中暍倒者，以热土围脐旁，令人尿脐中。仍用热土、大蒜等份，捣水去滓，灌之即活。

鞋底下土

藏器曰：适他方不伏水土，刮下，和水服即止。

蚯蚓泥 六一泥

《日华子》曰：小儿阴囊忽虚热肿痛，以生甘草汁，入轻粉末调涂之。以盐研敷疮，去热毒及蛇犬伤。

苏恭曰：敷狂犬伤，出犬毛，神效。

粪坑底泥

时珍曰：发背诸恶疮，阴干为末，新水调服，其痛立止。

讱庵云：野间残粪下土，筛，傅痈疽，如水着背。

井底泥

时珍曰：涂汤火疮，疗妊娠热病。取敷心下及丹田，可护胎气。《肘后方》中云：梦魇不寤，勿以火照。但痛啮其踵及足拇趾甲际，而多唾其面，以井底泥涂其目，令人垂头入井中，呼其姓名，便苏也。

思邈曰：蜈蚣螫人，井底泥频敷之。

孩儿茶 乌爹泥

时珍曰：出南番。云是细茶末入竹筒中，塞口，埋污泥沟中，日久取出，捣汁熬成。其块小而润泽者为上，块大而焦枯者次之。清上膈热，化痰生津。涂金疮、一切诸疮，生肌定痛，止血收湿。搽牙疳口疮，敷下疳阴疮，甚效。

伏龙肝 灶心土

弘景曰：此灶中对釜月下黄土也。

《别录》曰：治妇人崩中吐血，止咳逆血。醋调，涂痈肿毒气。

大明：止鼻洪，肠风带下，尿血泄精，催生下胞，及小儿夜啼。

时珍曰：治心痛狂癫，风邪蛊毒，妊娠护胎，小儿脐疮，重舌，风噤，反胃，中恶卒魇，诸疮。

百草霜 灶突墨

时珍曰：此乃灶额及烟炉中墨烟也，其质轻细，故谓之霜。

苏颂曰：消化积滞，入下食药中用。

时珍曰：止上下诸血，妇人崩中带下、胎前产后诸病，伤寒阳毒发狂，黄疸，疟痢，噎膈，咽喉口舌一切诸疮。和猪脂，涂白秃头疮。

釜脐墨 锅底墨

《开宝》：治中恶蛊毒，吐血血运，亦涂金疮，止血生肌。

时珍曰：消食积，舌肿，喉痹口疮，阳毒发狂。

梁上尘 乌龙尾

时珍曰：倒挂尘名乌龙尾，凡用时，烧令烟尽，筛取末入药。治食积，止金疮血出，齿龈出血。

《唐本草》：治腹痛，噎膈，中恶，鼻衄，小儿头疮赤丹。

墨

时珍曰：墨，烟煤所成，土之类也。利小便，通月经，治痈肿。

震亨曰：墨属金而有火，入药甚健性，又能止血。

《开宝》：止血，生肌肤，合金疮。治产后血运，崩中，卒下血，醋磨服之。又止血痢，及小儿客忤，揭①筛温水服之。又眯目，物芒入目，点摩瞳子上。酒磨服，治胞衣不出。猪胆

---

① 揭：于义不属，《纲目》同，《证类本草》卷十三《墨》条作"捣"，形近致误，当是。

汁磨，涂诸痈肿。

碱

时珍曰：采蒿蓼之属，浸晒烧灰，以原浸水淋汁。每百斤入粉面二三斤，则凝淀如石，货之四方，浣衣发面，甚获利也。杀齿虫，去目翳，治噎膈反胃。同石灰，烂肌肉，溃痈疽瘰疬，去瘀肉，点痣黡疣赘痔核，神效。

震亨曰：去湿热，止心痛，消痰，磨积块，去食滞，洗涤垢腻。量虚实用，过服损人。

金　部

金 黄金

许慎《说文》云：五金黄为之长，久埋不生衣，百炼不轻，从革不违。

弘景曰：生金辟恶而有毒，不炼服之杀人。

损之曰：生者杀人，百炼者乃堪服。

颂曰：金屑，古方不见用者，惟作金箔，入药甚便。

志曰：今医家所用，皆炼熟金箔，及以水煮金器，取汁用之，则无毒矣。

李珣曰：生者有毒，熟者无毒。癫痫风热，上气咳嗽，伤寒，肺损吐血，骨蒸劳极作渴，并以金箔入丸、散服。

甄权曰：疗小儿惊伤五脏，风痫失志，镇心肝，安魂魄。

时珍曰：金乃西方之行，性能制木，故疗惊痫风热肝胆之病。凡用金箔，须辨出铜箔。金畏锡、水银，遇铅则碎。

张仲景云：水银入耳，能蚀人脑，以金枕耳旁，自出也。

银 白金

时珍曰：入药只用银箔，易细。又有铜箔可伪，宜辨之。

学曰：凡使金、银、铜、铁，只可浑安在药中，煮取其汁，借气生药力而已，勿入药服。

李询曰：坚骨，镇心，明目。去风热癫痫，用银箔入丸、散治之。

《别录》曰：安五脏，定心神，止惊悸，除邪气。

甄权曰：定志，去惊痫，小儿癫疾狂走。

时珍曰：银本无毒，制以铅锡水银，则反有毒。其毒乃诸物之毒也。凡饮食中恐有毒，以银物探诚试之，若变黑即知有毒，验中毒死，亦以银物探试，则银之无毒可征矣。

赤铜 红铜

藏器曰：赤铜屑能焊人骨，及六畜有损者。细研酒服，直入骨损处，六畜死后，取骨视之，犹有焊痕，可验。打熟铜不堪用。

时珍曰：赤铜屑即打铜落下屑也。或以红铜火煅水淬，亦自落下，淘净，用好酒入沙锅内炒见火星，取研末用。

大明曰：疗女人血气及心痛。

铜绿 铜青

藏器曰：生熟铜皆有青，即是铜之精华在铜器上绿色者，淘洗用之。治妇人血气心痛，合金疮止血，明目，去肤赤息肉。

之才云：主风烂眼泪出。

时珍云：铜青乃铜之液气所成，酸而有小毒，能入肝胆，故治恶疮疳疮，吐利风痰，明目杀虫，皆肝胆之病也。今人以醋制铜生绿，刮取其用。

自然铜 石髓铅

独孤滔曰：自然铜，出铜坑中，多年矿气结成，色紫重，食之苦涩者是真。

《开宝》：治折伤，散血止痛。

大明曰：消瘀血，排脓，续筋骨。治产后血邪，安心，止惊悸，以酒磨服。

宗奭曰：有人以自然铜饲折翅鹰，后遂飞去。今人打扑损伤，研细末水飞过，同当归、没药各半钱，以酒调服，仍手磨摩病处。

时珍曰：自然铜接骨之功，与铜屑同，不可诬也。但接骨之后，不可常服，即便理气活血可尔。凡用自然铜以火煅醋淬七次，研细，水飞过用。

铅黑锡、金公

大明曰：镇心安神，反胃呕哕，蛇蝎所咬，炙熨之。

藏器曰：疗瘿瘤，鬼气疰忤。

时珍曰：消瘰疬痈肿，明目固牙，乌须发，治实女，杀虫，坠痰，治噎膈消渴风痫，解金石药毒。铅禀北方癸水之气，阴极之精，其体重实，其性濡滑，其色内通于肾，能治呕吐、噎膈、反胃危笃之疾，所谓镇坠之剂，有反正之功。但性带阴毒，不可多服，恐伤人心胃耳。铅性又能入肉，故女子以铅珠纤耳，即自穿孔。实女无窍者，以铅作铤，日日纤之，久久自开。此皆昔人所未知者也。金公变化最多，一变而成胡粉，再变而成黄丹，三变而成密陀僧，四变而为铅白霜。虽其功皆与铅同，但胡粉入气分，黄丹入血分，密陀僧镇坠下行，铅白霜专治上焦胸膈，此为异耳。

独孤滔云：铅有变化，能碎金刚钻。

胡粉粉锡、光粉、水粉、官粉、定粉

《本经》：治伏尸，毒螫，杀三虫。

《别录》：去鳖瘕，疗恶疮，止小便利，堕胎。

甄权曰：治积聚不消。炒焦，止小儿疳痢。

《日华子》云：治痈肿瘘烂呕逆，疗癥瘕，小儿疳气。

宗奭曰：止泄痢、久积痢。

时珍曰：胡粉即是铅之变黑为白者也，其体用虽与铅及黄丹同，而无硝盐火烧之性，内有豆粉、蛤粉杂之，只能入气分，不能入血分，此为少异。治食复劳复，坠痰消胀，治疗癣狐臭，黑须发。亦可入膏药代黄丹用。胡粉能制硫黄。又入酒中去酸味，收蟹不沙。

藏器曰：久痢成疳者，胡粉和水及鸡子白服，以粪黑为度，为其杀虫而止痢也。

造胡粉法：每铅百斤，熔化，削成薄片，卷作筒，安木甑内，甑下、甑中各安醋一瓶，外以盐泥固济，纸封甑缝，风炉安火四两，养一匕，便扫入水缸内，依旧封养，次次如此，铅尽为度。不尽者，留炒作黄丹。每粉一斤，入豆粉二两，蛤粉二两，水内搅匀，澄清收干。

黄丹 铅丹、朱粉

炒铅丹法：铅一斤，土硫黄十两，硝一两。熔铅成汁，下醋点之，滚沸时下硫一块，少顷下硝少许。沸定再点醋，又下硝、黄，待为末，则成丹矣。若要转丹为铅，只用连须葱白汁拌丹慢煎，成金汁倾出，即还铅矣。

大明曰：黄丹微咸，凉，无毒。能伏砒，制硇砂、硫黄。镇心安神，止吐血及嗽，敷疮长肉，及汤火疮，染须。

《本经》治：吐逆胃反，惊痫癫疾，除热下气。

《别录》曰：止小便，除毒热脐挛，金疮血溢。

甄权曰：惊悸狂走，消渴。煎膏用，止痛生肌。

时珍曰：铅丹体重而性沉，味兼盐、矾，走血分，能坠痰去怯，故治惊痫癫狂、吐逆反胃有奇功。能消积杀虫，故治痔疾、下痢、疟疾有实绩。能解热拔毒，长肉去瘀，故治恶疮肿毒，及入膏药，为外科必用之物也。用水漂去盐硝砂石，微火炒紫色，摊地上，去火毒用。

密陀僧 没多僧、炉底

颂曰：是银铅脚。其初采矿时，银铜相杂，取入冶中，先以铅同煎炼，银随铅出。又采山木叶烧灰，开地作炉，填灰其中，谓之灰池。置银铅于灰上，以火煅之，铅渗灰下，银在灰上。罢火候冷，出银。其灰池感铅银气，积久自成此物，未必自胡中来也。

承曰：今市中所货，是小瓶实铅丹锻成者，大块尚有瓶形。

时珍曰：密陀僧原取银冶者，今既难得，乃取煎销银铺炉底用之。入药，煮一伏时。密陀僧感铅银之气，其性重坠下沉，直走下焦，故能坠痰，止吐，消积，定惊痫，治疟痢，止消渴，疗疮肿，治反胃，止血，杀虫，除狐臭，黑髭发。

洪迈云：惊气入心络，暗不能言者，密陀僧末，茶调服之，即愈。

《日华子》云：镇心，补五脏，治惊痫，咳嗽，呕逆，吐痰。

铅霜 铅白霜

颂曰：铅霜，用铅杂水银十五分之一合炼作片，置醋瓮中密封，经久成霜。

时珍曰：以铅打成钱，穿成串，瓦盆上盛生醋，以串横盆中，离醋三寸，仍以瓦盆覆之，置阴处，候生霜刷下，仍合住。

铅霜乃铅汞之气交感，英华所结，道家谓之神符白雪，其坠痰去热，定惊止泻，盖有奇效，但非久服常用之物。病在上焦者，宜此清镇。

大明曰：消痰，止惊悸，解酒毒，去胸膈烦闷，中风痰实，止渴。

宗奭曰：去膈热涎塞。

颂曰：性极冷，治风痰及婴孺惊滞药，今用之甚多。

古镜 鉴

藏器曰：治惊痫邪气，小儿诸恶，煮汁和诸药煮服，文字弥古者佳。

大明曰：辟一切邪魅，女人鬼交，飞尸蛊毒，催生，及治暴心痛，并火烧淬酒服。

时珍曰：镜乃金水之精，内明外暗。古镜若古剑，似有神，故能辟邪魅忤恶。凡人家宜悬大镜，可辟邪。

《抱朴子》云：万物之老者，其精悉能托人形惑人，惟不能易镜中真形。故道士入山，以明镜径九寸以上者背之，则邪魅不敢近，自见其形，必反却走。转镜对之，视有踵者山神，无踵者老魅也。

古文钱 上清童子

时珍曰：太公立九府泉法，泉体圆含方，周流四方，有泉之象，故曰泉。后名为钱。钱神自称上清童子。古钱取周景王时大泉五十及宝货，秦半两，汉荚钱大小五铢，吴大泉五百，宋四铢、二铢，及梁四柱，北齐常平五铢之类，方可用。

大明：治翳障，明目，疗风赤眼，盐卤浸用。妇人生产横逆，心腹痛，月膈五淋，烧以醋淬用。

藏器曰：大青钱煮汁服，通五淋；磨入目，主盲障肤赤；和薏苡根煮服，止心腹痛。

宗奭曰：古钱有毒。治目中障瘀，腐蚀坏肉，妇人横逆产，五淋，多用之。

时珍曰：以胡桃同嚼即碎，相制也。同嚼二三枚，能消便毒。便毒属肝，金伐木也。

铁 乌金

敩曰：铁遇神砂如泥似粉。

时珍曰：蛟龙畏铁。凡诸草木药皆忌铁，而补肾药尤忌之，否则反消肝肾。

劳铁

恭曰：即熟铁。

藏器曰：经用辛苦者，曰劳铁。疗贼风，烧赤，投酒中饮。

生铁

恭曰：并不入散，煮铁取汁入药。

大明曰：镇心，安五脏，治痫疾。

时珍曰：散瘀血，消丹毒。铁于五金，色黑配水，而其性则制木，故痫疾宜之。《素问》治阳气太盛，病狂善怒者，用生铁落为饮，金以制木也。

铁落

恭曰：是锻家烧铁赤沸，砧上落者，即铁屑也。

大明曰：治惊邪癫痫，小儿客忤，消食及冷气，并煎服之。

藏器曰：主鬼打鬼疰邪气，水渍沫出，澄清，暖饮一二杯。

时珍曰：平肝去怯，治善怒发狂。

铁华粉

作铁华粉法：志曰：取钢锻作叶，如笏或团，醋磨令光净，以盐水洒之于醋瓮中，阴处埋一百日，铁上衣生，即成粉矣。刮取捣筛，入乳钵研如面细。此铁之精华，功用强于铁花也。

《开宝》：安心神，坚骨髓，除风邪，养血气。

大明曰：止惊忤虚痫，去邪气，治心痛疰癖瘕结。同龙脑水调刷产门，治妇人阴挺。

铁精

弘景曰：出锻灶中，如尘紫色，轻者为佳。

《别录》曰：疗惊悸，定心气，小儿风痫，阴癀脱肛。

铁锈

藏器曰：一名铁衣，此铁上赤衣也，刮下用。

时珍曰：平肝坠热，消疮肿，口舌疮。醋磨，涂蜈蚣咬。按陶华云：铁锈水和药服，性沉重，最能坠痰热开结，有神也。

铁浆

承曰：是生铁渍水日久，铁上生黄膏，则力愈胜。经久色青，亦可。

藏器曰：镇心明目。主癫痫，急黄狂走，六畜癫狂。人为蛇、犬、虎、狼、毒刺、恶虫等啮，服之毒不入内也，兼解诸毒入腹。

铁砂

藏器曰：此是作针家磨镞细末也。须真钢砂乃堪用，功同铁粉。和没石子染须至黑。

时珍曰：消积聚肿满，黄疸，平肝气，散瘿瘤。乌须方多用之。

石　部

玉　屑

弘景曰：玉屑是以玉为屑，非别一物也。

恭曰：饵玉当以硝作水者为佳，屑如麻豆服者，取其精润脏腑，滓秽当完出也。

《别录》曰：除胃中热，喘息烦满，止渴，屑如麻豆服之。

大明曰：润心肺，助声喉，滋毛发。

李珣曰：滋养五脏，止烦躁，宜共金、银、麦门冬等同煎服，有益。

时珍曰：恶鹿角，养丹砂。

珊　瑚

时珍曰：珊瑚生海底，居水中，直而软，见风日则曲而硬。红色者为上，碧色者亦良，黑色者不佳。乘大舶，堕铁网，水底取之。

《唐本》：去目中翳，消宿血。为末吹鼻，止鼻衄。

大明曰：明目镇心，止惊痫。

时珍曰：点眼，去飞丝。

珣曰：珊瑚主治与金相似。

宗奭曰：今人用为点眼箸，治目翳。

玛瑙 文石

藏器曰：辟恶，熨目赤烂。

时珍曰：主目生障翳，为末，日点。

宝　石

时珍曰：去翳明目，入点药用之。灰尘入目，以珠拭拂即去。

玻璃

时珍曰：莹澈与水精相似，碾开有雨点花者为真。

藏器曰：治惊悸心热，能安心明目，去赤眼，熨热肿。

大明曰：摩翳障。

水精_{水晶}

藏器曰：熨目，除热泪。

时珍曰：亦入点目药。穿串吞咽中，推引诸鲠物。

云母_{云英、磷石}

《抱朴子》曰：云母有五种，向日看之，五色并具而多黑者名云母。

时珍曰：道书言盐汤煮云母可为粉。又云：云母一斤，盐一斗渍之，铜器中蒸一日，臼中捣成粉。又云：云母一斤，白盐一升，同捣细入布袋，沃令盐味尽，悬当风处吹之，自然成粉。

独孤滔曰：制汞，伏丹砂。

宗奭曰：古虽有服炼法，今人服者至少，谨之至也。惟合云母膏，治一切痈毒恶疮。粉傅金疮出血，绝妙。

《别录》曰：下气坚肌，续绝补中，止痢。

甄权曰：主下痢肠澼，补肾冷。有小毒，忌羊血粉。

白石英

颂曰：石英有五色，各入五脏，而惟白石英为重，紫石英次，余皆不用。二英俱畏附子，恶黄连。按《乳石论》：以钟乳为乳，以白石英为石，是六英之贵，惟白石也。

《本经》：治消渴，阴痿不足，咳逆，胸膈间久寒，益气，除风湿痹。

《别录》曰：疗肺痿，下气，利小便，补五脏。

甄权曰：治肺痈吐脓，咳逆上气，疸黄。

好古曰：实大肠。

藏器曰：湿可去枯，白石英、紫石英之属是也。

时珍曰：白石英，手太阴、阳明气分药也，治痿痹肺痈枯燥之病。但系石类，只可暂用，不宜久服。白石英、紫石英凡入丸、散，用火煅，醋淬七次，碾末，水飞过，晒干入药。

紫石英

时珍曰：紫石英，手少阴、足厥阴血分药也。上能镇心，重以去怯也；下能益肝，湿以去枯也。心生血，肝藏血，其性暖而补，故心神不安、肝血不足，及女子血海虚寒不孕者宜之。

《本经》：治心腹咳逆邪气，补不足，女子风寒在子宫，绝孕十年无子。久服温中，轻身延年。

甄权曰：虚而惊悸不安者，宜加用之。女子服之，有子。

汪昂云：冲为血海，任主胞胎，紫石英辛温，走冲、任二经，散风寒镇下焦，为暖子宫之要药。

丹砂 朱砂

时珍曰：丹砂以辰、锦者为最。色紫不染纸者，为旧坑砂，为上品；色鲜染纸者，为新坑砂，次之。砂生于白石床之上，中有大者为主，四周小者为臣。有芙蓉头成颗者，有如马牙光明者，俱为上品。白光若云母者为中品，青光如石片棱角者为下品。凡用，取好砂研细，以水飞三次用。

何孟春《余冬录》云：丹砂性寒而无毒，入火则热而有毒，能杀人，物性逐火而变。此说是也。丹砂之畏磁石、碱水者，水克火也。

《本经》：治身体五脏百病，养精神，安魂魄，益气明目，杀精魅邪恶鬼。

《别录》曰：通血脉，止烦满消渴，益精神，除中恶腹痛，毒气疥瘘诸疮。

甄权曰：镇心，主尸痓抽风。

时珍曰：治惊痫，解胎毒痘毒，驱邪疟，能发汗。又曰：丹砂生于炎方，秉离火之气而成，体阳而性阴，外显丹色，而内含真汞。其气不热而寒，离中有阴也；其味不苦而甘，火中有土也。是以同远志、龙骨之类则养心气，同当归、丹参之类则养心血，同枸杞、地黄之类则养肾，同厚朴、山椒之类则养脾，同南星、川乌之类则祛风，可以明目，可以安胎，可以解毒，可以发汗，随佐使而见功，无所往而不可。

杲曰：丹砂纯阳，纳浮溜之火而安神明，凡心热者，非此不能除。

好古曰：乃心经分主药，主命门有余。

敩曰：铁遇神砂，如泥似粉。

宗奭曰：朱砂镇养心神，但宜生用。若炼服，少有不作疾致死者。

颂曰：《周礼》以丹砂、石胆、雄黄、矾石，磁石为五毒，而本经以丹砂为无毒，盖生用无毒，若炼治服食，鲜有不为毒害者，当以为诫。

之才曰：恶磁石，畏碱水，忌一切血。凡有恶梦不安者，戴灵砂而自愈。

讱庵云：多服反令人痴呆或发疽毒。

水银汞、灵液、姹女

时珍曰：汞出于砂为真汞。雷敩言有草汞，陶弘景言有沙地汞，盖外番多丹砂，其液自流为汞，不独炼砂取出也。若撒失在地，但以川椒末或茶末收之，或以真金及锎石①引之即上。

宗奭曰：水银得铅则凝，得硫则结，并枣肉研则散，别法煅为腻粉、粉霜，唾研之死虱，铜得之则明，灌尸中则后腐，以金银铜铁置其上则浮，得紫河车则伏，得川椒则收。可以勾金，可为涌泉匮，盖借死水银之气也。

《本经》：治疥瘘痂疡白秃，杀皮肤中虱，堕胎，杀金银铜锡毒。

权曰：水银辛寒有大毒，朱砂中液也。乃还丹之元母，神仙不死之药，能伏炼五金为泥。

《抱朴子》曰：丹砂烧之成水银，积变又还成丹砂，其去凡草木远矣，故能令人长生。金汞在九窍，则死人为之不朽，况服食乎！

藏器曰：水银入耳，能食人脑至尽；入肉令百节挛缩，倒阴绝阳。人患疮疥，多以水银涂之，性滑重，直入肉，宜谨之。头疮切不可用，恐入经络，必缓筋骨，百药不治也。

时珍曰：水银乃至阴之精，禀沉着之性。得凡火煅炼，则飞腾灵变；人气熏蒸，则入骨钻筋，绝阳蚀脑。阴毒之物无似之者，而大明言其无毒，《本经》言其久服神仙，甄权言其为还丹之元母，《抱朴子》以为长生之药。六朝以卜皆有服食，衣厥躯者，皆惑于诸说耳。不知水银断不可服食尔，而以之治病，其功有不可掩者。同黑铅结砂，则镇坠痰涎；同硫黄结砂，则

---

① 锎（tōu 偷）石：炉甘石与铜共同炼制而成的铜锌合金。

拯救危病。此乃应变之兵，亦在善用之尔。

轻粉 水银粉

时珍曰：升炼轻粉法：用水银一两，白矾二两，食盐一两，同研不见星，铺于铁器内，以小乌盆覆之，盐水和黄土封固盆口。以炭打二炷香，取开，则粉升于盆上矣。其白如雪，轻盈可爱。一两汞，可升冷轻粉八钱。又法：水银一两，皂矾七钱，白盐五钱，同研，如上升炼。又法：先以皂矾四两，盐一两，焰硝五钱，共炒黄为曲。水银一两，又曲二两，白矾二钱。研匀，如上升法。《海客论》云：诸矾不与水银相合，而绿矾和盐能制水银成粉，何也？盖水银者，金之魂魄；皂矾者，铁之精华，二气同根，是以转制成粉。无盐则色不白。

大明曰：畏磁石、石黄，忌一切血，本出于丹砂故也。

藏器曰：通大肠，转小儿疳痢瘰疬，杀疮疥癣虫，及鼻上酒渣，风疮瘙痒。

宗奭曰：水银粉下膈痰，并小儿涎潮瘛疭。然不可常服，多则损人。

刘完素曰：银粉之毒循经上行，而至齿龈嫩薄之处，为害不浅。

时珍曰：水银乃至阴毒物，因火煅丹砂而出，加以盐、矾炼而为轻粉，加以硫黄升为银朱，轻飞灵变，化纯阴为燥烈，其性走而不守，善劫痰涎，消积滞。故水肿风痰湿热毒疮被其所劫，涎从齿龈而出，邪郁为之暂开，而疾因之亦愈。若服之过剂，或不得法，则毒气被蒸，窜入经络筋骨，莫之能出。痰涎既去，血液耗亡，筋失所养，营卫不从，变为筋挛骨痛，发为痈肿疳漏，或手足皲裂，虫癣顽痹，经年累月，遂成废痼，其害可胜言哉。黄连、土茯苓、陈浆、铁浆、黑铅能治其毒。

凡水肿及疮病服轻粉后，口疮龈烂者，用赤金器煮汁，频频含漱，能杀粉毒，以愈为度。

空青

恭曰：出铜处兼有诸青，但空青为难得。

颂曰：今饶、信州亦时有之，状若杨梅，故名杨梅青。其腹中空，破之有浆者绝难得。

时珍曰：空青有金坑、铜坑二种，或大如拳卵，小如豆粒，或成片块，或若杨梅，虽有精粗之异，皆以有浆为上，无浆者为下。东方甲乙，是生肝胆。其气之清者为肝血，其精英为胆汁。开窍于目，血与五脏之英，皆因而注之为神。胆汁充则目明，汁减则目昏。铜亦青阳之气所生，其气之清者为绿，犹肝血也；其精英为空青之浆，犹胆汁也。其为治目神药，盖亦以类相感应耳。

《本经》：治青盲耳聋。

《别经》疗目赤痛，去肤翳，止泪出，利水道，下乳汁。

甄权曰：治头风，镇肝。瞳仁破者，得再见物。

大明曰：钻孔取浆，点多年青盲内障翳膜，养精气。其壳摩翳。

石膏 细理石、寒水石

震亨曰：本草之命药石，多有意义，或以色，或以形，或以气，或以质，或以味，或以能，或以时是也。石膏固济丹炉，苟非有膏，岂能为用？此盖兼质与能而得名。昔人以方解为石膏，误矣。石膏味甘而辛，本阳明经药，阳明主肌肉。其甘也，能缓脾益气，止渴去火。其辛也，能解肌出汗，上行至头，又入太阴、少阳。彼方解石，只有体重质坚性寒而已，求其有膏而可为三经之主治者，焉在哉？

时珍曰：石膏有软、硬二种。软石膏有二色，红者不可服，白者松软易碎，烧之即白烂如粉。硬石膏作块而生直理，击之则段段横解，烧之亦易散，仍硬不作粉。近人因其性寒，火煅过用，或糖拌炒过，则不妨脾胃。

《本经》：治中风寒热，心下逆气惊喘，口干舌焦不能息，腹中坚痛。除邪鬼，产乳金疮。

《别录》：除时气头痛身热，三焦大热，皮肤热，肠胃中结气，解肌发汗，止消渴烦逆，腹胀，暴气喘①，咽热，亦可作浴汤。

甄权曰：治伤寒头痛如裂②，壮热，皮如火燥。和葱煎茶，去头痛。

大明：治天行热狂，头风旋，下乳，揩齿益齿。

李杲曰：除胃热肺热，散阴邪，缓脾益气。

元素曰：石膏性寒，味辛而淡，乃阳明经药。善治本经头痛牙痛，止消渴，中暑潮热。然能寒胃，令人不食，非腹有极热者，不宜轻用。又曰：阳明经中热，发热恶寒燥热，日晡潮热，肌肉壮热，小便浊赤，大渴引饮，中暑自汗，舌焦头痛，仲景用白虎汤是也。若无以上诸证，勿服之。多有血虚发汗③，象白虎证，及脾胃虚劳，形体病证初得之时与此证同。医者不识而误用之，不可胜救也。

---

① 喘：《纲目》卷九同，《证类本草》卷四《石膏》及《千金翼方》卷二引《别录》文作"喘息"，当是。

② 裂：原作"烈"，抄写致误，据《纲目》卷九《石膏》引甄权文及文义改。

③ 汗：《纲目》卷九《石膏》引张元素文作"热"，当是。

讱庵云：胃主肌肉，肺主皮毛，为发斑发疹之要品。

杨士瀛云：石膏煅过，最能收疮晕，不至烂肌。

《梅师方》：治油伤火灼，痛不可忍者，石膏末敷之，良。

时珍曰：唐宋诸方所用寒水石，即石膏也。凝水石乃盐精渗入土中年久结成，清莹有棱，入水即化，辛咸大寒，治时气热盛，口渴水肿。

滑石 番石

时珍曰：滑石性滑利窍，其质又滑腻，故以名之。以滑腻无硬者为良。

《本经》：治身热泄澼，女子乳难，癃闭，利小便，荡胃中积聚寒热。

《别录》曰：通九窍六腑津液，去留结，止渴，令人利中。

震亨曰：燥湿，分水道，实大肠，化食毒，行积滞，逐凝血，解燥渴，补脾胃，降心火。偏主石淋，为要药。

时珍曰：疗黄疸水肿脚气，吐血衄血，金疮血出，诸疮肿毒。盖滑石利窍，不独小便也。上能利毛腠之窍，下能利精溺之窍。甘淡之味，先入于胃，渗走经络，游溢津气，上输于肺，下通膀胱。肺主皮毛，为水之上源。膀胱司津液，气化则能出。故滑石上能发表，下利水道，为荡热燥湿之剂也。

颂曰：古方治淋沥多使滑石。又与石韦同捣末饮服，犹验。

权曰：滑石疗五淋，主产难。服其末。

元素曰：滑石气温味甘，治前阴窍涩不利，性沉重，能泄上气令下行，故曰滑则利窍，不与诸淡渗药同。

昂曰：消暑散结，通乳滑胎，解表，利小便。若小便自利者不宜用。妇人转脬，因过忍小便而致，滑石末二钱，葱汤服之。

朴硝皮硝、盐硝

时珍曰：此物见水即硝，又能消化诸物，故谓之硝。生于盐卤之地，称为盐硝。凡牛马诸皮，须此治熟，故又曰皮硝。煎炼入盆，凝结在下相①朴者为朴硝，在上有芒者为芒硝，有牙者为马牙硝。可知硝石即是火硝，朴消即芒硝、马牙硝，一物有精粗之异耳。

宗奭曰：朴硝是初得一煎而成者，其味醶涩，所以力紧急而不和，治食鲙不消以此汤逐之。芒硝是朴硝淋过炼成。故其性和缓，今人多用治伤寒。

时珍曰：硝生于斥卤之地，刮扫煎汁，经宿结成，其色黄白，故《别录》云：朴硝黄者伤人，赤者杀人。须再以水煎化，澄去滓脚，入萝卜数枚同煮熟，去萝卜倾入盆中，经宿则结成白硝，俗呼为盆硝；上面生细芒如锋者，曰芒硝；上面生牙如圭角者，曰马牙硝。又有状如白石英者，名英硝。取芒硝、英硝，再以萝卜煎炼去咸味，即为甜硝。以二硝置之风日中，吹去水气，则轻白如粉，即为风化硝。以朴硝、芒硝、英硝同甘草煎过升煅，则为玄明粉。陶弘景及唐宋诸人皆不知诸硝是一物也。盖朴硝澄下，硝之粗者，其质重浊。芒硝、牙硝结于上，硝之精者，其质清明。甜硝、风化硝，则又芒硝、牙硝之去气味而甘缓轻爽者也。故朴硝只可施于卤莽之人，及敷涂之药；若汤散服饵，必须芒硝、牙硝为佳。张仲景《伤寒论》只用芒硝，不用朴硝，正此义也。硝禀太阴之精，水之子也。气寒味咸，走血而润下，荡涤三焦肠胃实热阳强之病，乃折治火邪药也。

---

① 相：《纲目》卷十一《朴消》作"粗"，当是。

芒硝

权曰：咸，有小毒。下瘰疬黄疸病，时疾壅热，能散恶血，堕胎，敷漆疮。

《别录》曰：五脏积聚，久热胃烂①，除邪气，破留血，腹中痰实结搏，通经脉，利大小便及月水，破五淋，推陈致新。

元素曰：芒硝气薄味厚，沉而降，阴也。其用有三：去实热，一也；涤肠中宿垢，二也；破坚积热块，三也。孕妇惟三四月及七八月不可用，余皆无妨。

马牙硝

时珍曰：咸、微甘。即英硝也。功用②芒硝。

甄权曰：除五脏积热伏气。

大明曰：末点眼赤，去赤肿障翳，涩泪痛，亦入点眼药中用。又擦小儿鹅口重舌。妇人难产，童便温服。

风化硝

时珍曰：以芒硝于风日中硝尽水气，自成轻飘白粉。或以瓷瓶盛，挂檐下，待硝渗出瓶外，刮下收之。又有甜瓜盛硝，渗出刮收者；或黄牯牛胆收硝刮取，皆非甜硝也。治上焦风热，小儿惊热膈痰，清肺解暑。以人乳和涂，去眼睑赤肿，及头面暴热肿痛。煎黄连，点赤目。又曰：风化硝甘缓轻浮，故治上焦心肺痰热而不泄利。

朴硝

时珍曰：芒硝、牙硝之底，则通名朴硝也。

---

① 烂：《纲目》卷十一《朴消》引《别录》作"闭"，当是。
② 用：《纲目》卷十一《朴消》作"同"，义胜。

《本经》：治百病，除寒热邪气，逐六脏①积聚，结固留癖。能化七十二种石。

《别录》曰：胃中食饮热结，破留血闭绝，停痰痞满，推陈致新。

权曰：治腹胀，大小便不通。女子月候不通。

大明曰：通泄五脏百病及癥结，治天行热疾，头痛，消肿毒，排脓。

《信效方》云：死胎不下，啼叫欲绝者，以硝灌之，即下。

硝石 即焰硝、火硝

弘景曰：《神农本经》无芒硝，止有硝石，《名医别录》乃出芒硝，疗与硝石同。

时珍曰：诸硝是晋唐以来诸家皆执名而猜，都无定见。惟马志《开宝本草》，以硝石为地霜炼成，而芒硝、马牙硝是朴硝炼出者，一言足破诸家之惑矣。盖朴硝即水硝，煎炼出细芒者为芒硝，结出马牙者为牙硝，其凝底成块者通为朴硝，气味皆咸而寒。硝石，即火硝煎炼出来，亦有芒硝、牙硝，又有生硝，其凝底成块者通为硝石，其气味皆辛苦而大温。丹炉家用制五金八石，银工家用化金银，兵家用作锐炮火药，得火即焰起，固有诸名。

雷公云：脑痛欲死，鼻投硝末。

权曰：破积聚散坚，治腹胀，破血，下瘰疬，泻得根出。

大明曰：含咽，治喉闭。

时珍曰：治伏暑伤冷，霍乱吐利，五种淋疾，女劳黑疸，心肠疞痛，赤眼，头痛，牙痛。

---

① 脏：《纲目》卷十一《朴消》引《本经》作"腑"，当是。

《开宝》云：风热癫痫，小儿惊邪瘈疭，风眩头痛，肺壅耳聋，口疮，喉痹咽塞，牙颔肿痛，目赤热痛，多眵泪。

玄明粉

时珍曰：制法：用白净朴硝十斤，长流水一石，煎化去滓，星月下露一夜，去水，用萝卜一斤切片，同煮熟，滤净，再露。每硝一斤，用甘草①同煎，去滓，再露。又以大沙罐一个，筑实盛之，盐泥固济，厚半寸，不盖口，置炉中，以炭火②先文后武煅之。待沸定，以瓦一片盖口，亦以盐泥固封，顶上用炭火再煅。冷一伏时取出，隔纸安地上，盆覆三日出火毒，研末。每一斤，入生甘草末一两，炙甘草末一两，和匀，瓶收用。

甄权曰：治心热烦躁，并五脏宿滞癥结。

大明曰：明目，退膈上虚热，消肿毒。

杲曰：玄明粉，沉也，阴也。其用有二：去胃中之实热，荡肠中之宿垢。大抵用此以代盆硝耳。

时珍曰：玄明粉煅炼多遍，佐以甘草，去其咸寒之性。遇有肠胃三焦实热积滞，少年气壮者，量与服之，亦有速效。若脾胃虚冷，及阴虚火动者服之，是速其咎矣。

太阴玄晶石

时珍曰：玄精是碱卤津液流渗入土，年久结成石片。青白莹彻，片皆六棱者良，禀太阴之精，与盐同性，其气寒而不温，其味甘咸而降。同硫黄、硝石治上盛下虚，救阴助阳，有扶危拯逆之功。故铁瓮申先生来复丹用之，正取其寒，以配硝硫之

① 甘草：《纲目》卷十一《玄明粉》作"甘草一两"。
② 炭火：《纲目》卷十一《玄明粉》作"炭火十斤"。

热也。

颂曰：古方不见用，近世补药及伤寒多用之。其著者，治伤寒正阳丹，出汗也。

赤石脂

《别录》曰：养心气，明目益精，疗腹痛肠澼，下痢赤白，小便利，及痈疽疮痔，女子崩中漏下，产难胞衣不下。

甄权曰：补五脏虚乏。

时珍曰：补心血，生肌肉，厚肠胃，除水湿，收脱肛。

白石脂

《别录》曰：养肺气，厚肠，补骨髓，疗五脏惊悸不足，心下烦，止腹痛下水，小肠澼，热溏，便脓血，女子崩中漏下赤白沃，排痈疽疮痔。

甄权曰：涩大肠。

弘景曰：五色石脂，《本经》疗体亦相似，今俗惟用赤、白二脂断下痢耳。

元素曰：赤、白石脂俱甘、酸，阳中之阴，固脱。

杲曰：降也。阳中阴也。其用有二：固肠胃有收敛之能，下胎衣无推荡之峻。

好古曰：涩可去脱，石脂为收敛之剂，赤入丙，白入庚。

昂曰：赤、白二脂甘而温，故益气生肌而调中，酸而涩，故收湿止血而固下。《经疏》云：大、小肠下后虚脱，非涩剂无以固之，其他涩药轻浮，不能达下，惟赤石脂体重而涩，直入下焦阴分，故为久痢泄澼要药，兼治崩带遗精，痈痔溃疡，收口长肉，催生下胞。《经疏》云：能去恶血，恶血化则胞胎无阻。东垣云：胞胎不出，涩剂可以下之，细腻粘舌者良。赤入血分，白入气分。研粉水飞用。

时珍曰：五色石脂皆手足阳明药也，《本经》所言各随无色补五脏，《别录》虽分五种而主疗大抵相同，惟赤、白二脂，时用尚之。

禹余粮

时珍曰：禹余粮乃石中黄粉，生于池泽；其生山谷者，为太一余粮。

弘景曰：凡用，细研水洮①，取汁澄之，勿令有沙土也。

《本经》：治咳逆寒热烦满，下赤白痢，血闷②癥瘕，大热。

《别录》曰：疗小腹痛结烦疼。

甄权曰：主崩中。

大明曰：治邪气及骨节疼，四肢不仁，痔瘘。

时珍曰：手足阳明血分重剂，其性涩，故主下焦前后诸病，催生，固大肠。李知先诗云：下焦有病人难会，须用余良赤石脂。

太一余粮

时珍曰：生于池泽者为禹余粮，生于山谷者为太一余粮，功用皆同。

雷敩曰：益脾，安脏气。

弘景曰：定六腑，镇五脏。

浮石 海石、水花

时珍曰：浮石，乃江湖间细沙水沫凝聚，日久结成者。白

---

① 洮（táo 陶）：同"淘"，陶洗。
② 闷：《纲目》卷十《禹余粮》作"闭"。

色，体虚而轻。海中者，味咸，入药更良。按《交州记》云：海中有浮石，轻虚可以磨脚，煮水饮之止渴。即此也。

藏器曰：水花主远行无水止渴，和苦瓜蒌为丸，每旦服二十丸，永无渴也。

大明曰：止渴，治淋，杀野兽毒。

弘景曰：止咳。

宗曰：去目翳。

震亨曰：清金降火，消积块，化老痰，盖其咸能软坚也。

时珍曰：水沫结成，色白而体轻，肺之象也。气味咸寒，润下之用也。故入肺除上焦痰热，止咳嗽而软坚。清其上源，故又治诸淋疝气，消瘿瘤结核，下气，消疮肿。余琰《席上腐谈》云：肝属木，当浮而反沉；肺属金，当沉而反浮，何也？肝实而肺虚也。故石入水则沉，而南海有浮水之石；木入水则浮，而南海有沉水之香。虚实之反如此。

蓬砂 硼砂、鹏砂、月石

《日华子》云：消痰止嗽，破癥结喉痹。

颂曰：月石治咽喉为要药。

宗奭曰：治喉中肿痛，膈上痰热。初觉便含化咽津，则不成喉痹。

时珍曰：硼砂，味甘微咸，色白而质轻，故能去胸膈上焦之热。《素问》云：热淫于内，治以咸寒，以甘缓之，是也。其性能柔五金而去垢腻，故治噎膈积聚，骨鲠结核，恶肉阴癀用之者，取其柔物也；治痰热、眼目障翳用之者，取其去垢也。凡喉舌口齿诸病，悉皆治之，软坚消肿之义也。生西番者白如明矾，出南番者黄如桃胶，柔物去垢，杀五金与消石同功，与砒石相得也。

独孤滔曰：制汞，哑铜，蓬砂、硇砂，并可作金银镯①药。

硇砂 北庭砂、透骨将军

时珍曰：硇砂性毒。服之使人硇乱，故名。

《土宿本草》云：硇性透物，五金藉之以为先锋，故号为透骨将军。

炳曰：生北庭山者为上，以白净者为良。

《唐本》：治积聚，破结血，去恶肉，烂胎。亦入驴马药用。

甄权曰：除冷病，大益阳事。

《日华子》云：补水脏，暖子宫，消瘀血，宿食不消，食肉饱胀，气块痃癖及血崩带下，恶疮息肉。傅金疮生肉。

宗奭曰：去目翳胬肉。凡金银有伪，投硇砂锅中，伪物尽消化，况人腹中有久积，岂不腐溃。

好古曰：去内积。

颂曰：此物本攻积聚，热而有毒，多服腐坏肠胃，生用又能化人心为血。

时珍曰：硇砂亦硝石之类，乃卤液所结，附盐成质，状如盐块，置冷湿处即化，是大热有毒之物。治噎膈反胃，积块内藏之病，用之则有神功。盖此疾皆起于七情饮食所致，痰气郁结，遂成有形，妨碍道路，吐食痛胀，非此物化消，岂能去之？其性善烂金银铜锡，庖人煮硬肉，入硇砂少许即烂，可类推矣。所谓化人心为血者，亦甚言其不可多服尔。

张果《玉洞要诀》云：北庭砂秉阴石之气，含阳毒之精，能化五金八石，去秽益阳，其功甚著，力并硫黄。

独孤滔云：硇砂性有大毒，为五金之贼，有沉冷之疾，则

---

① 镯（hàn 汉）：同"釬"，焊接。

可服之，疾减便止，多服则成壅塞痛肿。

时珍曰：水飞净，醋煮干如霜，刮下用之。

磁石 吸铁石

藏器曰：慈石取铁，如慈母之招子，故名。

颂曰：慈州者岁贡最佳，能吸铁刀器回转不落者，尤良。其石中有孔，孔中有黄赤色，上有细毛，功用更胜。

宗奭曰：入药须火烧醋淬，研末水飞。或醋煮三日夜。

《本经》：治周痹风湿，肢节中痛，不可持物，洗醋消①，除大热烦满及耳聋。

《别录》曰：养肾脏，强骨气，通关节，消痈肿鼠瘘，颈项喉痛，小儿惊痫。

权曰：咸有小毒，补男子肾虚风虚。身强，腰中不利，加而用之。

大明曰：治筋骨羸弱，补五劳七伤。末服，治误吞针铁。

宗奭曰：养肾气，填精髓，肾虚耳聋目昏者皆用之。

《十剂》云：重可去怯，磁石、铁粉之属是也。

《经疏》云：石药者皆有毒，独磁石冲和，无悍猛之气，又能补肾益精，然体重渍酒优于丸、散。

时珍曰：磁石法水，色黑而入肾，故医肾家诸病，而通耳明目，又止金疮血。

《淮南·万毕术》云：磁石悬井，亡人自归。注云：以亡人衣裹磁石，悬于井中，逃人自反也。

青礞石

时珍曰：礞石有青、白二种，以青者为佳。坚细而青黑，

---

① 洗醋消：《纲目》卷十《慈石》引《本经》作“洗洗酸消”，当是。

打开，中有白星点。用大坩锅一个，以硝石、礞石等份打碎，拌匀。煅至硝尽，其石色星黄如金为度。取出研末，水飞去硝毒，晒干用。煅后无星点者，不入药。

《嘉祐》：治食积不消，留滞脏腑，宿食癥块久不瘥。小儿食积羸瘦，妇人积年食癥，攻刺心腹。得巴豆、硇砂、大黄、荆三棱作丸服，良。

时珍曰：青礞石气平味咸，其性下行，阴也，沉也，乃厥阴之药。肝经风木太过，来制脾土，气不运化，积滞生痰，壅塞上中二焦，变生风热诸病，故宜此药重坠。制以硝石，其性疏快，使木平气下，而痰积通利，诸证自除。汤衡《婴孩宝鉴》言礞石乃治惊利痰之圣药。吐痰在水上，以石末糁之，痰即随水而下，则其沉坠之性可知。然止可用之救急，气弱脾虚者，不宜久服。

代赭石 血师、土朱

《本经》：治鬼疰贼风蛊毒，杀精物恶鬼，腹中毒邪气，女子赤沃漏下。

《别录》曰：带下百病，产难胞不出，堕胎，养血气，除五脏血脉中热，血痹血痢。大人小儿惊气入腹，及阴痿不起。

大明曰：安胎健脾，止反胃吐血鼻衄，月经不止，肠风痔瘘，泻痢脱精，遗溺，夜多①，小儿惊痫疳疾，金疮长肉，辟鬼魅。

好古曰：仲景治伤寒汗叶下后，心下痞鞕，噫气。用代赭旋覆汤，取其重以镇虚逆。赤以养阴血也，今人用治嗝噎，甚效。

---

① 夜多：《纲目》卷十《代赭石》引《日华子本草》作"夜多小便"。

时珍曰：代赭乃肝与包络二经血分药也。故所主治皆二经血分之病。小儿慢惊，用冬瓜仁汤调服赭末二钱，甚效。凡用须煅赤醋淬三次或七次，研末，水飞过用，取其相制，并为肝经血分引用也。

花乳石花蕊石

颂曰：敷金疮，甚效。人有仓猝中金刃不及煅治者，但刮末敷之，亦效。

时珍曰：花蕊石，古方未有见者，盖厥阴经血分药也。其功专于止血，能使血化为水，而又能下死胎，落胞衣，去恶血。恶血化则胎与胞无阻滞之患。东垣所谓胞衣不出，涩剂可以下之，故赤石脂亦能下胞胎，与此同义。葛可久治吐血，有花蕊石散；《和剂局方》治诸血及损伤金疮胎产诸恶症，有花蕊石散。皆云能化血为水，则此石之功，盖非寻常草木之比也。煅研，水飞用。

《嘉祐本草》云：疗妇人血晕，恶血奔心。刮末敷金疮，即合而不作脓。

炉甘石炉先生

土宿真君曰：此物点化为神药，九天三清俱尊之曰炉先生，非小药也。

时珍曰：炉甘石所在坑冶处皆有，即金银之苗也。其块大小不一，状似羊脑，松如石脂，亦黏舌。产于金坑者，其色微黄，为上。产于银坑者，其色白，或带青、绿、粉红。赤铜得之，即变为黄。今之黄铜，皆此物点化也。凡用炉甘入药，以炭火煅，童便淬七次，研粉，水飞净，晒干用。又曰：炉甘石，阳明经药也。受金银之气，故治目疾，明目去翳退赤，收湿除烂。同龙脑点，治目中一切诸病。予常以海螵蛸、硼砂各一两，共为研细末，以点诸目病，甚妙。入朱砂五钱，则性不粘也。

阳起石 白石

颂曰：出齐州阳起山。其山常有温气，虽盛冬大雪，此山独无所积，盖石气熏蒸故也。石以白色明莹若野狼牙者良，精好者难得。古方不见用者，今补下药中多用之。

时珍曰：今以云头雨脚，轻松如狼牙者为佳。凡用，拣白色滋润者，火煅醋淬七次，研粉，水飞用。亦有用烧酒、樟脑升炼取粉者。阳起石，右肾命门气分药也，下焦虚寒者宜用之，然亦非久服之物。

好古曰：补命门不足。

《本经》：治崩中漏下，破子脏中血，癥瘕结气，寒热腹痛，无子，阴痿不起，补不足。

《别录》：疗男子茎头寒，阴下湿痒，去臭汗，消水肿。久服不饥，令人有子。

甄权曰：补肾气精乏，腰疼膝冷湿痹，子宫久冷，冷癥寒瘕，止月水不定。

大明曰：治带下，温疫冷气，补五劳七伤。

宗奭曰：男子、妇人下部虚冷，肾气乏绝，子脏久冷者，须用之。凡石药冷热皆有毒，亦宜斟酌。按经云：石药发癫，芳草发狂，芳草之气美，石药之气悍，二者相遇，恐内伤脾。

石钟乳 留公乳、鹅管石

弘景曰：名山石洞皆有，惟通中轻薄如鹅翎管，碎之如爪甲，中无雁齿而光明者为善。如色黄，以苦酒洗刷则白。

思邈曰：乳石必须土地清白光润，罗纹、鸟翾、蝉翼一切皆成，白者可用。其非土地者，或黑与青者，慎勿服之，杀人甚于鸩毒。

炳曰：如蝉翼者上，爪甲者次，鹅管者下。明白而薄者，可服。

《本经》：治咳逆上气，明目益精，安五脏，通百节，利九窍，下乳汁。

《别录》曰：益气，补虚损，疗脚弱疼冷，下焦伤竭，强阴。不炼服之，令人淋。

权曰：主泄精寒嗽，壮元气，益阳事，通声。

大明曰：补五劳七伤。

青霞子曰：补髓，治消渴引饮。

时珍曰：石钟乳，乃阳明经气分药也，其气剽悍，令阳气暴充，饮食倍进，而形体壮盛。昧者得此，益肆淫泆，精气暗损，石气独存，发为淋渴，变为痈疽，是果乳石之过耶？抑人之自取耶？凡人命门真火衰者，可偶用之，以救其衰，疾平则止，夫何不可？试思五谷五肉久嗜不已，独有偏绝之患，况石药也？《相感志》云：服乳石者，忌服参术，犯之多死。修治炼合，各依本方。

雄黄 黄金石

时珍曰：生山之阳，名曰雄黄；生山之阴，名曰雌黄。雄黄入点化黄金用，故名黄金石，而非黄金之苗也。

藏器曰：今人敲取石黄中精明者，为雄黄；外黑者，为熏黄。雄黄烧之不臭，熏黄烧之则臭，以此分别。

颂曰：雄黄块如丹砂，明澈不夹石，其色如雄鸡冠者真。若青黑色坚者名熏黄，并不入服食，只可疗疮疥，杀虫虱，其臭以醋洗之便去。

甄权曰：雄黄辛有大毒，能杀百毒，辟百邪，杀蛊毒。人佩之，鬼神不敢近；入山林，狼虎伏；涉川水，毒物不敢伤。

《抱朴子》云：带雄黄入山林，即不畏蛇。若中蛇伤者，以少许敷之，即愈。同大蒜，合捣丸，涂毒虫，射工、沙虱毒。

《本经》：治寒热，鼠瘘恶疮，疽痔死肌，杀精物恶鬼邪气百虫毒。

《别录》：疗疥虫蟨疮，目痛，鼻中息肉，及绝筋破骨，百节中大风，积聚癖气，中恶腹痛鬼疰，杀诸蛇虺毒，解藜芦毒。

大明：主疥癣风邪，癫痫岚瘴，一切虫兽伤。

好古曰：搜肝气，泻肝风，消涎积。

时珍曰：治疟疾寒热，伏暑泄痢，酒饮成癖，惊痫，头风眩运，化腹中瘀血，杀劳虫疳虫。用米醋浸入莱菔汁，煮干用。

土宿真君曰：南星、地黄、黄芩、白芷、五加皮、鹅肠草、苦参、当归等，皆可制雄黄。夫雄黄能化血为水，而云炼治服饵可以长生，惑其说者，岂不被其毒耶。

时珍曰：雄黄得纯阳之精，雌黄则兼有阴气。若夫治病，则二黄之功用相仿佛，大要皆取其温中搜肝、杀虫、解毒祛邪焉尔。

硫黄 石硫黄、将军、阳候

时珍曰：秉纯阳火石之精气而结成，性质通流，色赋中黄，故名硫黄。含其猛毒，为七十二石之将，故号为将军。凡产石硫黄之处，必有温泉作硫黄气。《魏书》云：盘盘国有火山，山旁皆焦，溶流数十里乃坚凝，即石硫黄也。张华《博物志》云：西域硫黄出且弥山。山高数十丈，昼则孔中状如烟，夜则如灯光。《庚辛玉册》云：硫黄有二种：石硫黄生南海琉球山中；土硫黄，生于广南。以嚼之无声者为佳，舶上倭硫黄亦佳。今人用配硝石作铳砲烟火，为军中要物。

凡用硫黄，入丸、散用，须以萝卜剜空，入硫在内，合定，稻糠火煨熟，去其臭气；以紫背浮萍同煮过，消其火毒；以皂荚汤淘之，去其黑浆。一法打碎，以绢袋盛，用无灰酒煮三伏时用。一法入猪大肠内，烂煮三时用。畏细辛、诸血、醋。

管范云：猪肪能制硫黄，此用猪脏尤妙。

《本经》：治妇人阴蚀，疽痔恶血，坚筋骨，除头秃。能化金银铜铁奇物。

《别录》曰：疗心腹积聚，邪气痛在胁，咳逆上气，脚冷疼弱无力，及鼻衄恶疮，下部䘌疮，止血，杀疥虫。

吴普曰：治妇人血结。

甄权曰：下气，治腰肾久冷，除冷风顽痹寒热。生用治疥癣，炼服主虚损泄精。

大明曰：壮阳道，补筋骨劳损，风劳气，止嗽，杀脏虫邪魅。

时珍曰：主虚寒多①痢，滑泄霍乱，寒痹冷癖，足寒无力，老人虚秘，补命门真火不足，阳气暴绝，阴毒伤寒，小儿慢惊。

弘景曰：俗方用治脚弱及痼冷甚效。

宗奭曰：今人治下元虚冷，元气将绝，久患寒泄，脾胃虚弱，垂命欲尽者，服之无不效。中病便当已，不可尽剂。世人盖知用而为福，而不知其为祸②也大矣。

时珍曰：硫黄秉纯阳之精，赋大热之性，能补命门真火不

---

① 多：《纲目》卷十一《石硫黄》作"久"。
② 祸：原作"禍"，异体字，后文同改。

足，且其性虽热而疏利大肠，又与燥涩者不同，盖亦救危妙药也。但炼服①久服，则有偏胜之害。况服食者，又假此纵欲，自速其咎，于药何责焉。

孙升《谈圃》云：硫黄，神仙药也。去脏腑积滞有验。但其性大热，火炼服之，多发背疽。

讱庵云：热药多秘，惟硫黄性虽热，而疏利大肠；寒药多泻，惟黄连得酒制而厚肠止泻。其与诸寒热药有异也。

权曰：有大毒，以黑锡煎汤解之，及食冷猪血。

葛洪曰：四黄惟阳候为尊，金石煅炼者不可用，惟草木制伏者堪入药用。桑灰、益母、桑白皮、地骨皮、车前、马鞭草、黄柏、地榆、蛇床、菟丝、何首乌、晚蚕沙，或灰或汁，皆可伏之。

独孤滔曰：硫能干汞，见五金而黑，得水银则色赤也。

土硫黄辛热腥臭，只可入疮药，不可服饵。

石　蟹

颂曰：近海州郡皆有之。体质石也，而都与蟹相似耳。细研水飞用。

《开宝》：治青盲目淫，肤翳丁翳，漆疮。

大明：解一切药毒并蛊毒，天行热疾，催生落胎，疗血晕。并热水磨服。

苏颂曰：醋摩敷痈肿。热水磨服，解金石毒。

《圣济录》：治喉痹肿痛，磨水饮，并涂喉外。

藏器曰：石蟹捣，傅久疽疮，无不瘥者。

---

① 服：《纲目》卷十一《石硫黄》条作"制"。

无名异

时珍曰：生川、广深山中，一包数百枚，小黑石子也。

《开宝》：治金疮折伤内损，止痛生肌。

苏颂曰：咸寒，伏硫黄，能消肿毒痈疽，醋磨傅之。

时珍曰：收湿气。

《谈野①翁试效方》云：临杖预服三五钱，杖不甚痛，亦不甚伤。

崔昉云：昔人见山鸡被网损其足，脱去，衔一石摩其损处，遂愈。乃取其石理伤折，大效，人因傅之。虽无名而亦甚异也。

礜石 白礜石

许氏《说文》云：礜，毒石也。《西山经》云：皋涂之山，有白石，其名曰礜，可以毒鼠。郭璞注云：鼠食则死，蚕食则肥。

恭曰：此石能拒火，久烧但解散，不可脱其坚。

王綮曰：取此石安瓮中，水亦不冰。鹳伏卵，取石置巢中，以助温气。其性大热，有毒，岂可服乎？

《本经》：治风痹，腹中坚癖。

《别录》：破积聚痼冷，腹痛。不炼服则杀人及百兽。

甄权曰：除胸膈间积气，去冷湿风痹，瘙痒积年者。

弘景曰：常取生礜石纳水，令水不冰，此为真也，然性亦大热矣。故张仲景云生用破人心肝。

恭曰：此药攻击积冷之病为良。

宗奭曰：治久积及久病腹冷有功，直须慎用，其毒不可

---

① 野：原作"埜"，异体字，今改，后同。

试也。

权曰：铅丹为之使，恶羊血，不入汤。

时珍曰：礜石有数种，诸色不同，其性皆热毒，毒鼠制汞，大抵相同。惟苍、白二色入药用。诸礜生于山，则草木不生，霜雪不积；生于水，则水不冰冻，或有温泉，其气之热可知矣。伏火，制砂汞。

砒石 信石、人言

大明曰：生者名砒黄，炼者名砒霜。畏绿豆、冷水、羊血。生砒黄以赤色者为良，熟砒黄以白色者为良。凡古方并不入药，今人多以治疟用之①。

土宿真君曰：砒石用草制，炼出金花，成汁化铜干汞。青盐、鹤顶草、硝石、蒜、水蓼、常山、益母、独帚、木律②、菖蒲、三角酸、鹅不食草、菠薐、莴苣，皆能伏砒。

《日华子》云：凡入药，以醋煮杀毒用。

砒黄

大明：治疟疾肾气。

时珍曰：除齁喘积痢，烂肉，蚀瘀腐瘰疬。

宗奭曰：治癖积气，水磨服之。

砒霜

《开宝》：疗诸疟，风痰在胸膈。可作吐药，不可久服，伤人。

---

① 大明……治疟用之：考《纲目》卷十《砒石》及《本草备要》均无大明此语，乃系汇李时珍、董承及汪昂诸家之论而成，误题作大明之言。

② 木律：原作"水律"，本草无水律之名，系形近致误，据《纲目》卷十《砒石》条改。

大明曰：治妇人血气冲心痛，落胎。

时珍曰：蚀痈疽败肉，枯痔杀虫，杀人及禽兽。凡头疮及诸疮见血者不可用此，其毒入经必杀人。

宗奭曰：砒霜治疟，若过剂，则吐泻兼作，须煎绿豆汁兼冷水饮之。

徐彦纯[1]曰：疟丹多用砒霜大毒之药。本草谓诸疟风痰在胸膈者，可作吐药。盖以性之至烈，大能燥痰也。然大伤胃气，脾胃虚者，切宜戒之。若得酒及烧酒，则腐烂肠胃，顷刻杀人，绿豆冷水亦难解。

石灰 石垩

颂曰：烧青石为灰，有风化、水化二种。风化者，取煅了石置风中自解，此为有力；水化者，以水沃之，热蒸而解，其力差薄。

时珍曰：入药用风化，不夹石者良，乃止血神品也。但不可着水，着水即烂肉。

《本经》：治疽疡疥瘙，热气恶疮，痫[2]疾，死肌堕眉，杀痔虫，去黑子息肉。

《别录》曰：疗髓骨疽。

甄权曰：治疬疥，蚀恶肉。止金疮血，和鸡子白、败船茹，甚良，不入汤饮。

大明曰：生肌长肉，吐血，白癜疬疡，瘢疵痔瘘，瘿赘疣子。妇人粉刺，产后阴不能合。解酒酸，治酒毒，暖水脏，

---

① 徐彦纯：原作"徐纯"，抄写致脱，据《纲目》卷十《砒石》补。

② 痫：《千金翼方》卷二及《证类本草》卷五《石灰》条均作"癞"，当是。

治气。

保升曰：堕胎。

时珍曰：散血定痛，止水泻血痢，白带白淫，收脱肛阴挺，消积聚结核，贴口喝，黑须发。

颂曰：古方多用合百草团末，治金疮殊胜。今以石灰和黄牛胆汁，调匀，入胆中风干，研用，更胜。

古墓中石灰名地龙骨

时珍曰：治顽疮瘘疮，脓水淋漓，敛诸疮口。棺下者尤佳。

舱船油石灰名水龙骨

时珍曰：治金疮跌仆损伤，破皮出血，及诸疮瘘，止血杀虫。

石　燕

《唐本》：治淋疾，煮汁饮之。妇人难产，两手各执一枚，立验。

时珍曰：石燕乃石类也，状类燕而有文，圆大者为雄，长小者为雌。性凉，无毒，乃利窍行湿热之物。疗眼目障翳，诸般淋沥，妇人月水湛浊，赤白带下多年者，每日磨汁饮之。亦治肠风下血。

食　盐

时珍口：盐品甚多，海盐取海卤煎炼而成，今辽冀、山东、两淮、闽浙、广南所出是也。池盐出河东安邑、西夏灵州、今解州。疏卤地为畦陇，而堑围之，沃以池水，每得南风，急则宿夕成盐满畦，谓之种盐。井盐，取井卤煎炼而成，今四川、云南所出是也。海丰、深州者，亦引海水入池晒成。并州、河北所出，皆䃜盐也，刮出䃞碱土，煎炼而成。阶、成、凤州所出，皆崖盐也，生于土崖之间，状如白矾，亦名生盐。此五种皆食盐也，上供国课，下济民用。此外又有崖盐生于山崖，戎盐生于土中，石盐生于石，木盐生于树，蓬盐生于草。造化生物之妙，诚难殚知也。

《本经》：治肠胃结热喘逆，胸中病，令人吐。

《别录》：治伤寒寒热，吐胸中痰癖，止心腹卒痛，杀鬼蛊邪疰毒气，下部䘌疮，坚①肌骨。

藏器曰：除风邪，吐下恶物，杀虫，去皮肤风毒，调和脏腑，消宿物，令人壮健。

《日华子》云：助水脏，及霍乱心痛，金疮，明目，止风泪邪气，一切虫伤疮肿火灼疮，长肉补皮肤，通大小便，疗疝气，滋五味。

甄权曰：空心揩齿，吐水洗目，夜见小字。

时珍曰：解毒，凉血润燥，定痛止痒。吐一切时气风热、痰饮关格诸病。夫水周流于天地之间，润下之性无所不在，其味作咸，凝结为盐，亦无所不在。在人则血脉应之。盐之气味咸腥，人之血亦咸腥。咸走血，血病无多食盐，多食则脉凝泣而变色，从其类也。煎盐者用皂角收之，故盐之味微辛。辛走肺，咸走肾，喘嗽水肿消渴者，盐为大忌。或引痰吐，或泣血脉，或助水邪故也。然盐为百病之主，百病无不用之。故服补肾药用盐汤者，咸归肾，引药气入本脏。补心药用炒盐者，心苦虚，以咸补之也。补脾药用炒盐者，虚则补其母，脾乃心之子也。治积聚结核用之者，咸能软坚也。诸痈疽眼目及血病用之者，咸走血也。诸风热病用之者，寒胜热也。大小便病用

法古录

三三〇

① 坚：原脱，据《纲目》卷十一《食盐》引《别录》文补。

之者，咸能润下也。骨病、齿病用之者，肾主骨，咸入骨也。吐药用之者，咸引水聚也，能收豆腐与此同义。诸蛊及虫伤用之者，取其解毒也。

青盐 戎盐、羌盐

《日华子》云：西番所食者，故号戎盐、羌盐。

时珍曰：戎盐功同食盐，而不经煎炼，而味咸带甘，入药似胜。张果《玉洞要诀》云：赤戎盐出西戎，禀自然水土之气，结而成质。其地水土之气黄赤，故盐亦随土气而生。味淡于石盐，力能伏阳精。但于火中烧汁红赤，凝定色转益者，即真也。亦名绛盐。

《本经》云：明目目痛，益气，坚肌骨，去蛊毒。

《别录》曰：心腹痛，溺血吐血，齿舌血出。

《日华子》云：助水脏，益精气，除五脏癥结，心腹积聚，痔疮疥癣。

宗奭曰：戎盐甘咸，功在却血入肾，治目中瘀赤涩昏。

时珍曰：解芫青、斑蝥毒。

凝水石 寒水石、盐精石

时珍曰：生于卤地积盐之下，精液渗入土中，年久至泉，结而成石，清莹如水精，禀积阴之气，其性大寒，其味辛咸，入肾走血除热之功，同于诸盐。古方所用寒水石即是此石，唐宋诸方所载寒水石是石膏，近方所载寒水石则是长石、方解石，非凝水石也，用者详之。

《本经》：治身热，腹中积聚邪气，皮中如火烧，烦满，水饮之。久服不饥。

《别录》：除时气热盛，五脏伏热，胃中热，止渴，水肿，小腹痹。

甄权曰：压丹石毒风，解伤寒劳复。

时珍曰：治小便白，内痹，凉血降火，止牙疼，坚牙明目。

之才曰：解巴豆毒。

独孤滔曰：制丹砂，伏玄精。

敩曰：凡使，须用生姜自然汁煮干，研粉用。

白　矾

时珍曰：洁白者为雪矾，光明者为明矾。文如束针，状如粉扑者，为波斯白矾，并入药为良。煅干汁，谓之枯矾，不煅者，为生矾。若入服食，须按《九鼎神丹秘诀》炼法：用新桑合盘一具，于密室净扫，以火烧地令大热，洒水于上，或洒苦酒于热地上，急布白矾于所洒之土，以盘覆之，四面以灰拥定。一日夜，其石精皆飞于盘上，扫取收之。未尽者，更如前法，如再未尽，此为矾精。再以陈苦酒化之，号曰矾华，百日弥佳。若急欲用之，七日亦可。

生矾

《本经》：治寒热，泄痢白沃，阴蚀恶疮，目痛，坚骨齿。

《别录》：除固热在骨髓，去鼻中息肉。

大明：除风去热，消痰止渴，暖水脏，治中风失音。

甄权曰：生含咽津，治急喉痹。疗鼻衄齆鼻，鼠漏瘰疬疥癣。

枯矾

宗奭曰：贴嵌甲，牙缝中血出如衄。

时珍曰：吐下痰涎饮澼，燥湿解毒追涎，止血定痛，蚀恶肉，生好肉，治痈疽疔肿恶疮，癫痫疸疾，通大小便，口齿眼目诸病，虎犬蛇蝎百虫伤。

宗奭曰：治膈下涎药不可多服，损心肺，却水故也。水化，书纸上，干则水不能濡，故知其性却水也。

时珍曰：矾石之用有四：吐利风热之痰涎，取其酸苦涌泄也；治诸血痛、脱肛、阴挺、疮疡，取其酸涩而收也；治痰饮泄痢崩带风眼，取其收而燥湿也；治喉痹痈疽，中蛇虫伤螫，取其解毒也。按李迅云：一切痈疽发背，不问老少，皆用白矾一两，黄蜡七钱熔化，和丸梧子大。每服十丸，渐加至二十丸，熟水送下。未破则内消，已破则内托。不惟止痛生肌，而且能防毒气内攻，护膜止泻，托里化脓之功甚大，服至半斤尤佳，不可轻视蜡矾而忽之也。

绿矾 皂矾、青矾、煅赤者为绛矾

时珍曰：绿矾可以染皂色，故谓之皂矾。消积滞，燥脾湿，化痰涎，除胀满黄肿疟利，风眼口齿诸病。

苏恭曰：治疳及诸疮。

大明：治喉痹，虫牙口疮，恶疮疥癣。酿鲫鱼烧灰服，疗肠风泻血。

时珍曰：绿矾酸涌涩收，燥湿解毒化涎之功与白矾同，而力差缓。张三丰《仙传方》治心腹中满，或黄肿如土色者，用苍术二斤（米泔水浸二宿，同黄酒面曲四两，炒赤色），绛矾一斤（醋拌晒干，入瓶火煅），为末，醋糊丸梧子大。每服三四十丸，好酒、米汤任下。盖此矾色绿味酸，烧之则赤，既能入血分伐木，又能燥湿化涎，利小便，消食积，故胀满黄肿疟痢疳疾，治之甚效。引伐木丸之来自仙传也。

讱庵云：《传信方》治喉痹，以皂矾用米醋调，含之咽汁，立瘥。

胆矾 _{石胆}

时珍曰：石胆出蒲州山穴中，鸭嘴色者为上。俗呼胆矾。出羌里者色少黑，次之；信州又次之。涂于铁及铜上烧之红者真也。又以铜器盛水，投少许于中，色不青碧，数日不异者，真也。气寒，味酸而辛，入少阳胆经。其性收敛上行，能涌风热痰涎，发散风木相火。又能杀虫，故治咽喉口齿疮毒，有奇功也。

《本经》：明目目痛，金疮诸痫痉，女子阴蚀痛，石淋寒热，崩中下血，诸邪毒气。

《别录》曰：散癥积，咳逆上气，及鼠瘘恶疮。

大明治：治虫牙，鼻内息肉。

苏恭曰：带下赤白，面黄，女子脏急。

苏颂曰：入吐风痰药最快。治喉痹，以米醋调灌，大吐胶痰，立瘥。

《阴德录》云：治蛊胀及水肿，以米醋煮胆矾，配君臣之药，服之，甚效。

银朱 _{猩红}

时珍曰：胡演《丹药秘诀》云：升炼银朱，用石亭脂二斤，新锅内熔化，次下水银一斤，炒作青砂头，砂不见星。研末罐盛，石板盖住，铁线缚定，盐泥固济，大火煅之。待冷取出，贴罐者为银朱，贴口者为丹砂。今人多以黄丹及矾红杂之，其色黄黯，宜辨之。又曰：银朱乃硫黄同汞升炼而成，其性燥烈，辛温有毒，虽能破积滞，劫痰涎，疗疥癣恶疮，杀虫及虱，然亦能烂龈挛筋，其功过与轻粉同也。

人　部

血余人退、乱发

《别录》曰：咳嗽，五淋，大小便不通，小儿惊痫，止血。鼻衄，烧灰吹之立已。

苏恭曰：烧灰，疗转胞，小便不通，赤白痢，鲠噎，痈肿，狐尿[1]刺，尸疰，疔肿骨疽杂疮。

震亨曰：消瘀血，补阴甚捷。

时珍曰：发乃血余，故能治血病，补阴，疗惊痫，去心窍之血。又曰：发者，血之余，埋之土中，千年不朽，煎之至枯，复有液出。误食入腹，变为瘕虫；煅治服饵，令发不白。此正神化之验。以皂荚水洗净，晒干，入罐固济，煅存性，为末用。若合诸药煎膏，凉血祛瘀长肉。

头垢百齿霜

《别录》曰：治淋闭不通。

弘景曰：疗噎疾，酸浆煎膏，用之立愈。又治劳复，妇人吹乳。

《日华子》云：头垢咸苦有毒，在梳上者，名百齿霜，治中蛊毒蕈毒，米饮或酒化下并取吐为度。

爪甲筋退

时珍曰：爪甲者，筋之余，胆之外候也。催生，下胞衣，利小便，治尿血，及阴阳易病，破伤中风，去目翳。

---

① 尿：原作"尸"，据《证类本草》卷十五及《纲目》卷五十二《乱发》引苏恭文改。

藏器：怀妊妇人爪甲，取末点目，去翳障。

《灵枢经》云：用应爪，爪厚色黄者胆厚，爪薄色红者胆薄；爪坚色青者胆急，爪软色赤者胆缓；爪直色白无纹者胆直，爪恶色黑者胆结。

人　牙

时珍曰：两旁曰牙，当中曰齿。肾主骨，齿者骨之余也。女子七月齿生，七岁齿龀，三七肾气平而真牙生，七七肾气衰，齿槁发素。男子八月齿生，八岁齿龆，三八肾气平而真牙生，五八肾气衰，齿槁发堕。

藏器曰：治疟除劳，蛊毒气。入药烧用。

时珍曰：治乳痈未溃，痘疮倒靥。近世用人牙治①痘疮陷伏，称为神品。然一概用之，贻害不浅。夫齿者，肾之标，骨之余也。痘疮则毒自肾出，方长之际，外为风寒秽气所冒，腠理闭塞，血涩不行，毒不能出，则变黑倒靥，复归于肾，宜用此物，以酒、麝达之，窜入肾经，发出毒气，使热令复行，而疮自红活，盖劫剂也。若伏毒在心，昏冒不省人事，及气虚色白，痒塌不能作脓，热痱紫疱之证，止宜解毒补虚。若误用此，则郁闷声哑，反成不救，可不慎哉？煅过，退火毒用。

人乳仙人酒

时珍曰：乳乃阴血所化，生于脾胃，摄于冲任。未受孕则下为月水，既受孕则留而养胎，已产则赤变为白，上为乳汁，此造化玄微，自然之妙也。凡入药，取首生男儿，无病妇人之乳，白而稠者佳。若色黄赤，清而腥秽如涎者，并不可用。

---

① 治：此后原有"豆"字，《纲目》卷五十二《牙齿》条无此字，且文义与上下不属，当衍，故删。

有孕之乳，谓之忌奶，小儿饮之吐泻，成疳魃之病，最为有毒也。

《别录》曰：补五脏，令人肥白悦泽。疗目赤多泪，解独肝牛肉毒，合厚豉汁服之，神效。

苏恭曰：和雀屎，去目中胬肉。

《日华子》云：益气，治瘦悴，悦皮肤，润毛发，点眼止泪。

宗奭曰：人乳汁治目之功多，何也？人心生血，肝藏血，脾受血则能视。盖水入于经，其血乃成。又曰：上则为乳汁，下则为月水，故知乳汁即血也，用以点眼，岂不相宜？然血为阴，故性冷。脏寒人，如乳饼酥酪之类，不可多食。

时珍曰：人乳无定性。其人和平，饮食冲淡，其乳必平；其人暴躁，饮酒食辛，或有火病，其乳必热。凡服乳，须热饮。晒曝为粉，入药尤佳。按白飞霞《医通》云：服人乳，大能益心气，补脑髓，止消渴，治风火证，养老尤宜。每用一吸，即塞鼻孔，按唇贴齿而漱，乳与口津相和，然后以鼻内气，使气由明堂入脑，方可徐徐咽下，受益非浅。

讱庵曰：老人便秘，服人乳最良。

制乳粉如摊粉皮法，用银瓢或锡瓢，浮滚水上，倾乳汁少许，入瓢顿片刻，再浮冷水上，立干，刮取粉用。

紫河车 胞衣、混沌皮

陈藏器云：血气羸瘦，妇人劳损，面䵟皮黑，腹内诸病渐瘦者，治净，以五味和之，如碪饣法与食之，勿令妇知。

吴球曰：紫河车古方不分男女，近世男用男，女用女。一云男病用女，女病用男，初生者为佳，次则健壮无病妇人者亦可。以清米泔摆净，竹器盛于长流水中，洗去筋膜，再以乳香酒洗过，篾笼盛之，烘干研为末。亦有瓦焙干研者，酒煮捣烂者，甑蒸捣晒者，以蒸者为佳。治男女一切虚损劳极，癫痫失志恍惚，安心养血，益气补肾精。

董炳云：今人皆酒煮火焙及去筋膜，大误矣。火焙水煮，其子多不育，惟蒸捣和药最良。筋膜乃初结真气，不可剔去也。

震亨曰：紫河车治虚劳，当以骨蒸药佐之。气虚加补气药，血虚加补血药。以侧柏叶、乌药叶俱酒洒，九蒸九曝用之，为丸大能补益，名补肾丸。

时珍曰：人胞虽载于陈氏本草，昔人用者犹少。近因丹溪朱氏言其功，遂为时用，而括苍吴球始造大造丸一方，尤为世行。惟崔行功云：凡胎衣宜藏于天德、月德吉方。深埋紧筑，令儿长寿。若为猪狗食，令儿癫狂；虫蚁食，令儿疮癣；鸟鹊食，令儿恶死；弃于火中，令儿疮烂；近于社庙污水，井灶街巷，皆有所禁。此亦铜山西崩，洛钟东应，自然之理也。

今复以之蒸煮炮炙，和药捣饵，虽曰以人补人，取其同类；然以人食人，独不犯崔氏之禁乎？以故兹集中，如胎骨、天灵盖等既不入录。

童 便

时珍曰：饮入于胃，游溢精气，上输于脾；脾气散精，上归于肺；通调水道，下输膀胱。水道者，阑门也，主分泌水谷，糟粕入于大肠，水汁渗入膀胱。膀胱者，州都之官，津液之府，气化则能出矣。

宗奭曰：人溺，须童子者佳。

《别录》曰：治寒头热，头痛，温气。童男者尤良。

苏恭：主久嗽上气失声，及癥积满腹。

《日华子》云：止劳渴，润心肺，疗血闷热狂，扑损，瘀血在内运绝，止吐血鼻衄，皮肤皱裂，难产，胎衣不下，蛇犬咬。

弘景曰：若人初得头痛，直饮人尿数升，亦多愈。合葱、豉作汤服，弥佳。

震亨曰：小便降火甚速。凡阴虚火动，热蒸如燎，服药无益者，非小便不能除。

时珍曰：小便性温不寒，饮之入胃，随脾之气上归于肺，下通水道而入膀胱，乃其旧路也。故能治肺病，引火下行。凡人精气，清者为气，浊者为血；浊之清者为津液，清之浊者为小便。小便与血同类也，故其味咸而走血，治诸血病也。

褚澄《劳极论》云：人喉有窍，则咳血杀人。喉不停物，毫发必咳。血既渗入，愈渗愈咳，愈咳愈渗。惟饮溲溺，则百不一死；若惟寒凉，则百不一生。

吴球《诸证辨疑》云：诸虚吐衄咯血，须用童子小便，其效甚速。盖溲溺滋阴降火，消瘀血，止吐衄诸血。但取十二岁以下童子，绝其烹炮咸酸，多与米饮，以助水道。每用一盏，入姜汁或韭汁三五点，徐徐服之，日进二三服，寒天则重汤温服，久自有效。

《普济方》：治目赤肿痛，用自己小便，乘热洗沫，即闭目少顷，此以真气退其邪热也。

讱庵云：凡跌打损伤，血闷欲死者，擘开口，以热尿灌之，下咽即醒。一切金疮杖伤并宜用之，不伤脏腑。若用他药，恐无瘀者，又致误人矣。

李士材曰：炼成秋石，真元气渐失，不及童便多矣。

秋　石

时珍曰：治虚劳冷疾，小便遗数，漏精白浊。

嘉谟曰：滋肾水，养丹田，返本还元，归根复命，安五脏，润三焦，消痰咳，退骨蒸，软坚块，明目清心，延年益寿。又曰：秋石须秋月，取童子尿，每缸入石膏末七钱，桑条搅澄，如此数次，滓秽涤净，咸味减除。以重纸铺灰上晒干，轻清在上者为秋石，重浊在下者刮去。今人不取秋时，杂收人溺，但以皂荚水澄晒为阴炼，煅为阳炼，媒①利败人，安能应病？况经火炼，性却变温耶？

时珍曰：古人惟取人中白、人尿治病，取其散血、滋阴降火、杀虫解毒之功也。王公贵人恶其不洁，方士遂以人中白设法煅炼，治为秋石。秋石再研入罐，盐泥固济，升打，升起盏上者，名秋冰，味淡而香，乃秋石之精英也。叶梦得极称阴阳二炼之妙，而《琐碎录》乃云，秋石味咸走血，使水不制火，久服令人成渴疾。盖此物一经煅炼，其气近温，服者多是淫欲之人，借此放肆，虚阳妄作，真水愈涸，安得不渴耶？惟丹田虚冷者，服之可耳。《摘玄》云，肿胀忌盐，只以秋石拌饮食佳。

人中黄

《日华子》曰：治天行热狂热疾，中毒蕈毒，恶疮。

震亨曰：人中黄，以竹筒入甘草末于内，塞口紧，冬月浸粪缸中，至立春取出，阴干，破竹取甘草，晒干。治热毒湿毒，五脏实热。饭和做丸，清痰消食积，降阴火。

大明曰：腊月截淡竹去青皮，浸渗取汁，名粪清。治天行热疾中毒。浸皂荚、甘蔗，名人中黄。治天行热疾。

弘景曰：近城市人以空罂塞口纳粪中，积年得汁，甚黑而苦，名黄龙汤，疗瘟病垂死者皆瘥。或云：粪缸中多年黄垽，

---

① 媒（mèi 妹）：贪。《集韵·夳韵》："媒，贪也。"

煅存性，亦名人中黄，功用俱同。

粪清金汁

汪机曰：用棕皮棉纸，上铺黄土，浇粪汁于土上，滤取清汁，入新瓮，碗覆定，埋土中一年取出，清若泉水，全无秽气，年久者弥佳，比竹筒渗者更妙。主治同人中黄。

野间残粪下土，筛傅痈疽，如冰着背。

人粪

时珍曰：治痈肿发背疮漏，痘疮黑陷不起。

苏恭曰：封疔肿，一日根烂。

《别录》曰：治时行大热狂走，解诸毒，捣末，沸汤沃服之。

人中白

时珍曰：滓淀为垩，此乃人溺澄下白垩也，以风日久干者为良，入药，并以瓦煅过用，以蒙童馆中便桶，山中老僧溺器刮下者尤佳。

《唐本》：治鼻衄，烫火灼伤。

大明曰：治传尸热劳，肺痿，心膈热，羸瘦渴疾。

震亨曰：人中白能泻肝火、三焦火、膀胱火从小便中出，乃其故道也。

时珍曰：人中白降相火，消瘀血，盖咸能润下走血故也。今人病咽喉口舌诸疮用之有效，降火之验也。李士苦鼻衄，张思顺以人中白散，即时止血。鲁棠鼻血如倾，白衣变红，头空空然。张润芝用人中白药治之即止，并不再作。此皆散血之验也。

禽 部

鹤仙禽

时珍曰:《相鹤经》云:鹤乃羽族之宗,仙人之骥,千六百年乃胎产。世谓鹤不卵生者,误矣。尝以夜半鸣,声唳云霄。雄鸣上风,雌鸣下风,声交而孕。亦唼蛇虺,闻降真香烟则降,其粪能化石,皆物类相感也。按俞琰云:龟鹤能运任脉,故多寿,无死气于中也。

《嘉祐》云:白鹤血益气力,补虚乏,去风益肺。

时珍曰:鹤卵预解痘毒,煮与小儿食之,多者令少,少者令不出。

鹳

骨

《别录》曰:治鬼蛊疰毒五尸,心腹痛。

甄权曰:亦可单炙黄,研,空心暖酒服方寸匕。

时珍曰:《千金》治尸疰有鹳骨丸。

脚骨及嘴

藏器曰:治喉痹飞尸,蛇虺咬及小儿闪癖,大腹痞漏,并煮汁服之,或烧灰饮服。

时珍曰:预解痘毒与鹤卵同。

时珍曰:治小儿天钓、惊风,炒研半钱,同牛黄半钱,麝香半钱,炒蝎五枚,共为末,每服半钱,新汲水服。

鸡烛夜

时珍曰:鸡虽属木,分而配之,则丹雄鸡得离火阳明之象,白雄鸡得庚金太白之象,故辟邪恶者宜之。乌雄鸡属木,乌雌鸡属水，故胎产宜之。黄雌鸡属土，故脾胃宜之。而乌骨者又得水土之精气，故虚热者宜之，各从其类也。

徐铉云：鸡者，稽也，能稽时也。其鸣也，知时刻；其栖也，知阴晴。

丹雄鸡肉

《本经》：治女人崩中漏下，赤白沃。通神，杀恶毒，辟不祥。

《别录》曰：补虚，温中，止血。能愈久伤之疮不瘳者。

孙思邈曰：补肺。

吴球云：三年鸡，常食治虚损，养血补气。

白雄鸡肉

《别录》曰：下气，疗狂邪，安五脏，伤中消渴。

《日华子》曰：调中除邪，利小便，去丹毒风。

弘景云：学道山中，宜养白鸡、白犬，可以辟邪。

藏器曰：白雄鸡养三年，能为鬼神所使。

乌雄鸡肉

《别录》曰：补中止痛。

《日华子》曰：止肚痛，心腹恶气，除风湿麻痹，诸虚羸，安胎，治折伤，并痈疽。生捣，涂竹木刺入肉。

李廷飞云：黄鸡宜老人。乌鸡宜产妇，暖血。

马益卿云：妊妇宜食牡鸡肉，取阳精之全于天产者。

崔行功云：妇人产死，多是富贵家扰攘，致妇惊悸气乱故耳。惟宜屏除一切人，令其独产安静，更烂煮牡鸡取汁，作粳米粥与食，自然无恙，乃和气之效也。盖牡鸡汁性滑而濡，所以不食其肉，恐难消也。今俗产家，每产后即食鸡唉卵，气壮者幸而无恙，气弱者因而成疾，皆由不解此意也。

黑雌鸡肉

《别录》曰：作羹食，治风寒湿痹，五缓六急，安胎。

大明曰：安心定志，除邪，辟恶气，治血邪，破心中宿血，治痈疽，排脓，补新血，及产后虚羸，益色助气。

孟诜云：治反胃及腹痛，踒折骨痛，乳痈。

黄雌鸡肉

《时珍》曰：黄者土色，雌者坤象，味甘归脾，气温益胃，故所治皆脾胃之病也。

《别录》曰：伤中消渴，小便数而不禁，肠澼泄痢，补益五脏绝伤，疗五劳，益气力。

大明曰：治劳劣，添髓补精，助阳气，暖小肠，止泄精，补水气。

孟诜曰：补丈夫阳气。

时珍曰：治产后虚羸。

乌骨鸡

时珍曰：补虚劳羸弱，治消渴，中恶鬼击，心腹痛，益产妇，治女人崩中带下，一切虚损诸病，大人、小儿下痢噤口，并煮食饮汁，亦可捣和丸药。乌骨鸡有毛色黄白不同，肉白骨乌各样，惟观鸡舌黑者，则骨肉俱乌，入药更良。鸡属木，而骨反乌者，巽变坎也，受水木之精气，故肝肾血分之病宜用之。男用雌，女用雄。昔人有乌鸡丸，治妇人百病，煮鸡至烂和药，或并骨研用之。

诜曰：凡鸡有五色者，玄鸡白首者，六指者，四距者，鸡死足不伸者，并不可食，害人。

宗奭曰：鸡属巽，巽为风，鸡鸣至五更者，日至巽，感动其气而然也。今有风病人，食之无不发作。鸡属巽风，信可验矣。

鸡冠血

《别录》曰：乌鸡者，主乳难。

孟诜曰：治目泪不止，日点三次，良。

时珍曰：亦点暴赤目。

《日华子》曰：丹鸡者[1]，治白癜风。

时珍曰：鸡冠血用三年老雄者，取其阳气充溢也。风中血脉，则口㖞不正，冠血咸而走血透肌，鸡之精华齐聚，本乎天者亲上也。丹者，阳中之阳，能辟邪，故治中恶惊忤诸病。乌者，阳形阴色，阳中之阴，故治产乳目泪诸病，其治蜈蚣、蜘蛛诸毒，鸡食百虫，制之以所畏也。

《痘疹正宗》云：鸡冠血和酒服，发痘最佳。鸡属巽风，顶血至清至高故也。

鸡内金

一名肫胵，音皮鸱，俗呼鸡肫皮。甘平性涩，鸡之脾也。

《日华子》曰：止泄精尿血，崩中带下，肠风泻血。

《别录》曰：泄利小便频遗，除热止烦。

时珍曰：治小儿食疟，疗大人淋滴，反胃，消酒积，主喉闭乳蛾，一切口疮牙疳诸疮。男用雌，女用雄。

肠

《别录》曰：治遗溺，小便数不禁。烧存性，每服三指酒下。

---

① 丹鸡者：此三字原在"日华子"前，抄写致倒，据《纲目》卷四十八《鸡》引《日华子本草》文乙正。

时珍曰：止遗精、白浊、消渴。

翮翎

白雄鸡翅翮良。

《别录》曰：下血闭。左翅毛能起阴。

《时珍》曰：治妇人小便不禁，消阴癫，疗骨鲠，蚀痈疽。止小儿夜啼，安席下，勿令母知。

葛洪云：古井有毒，不可辄入，即杀人。宜先以鸡毛试之，毛直下者无毒，回旋者有毒也。

时珍曰：尾毛烧灰，傅小儿痘后生痈。

鸡子

《日华子》云：镇心，安五脏，止惊，安胎，治妊娠天行热疾狂走，男子阴囊湿痒及开喉声失音。醋煮食之，治赤白久痢及产后虚痢，光粉同炒干，止疳痢，及妇人阴疮。和豆淋酒服，治贼风麻痹。作酒，止产后血晕，暖水脏，缩小便，止耳鸣。

时珍曰：卵白象天，其气清，其性微寒；卵黄象地，其气浑，其性温；卵则兼黄白而用之，其性平。精不足者补之以气，故卵白能清气，治伏热、目赤、咽痛诸疾。形不足者补之以味，故卵黄能补血，治下痢、胎产诸疾；卵则兼理气血，故治上列诸疾也。

卵白

《别录》曰：目热赤痛，除心下伏热，止烦满咳逆，小儿下泄，妇人产难，胞衣不出，并生吞之。

时珍曰：和赤小豆末，涂一切热毒、丹肿、腮痛，神效。

宗奭曰：产后血运，身强目直，昏不知人。以鸡子清、荆芥末调服即安。乌鸡子尤善。

卵黄

《日华子》云：醋煮，治产后虚痢。

时珍曰：补阴血，解热毒，治下痢。其治呕逆诸疮，亦取其除热引虫而已。胞衣不下者，吞卵黄二三枚，解发刺喉令吐即下。小肠疝气，温水搅卵黄服之。又乱发和鸡子黄煎之发消，为水，疗小儿惊热下痢。

哺雏蛋壳

《日华子》曰：研末，磨障翳。烧研，入片脑，点瘀痘入目。炒研，油调服，傅下疳。

昂曰：痘疮倒陷，昏睡不醒，用蛋壳去膜焙研，热汤调下五分，神效。研细，麻油搽痘毒。

屎白 鸡矢

雄鸡屎有白，腊月收之，白鸡乌骨者良。

颂曰：按《素问》云：心腹满，旦食不能暮食，名为鼓胀。治之以鸡矢醴，一剂知，二剂已。

时珍曰：鼓胀生于湿热，亦有积滞成者，鸡屎能下气消积，通利大小便，故治鼓胀有殊功，兼消癥痕，疗破伤，小儿惊啼。以醋和，涂蜈蚣、蚯蚓咬毒。

《日华子》云：治中风失音痰迷。炒服，治小儿客忤蛊毒，治白虎风，贴风痛。

《别录》云：破石淋及转筋，利小便，止遗尿，灭瘢痕。

鸭 鹜

时珍曰：鹜性质木而无他心，故庶人以为贽。

《别录》曰：补虚，除客热，和脏腑及水道，疗小儿惊痫。

《日华》云：解丹毒，止热痢。

孟诜曰：头生疮肿，和葱豉煮汁饮之，去卒然烦热。

时珍曰：鸭，水禽也。治水，利小便，宜用青头雄鸭，取水木生发之象。治虚劳热毒，宜用乌骨白鸭，取金水寒肃之象也。老者良。

弘景曰：黄雌鸭为补最胜。

时珍曰：嫩者毒，老者良。尾臎①者不可食，肠风下血人不可食。

鸭血 白鸭者良

《别录》曰：解诸毒。

孟诜曰：热饮，解野葛毒。已死者，入咽即活。

时珍曰：热血，解中生金、生银、丹石、砒霜诸毒，射工毒。又治中恶及溺水死者，灌之即活。蚯蚓咬疮，涂之即愈，兼解百蛊毒。

鸭子

《日华子》云：治心腹胸膈热。

时珍曰：今人盐藏鸭子，能治小儿热泄痢。盖鸭肉能治痢，而炒盐亦治血痢故尔。

凫 野鸭

孟诜曰：补中益气，平胃消食，除十二种虫。身上有诸小热疮，年久不愈者，但多食之，即瘥。

《日华》云：治热毒风及恶疮疖，杀腹脏一切虫，治水肿。

时珍曰：血解挑生蛊毒，热饮探吐。

---

① 臎（cuì 翠）：肥。《广雅·释言》："臎，肥也。"《集韵·旨韵》："肥实谓之臎。"

鸬鹚 水老鸦

时珍曰：此禽《别录》不见功用，惟雷氏《炮炙论》序云：体寒腹大，全赖鸬鹚。注云：治腹大如鼓，体寒者，以鸬鹚烧存性，为末，米饮服之立愈。盖诸腹鼓大，皆属于热，卫气并循于血脉则体寒。此乃水鸟，其气寒冷而利水，寒能胜热，利水能去湿故也。

弘景曰：骨烧灰水服，下鱼骨鲠。

《外台》云：凡鱼骨鲠者，但密念鸬鹚不已，即下。此乃魇伏之意耳。

《别录》曰：鸬鹚头喙翅羽烧研酒服，治鲠及噎甚效。

鹁鸽 飞奴

宗奭曰：鸽之毛色不一，惟白鸽入药。

白鸽肉

《嘉祐》云：解诸药毒，及人、马久患疥，食之立愈。

孟诜曰：调精益气。治恶疮疥癣，风疮白癜，疬疡风，炒熟酒服。虽益人，食多恐减药力。

时珍曰：血解诸药百蛊毒，卵解疮毒痘毒。

屎 又名盘龙

时珍曰：野鸽者尤良。其屎皆左盘，故《宣明方》谓之左盘龙也。

《嘉祐》云：人马疥疮，炒研傅。驴马和草饲之。

汪颖曰：消肿及腹中痞块。

时珍曰：消瘰疬诸疮，疗破伤风及阴毒垂死者，杀虫。炒黄为末，傅反花疮。

雀瓦雀

弘景曰：妊妇食雀肉、饮酒，令子多淫；食雀肉、豆酱，令子面䵴。

藏器曰：冬月食之，令人有子。

《日华》曰：壮阳道，益气，暖腰膝，缩小便，治血崩带下。

宗奭曰：正月以前，十月以后，宜食之，取其阴阳静定未泄也。故卵亦取第一番者。

雀卵

孟诜曰：治男子阴痿不起，女子带下，便溺不利，除疝瘕。

弘景曰：雀卵和天雄服之，令茎不衰。

白丁香即雄雀屎

敩曰：雀屎尖在上者是雄，两头圆者是雌。

《别录》曰：疗目痛，决痈疖，女人带下，便溺不利，除疝瘕。

弘景曰：疗龋齿。

孟诜曰：痈疽不溃者，点涂即溃。急黄欲死者，汤化服之，立苏。腹中痃癖、诸块、伏梁等，和干姜、桂心、艾叶为丸服之，能令消烂。

苏恭曰：和乳点目中，胬肉赤脉贯瞳子者即消，神效。

时珍曰：雀食诸谷，易致消化。故所治疝瘕积胀痃癖，及目翳胬肉，痈疽疮疖，咽噤齿龋诸症，皆取其能消烂之义也。

伏翼屎夜明砂

时珍曰：取得蝙蝠屎，以水淘去灰土恶气，取细砂，即名夜明砂。盖蝙蝠有翼，日伏夜食蚊蚋，故曰伏翼，又曰夜明，而其砂即蚊蚋眼也。

宗奭曰：伏翼日亦能飞，但畏鸷鸟不敢出耳。善服气，故能寿，冬月不食可知矣。

《本经》：治面痈肿，皮肤洗洗时痛，腹中血气，破寒热积聚，除惊悸。

苏恭曰：烧灰，酒服方寸匕，下死胎。

《日华》曰：炒服，治瘰疬。

慎微云：熬捣为末，拌饭与三岁小儿食之，治无辜病。

宗奭云：治疳有效。

时珍曰：夜明砂及蝙蝠皆厥阴肝经血分药也，能活血消积。故所治目翳盲障，疟魃疳惊，淋带，瘰疬痈肿，皆厥阴之病也。

蝙蝠血及胆

藏器曰：血与胆汁滴目，令人不睡，夜中见物。

五灵脂

志曰：五灵脂出北地，寒号虫粪也。

时珍曰：状如小鸡，四足，有肉翅，即曷旦鸟，夜鸣求旦，夏月毛盛，至冬毛落，忍寒而号曰：得过且过。其屎恒集一处，有如糊者，有粘块如饧者。人亦以沙石杂而货，故凡用必以饧心润泽者为真。

颂曰：此物夹沙石，凡用为末，以酒飞去沙石，晒干研细收用。

《开宝》：治心腹冷气，小儿五疳，辟疫，治肠风，通利气脉，女子血闭。

苏颂曰：疗伤冷积。

震亨曰：凡血崩过多者，半炒半生，酒服，能行血止血。治血气刺痛，甚效。

宗奭曰：有人病目中翳，此乃血所病也。肝受血则能视，目病不治血为背理也，用五灵脂之药而愈。

时珍曰：五灵脂，足厥阴肝经药也。主血，诸痛皆属于木，诸虫皆生于风；故此药能治血病，散血和血而止诸痛。治惊痫，除疟痢，消积化痰，疗疳杀虫，治血痹、血眼诸症，皆属肝经也。失笑散不独治妇人心痛血痛，凡男女老幼，一切心腹胁肋少腹诸痛，疝气，并胎前产后，血气作痛，及血崩经溢，百药不效者，俱能奏功。又曰：五灵脂止妇人经水过多，赤带不绝，血痢肠风，腹痛，小儿惊风，五痫癫疾，杀虫，解药毒，及蛇蝎蜈蚣伤。

宗奭曰：毒蛇伤重，用五灵脂同雄黄酒服，滓傅，甚效。

诸鸟有毒

凡鸟自死目闭，自死足不伸，白鸟玄首，玄鸟白首，三足，四距，六指，四翼，异形异色，并不可食，食之杀人。

兽 部

猪

肉

《别录》曰：疗狂病久不愈。

《拾遗》云：压丹石毒，解热毒，宜肥热人食之。

《千金方》云：补肾气虚竭。

《日华子》云：疗水银风，并中土坑恶气。

《别录》曰：豭猪肉治病，凡猪肉能闭血脉，弱筋骨，虚人肌，不可久食病人，金疮者尤甚。

诜曰：久食杀药，动风发疾，伤寒疟痢，痰痼痔漏诸疾病。

食之必再发。

韩懋曰：凡肉有补，惟猪肉无补，人习之化也。

弘景曰：猪为用最多，惟肉不宜多食，令人暴肥，盖虚风所致也。

震亨曰：猪肉补气，世俗以为补①，误矣，惟补阳尔。今之虚损者，不在阳而在阴。以肉补阴，是以火济水。盖肉性入胃，便作湿热，热生痰，痰生则气不降而诸证作矣。

豮猪头肉

时珍曰：猪身上物并用豮猪者良，獖猪亦可。按《生生编》云：猪肉毒惟在首，故有病者食之，生风发疾。

《千金》：治寒热五癃鬼毒。

《食疗》中云：同五味煮食，补虚乏气力，去惊痫五痔，下丹石，亦发风气。

脂膏

时珍曰：凡凝者为肪为脂，释者为膏为油，腊月炼净收用。

《别录》曰：煎膏药，解斑蝥、芫青毒。

时珍曰：解地胆、亭长、野葛、硫黄毒、诸肝毒，利肠胃，通小便，除五疸水肿，生毛发。

孙真人云：破冷结，散宿血。

《日华子》曰：杀虫，治皮肤风，涂恶疮。

苏颂曰：利血脉，散风热，润肺。入膏药，主诸疮。

苏恭曰：治痈疽。

徐之才云：胎产衣不下，以酒多服，佳。

---

① 补：《纲目》江西本、金陵本同，然据文义及《纲目》张绍堂本，此后似当脱"阴"字。

脑

《普济方》：治喉痹已破疮口痛者：猪脑髓蒸熟，入姜、醋吃之即愈。

髓

时珍曰：补骨髓，益虚劳。按丹溪治虚损补阴丸，多用猪脊髓和丸。取其通肾命，以骨入骨，以髓补髓也。

血

《日华子》曰：生血，疗贲豚暴气，及海外瘴气。

苏恭曰：中风绝伤，头风眩晕，及淋沥。

吴瑞曰：压丹石，解诸毒。

时珍曰：按陈自明云：妇人嘈杂，皆血液泪汗变而为痰。或言是血嘈，多以猪血炒食而愈，盖以血导血归原尔。然亦有蛔虫作嘈杂者，虫得血腥则饱而伏也。又曰：古方治惊风癫痫痘疾，多用猪心血，盖以心归心，以血导血之意。又治卒中恶死，及痘疮倒靥，俱以心血或尾血，调龙脑少许，新汲水服。猪为水畜，其血性寒而能解毒制阳故也。用尾血者，取其动而不息也。韩飞霞云：猪心血能引药入本经，实非其补。沈存中云：猪血得龙脑，直入心经是矣。

心

《别录》：治惊邪忧恚。

思邈云：虚悸气逆，妇人产后中风，血气惊恐。

刘完素曰：猪，水畜也，故心可以镇恍惚。

《延寿书》云：猪临杀，惊气入心，绝气归肝，俱不可多食，必伤人。

肝

苏颂曰：治冷劳脏虚，冷泄久滑赤白带下，以一叶薄批，搵诃子末炙之，再搵再炙，尽末半两，空腹细嚼，陈米饮送下。

时珍曰：肝主藏血，故诸血病用为向导入肝。《千金翼》治痢疾有猪肝丸，治脱肛有猪肝散，诸眼目方多有猪肝散，皆此意也。故曰：补肝明目，疗肝虚浮肿。

讱庵曰：同夜明矾炒作丸，治雀目，夜不能视者。

脾

时珍曰：诸兽脾①味如泥，其属土也可验。

思邈曰：凡六畜脾，人一生莫食之。

肺

苏颂曰：补肺。

时珍曰：疗肺虚咳嗽，麻油炒熟，同粥食。若肺虚嗽血，煮熟切片，蘸薏苡仁末食之。

肾 俗名腰子

《别录》曰：理肾气，通膀胱。

《日华子》曰：补膀胱水脏，暖腰膝，治耳聋。

苏颂曰：补虚壮气，消积滞。

时珍曰：猪肾性寒，不能补命门精气。方药所用，借其引导而已。《别录》理字、通字，最为有理；《日华》补暖之说非也。凡人肾有虚热者，宜食之；若肾气虚寒者，非所宜矣。今人不达此意，往往以猪肾为补，不可不审。又《千金》治消渴有猪肾荠苨汤，补肾虚劳损诸病有肾沥汤，方中皆用猪、羊肾煮汤煎药，俱是引导之意。

胰

藏器曰：治肺痿咳嗽，和枣肉浸酒服。亦治痃癖羸瘦。

---

① 脾：原作"皮"，音近致误，据《纲目》卷五十《豕》改。

苏颂曰：疗肺气干胀喘急，杀斑蝥、地胆毒，治冷痢成虚。

之才云：通乳汁。

颂曰：男子多食损阳。

肚

《别录》曰：补中益气止渴，断暴痢虚弱。

《日华子》曰：补虚损，杀劳虫。酿黄糯米蒸捣为丸，治劳气，并小儿疳蛔黄瘦病。

颂曰：主骨蒸热劳，血脉不行，补羸助气，四季宜食。

吴普曰：消积聚癥瘕，治恶疮。

肠

孟诜曰：虚渴，小便数，补下焦虚竭。

《日华子》曰：止小便。

苏颂曰：去大小肠风热，宜食之。

时珍曰：润肠治燥，调血痢脏毒。

脬 亦作胞

时珍曰：洗炙食之，梦中遗溺，同小茴、川楝、破故纸，青盐，酒煮熟食之，治疝气坠痛。以盐酒煮食，治肾风囊痒。炙研，同黄丹掺玉茎生疮。一妓病转脬，小便不通，腹胀如鼓，数月垂死。一医用猪脬吹胀，以翎管安上，插入阴孔，捻脬气吹入，即大尿而愈。

胆

《别录》：治伤寒热渴。

苏颂曰：骨热劳极，消渴，小儿五疳，杀虫。

成无己曰：仲景以猪胆汁和醋少许，灌谷道中，通大便神效。盖酸苦益阴润燥而泻便也。如《卫生宝鉴》治转胞不尿，小便不通，腹胀垂危者，用猪脬吹胀，以翎管安上，插入阴孔，捻脬气吹入，即大尿而愈。亦此法也。

时珍曰：方家用猪胆，取其寒能胜热，滑能润燥，苦能入心，又能去肝胆之火也。通小便，敷恶疮，杀疳䘌，治目赤，明目，去目翳，清心脏，凉肝脾。入汤沐发，去腻光泽。

蹄

《别录》曰：煮汁服，下乳汁，解百药毒，洗伤挞诸败疮。

时珍曰：煮羹，通乳脉，托痈疽，压丹石。煮清汁，洗痈疽，渍热毒，消毒气，去恶肉，有效。

悬蹄甲一名猪退

《本经》：治五痔，伏热在腹中，肠痈内蚀。

《普济方》：蹄爪甲煅灰，汤浸滤清，洗痘疮入目。

时珍曰：古方有用左蹄甲者，又有用后蹄甲者。

思邈曰：酒浸半日，炙焦用。

尿一名猪零

《别录》曰：治寒热黄疸湿痹。

《日华子》云：主蛊毒，天行热病。并取一升浸汁，顿服。

时珍曰：烧灰，发痘疮，治惊痫，除热解毒，治疮。《御药院方》治痘疮黑陷无价散、钱仲阳治急惊风痫惺惺丸皆用之，取其除热解毒也。

齿

时珍曰：治痘疮倒陷；又中牛肉毒者，烧灰水服一钱。

乳

时珍曰：小儿体属纯阳，其惊痫亦生于风热。猪气寒，以寒治热，谓之正治。故钱乙①云：初生小儿至满月，以猪乳频滴之，最佳。张焕云：小儿初生无乳，以猪乳代之，出月可免惊痫痘疹之患。又杨士瀛云：小儿口噤不开，猪乳饮之甚良。月内胎惊，同朱砂、牛乳少许，抹口中甚妙。取猪乳法：须提猪后脚，急以收挦而承之，非此法不得也。

犬 狗、地羊

时珍曰：狗，叩也。吠声有节，如叩物也。狗类甚多，其用有三：田犬长喙善猎，吠犬短喙善守，食犬体肥供馔，是古所谓猎犬、守犬、菜犬也。犬以三月而生，在畜属木，在卦属艮，在禽应娄星。豺见之跪，虎食之醉，犬食番木鳖则死，物性制伏如此。

肉

《别录》曰：安五脏，补绝伤，轻身益气。

思邈曰：宜肾。

《日华子》曰：补胃气，壮阳道，暖腰膝，益气力。

孟诜曰：补五劳七伤，益阳事，补血脉，厚肠胃，实下焦，填精髓。凡食犬不可去血，则力少不益人。

弘景曰：白狗、黑狗入药用。用黄狗肉大补虚劳，牡者尤胜。

大明曰：黄犬大补益人，余色微补。

时珍曰：脾胃属土，喜暖恶寒。犬性温暖，能治脾胃虚寒之疾。脾胃温和，而腰肾受荫矣。若素常气壮多火之人，则宜忌之。黄狗肉煮臛，入五味食之，治虚寒疟疾。

---

① 乙：原作"一"，音近致误，据《纲目》卷五十《豕》改。

脑

猘犬咬伤，即取猘犬脑敷之，后不复发。

齿

时珍云：磨汁治犬痫，同人齿烧灰汤服，治痘疮倒陷，有功。

头骨黄狗者良

《日华子》曰：烧灰，壮阳止疟。

《别录》曰：金疮止血。

时珍曰：治痈疽恶疮，解颅，女子崩中带下。

骨白狗者良

《别录》曰：烧灰，生肌，敷马疮。

《蜀本》：烧灰，补虚，理小儿惊痫客忤。

时珍曰：烧灰，米饮日服，治休息痢。

屎中粟白狗者良，一名白龙沙

时珍曰：噎膈风病，痘疮倒陷，能解毒也。

时珍曰：凡犬不可炙食，令人消渴。妊妇食之，令子无声。热病后食之，杀人。瘦犬有病，猘犬发狂，自死犬有毒，悬蹄犬伤人，赤股而躁者气臊，犬目赤者，并不可食。同蒜食损人，同菱食生癫。反商陆，畏杏仁。

羊

时珍曰：《说文》云：羊字象头角足尾之形。董子云：羊，祥也，故吉礼用之。牡羊曰羒，羖，古曰羝羝；牝羊曰牂，曰羘。白曰羒羒，黑曰羭逾，多毛曰羖羠，胡羊曰羖羠。无角而羵曰交羝，去势曰羯。羊子曰羔，羔五月曰羜，六月曰羍，七月曰羜音达，未卒岁曰羍。《内则》谓之柔，又曰少牢。《古今注》谓之长髯主簿。

弘景曰：羊有三四，入药以青色羖羊为胜，次则乌羊。其羬羬羊及胡中无角羊，止可啖食，其乳、髓则肥好也。

时珍曰[①]：诸羊皆孕四月而生。其目无神，其肠薄而萦曲。在畜属火，故易繁而性热也。在卦属兑，故外柔而内刚也。其性恶湿喜燥，食钩吻而肥，食仙茅而肪，食仙灵脾而淫，食踯躅而死。物理之宜忌，不可测也。煮羊以杏仁或瓦片易糜，以胡桃则不臊。中羊毒者，饮甘草汤则解。铜器煮之，男子易损阳，女子暴下，物之异，不可不知。

肉

《别录》曰：暖中，字乳余疾，及头脑大风汗出，虚劳寒冷，补中益气，安心止惊。

思邈曰：止痛利产妇。

颂曰：胡洽方有大羊肉汤，治妇人产后大虚，心腹绞痛厥逆。

宗奭曰：仲景治寒疝羊肉汤，服之无不验者。

孟诜曰：治风眩瘦病，丈夫五劳七伤，小儿惊痫。

《日华子》曰：开胃健力。

李杲曰：羊肉有形之物，能补有形肌肉之气。故曰补可去弱，人参、羊肉之属。人参补气，羊肉补形。凡味同羊肉者，皆补血虚，盖阳生则阴长也。

震亨曰：羊头、蹄、肉，性极补水。水肿人食之，百不一愈。

孟诜曰：冷病人勿多食。

---

① 时珍曰：此三字原无，据文例及《纲目》卷五十《羊》补。

血<small>白羊者良</small>

苏颂曰：女人血虚中风，及产后血闷欲绝者，热饮一升即活。

时珍曰：《外台》云：凡服丹石人忌食羊肉，十年一食，前功尽弃。此物能制丹砂、水银、轻粉、生银、硇砂、砒霜、硫黄、乳石、钟乳、空青、曾青、云母石、阳起石、孔公蘖等毒。凡觉毒发，刺饮一升，即解。又服地黄、何首乌诸补药者亦忌之。又热饮一升，治产后血攻，下胎衣，治卒惊九窍出血。解莽草毒、胡蔓草毒。

乳

弘景曰：牛羊乳实为补润，故北人食之多肥健。

《别录》曰：补寒冷虚乏。

甄权曰：润心肺，治消渴。

《日华子》曰：利大肠，治小儿惊痫，含之治口疮。

时珍曰：治大人干呕及反胃，小儿哕啘及舌肿，并时时温服之。

颂曰：蜘蛛咬毒，腹大如妊，遍身生丝，啖羊乳而疾平。

丹溪言：反胃人宜时时饮之，取其开胃脘、润大肠之燥也。

心<small>白羝羊者良</small>

《日华子》曰：有孔者杀人。

《别录》曰：止忧恚膈气。

藏器曰：补心。

肺

《别录》曰：补肺，止咳嗽。

时珍曰：通肺气，利小便，行水解毒。

肾

《别录》曰：补肾气虚弱，益精髓。

《日华子》曰：补肾虚耳聋阴弱，壮阳益胃，止小便，治虚损盗汗。

时珍曰：《千金》《外台》《深师》诸方，治肾虚劳损、消渴脚气有肾沥汤方甚多，皆用羊肾煮汤煎药。盖用为引向，各从其类也。

肝 青羖羊者良

苏颂曰：补肝，治肝风虚热，目赤暗痛，热病后失明。

时珍曰：羊肝补肝与肝合，引入肝经，故治肝病。今羊肝丸治目有效，可征。

胆 青羯羊者良

时珍曰：肝开窍于目，胆汁减则目暗。目者，肝之外候，胆之精华也。故诸胆皆治目病。

《别录》曰：治青盲，明目。

震亨云：同蜜蒸九次，点赤风眼。盖羊食百草，蜂采百花，故有二百花草之名。点眼，除风烂暴赤。

张三丰真人碧云膏：腊月用羯羊胆，装白蜜，纸套笼住，悬檐下，待霜出扫下点眼，治一切目疾神效。

胫骨

孟诜曰：虚冷劳。

杲曰：齿者，骨之余，肾之标，故牙疼用羊胫骨以补之。

时珍曰：羊胫骨灰可以磨镜，并头骨可以消铁，故误吞铜钱者用之，取其相制也。治脾弱肾虚，不能摄精，白浊。除湿热，健腰脚，固牙齿。烧灰搽牙良。

脊骨

《别录》曰：虚劳寒中羸瘦。

时珍曰：补肾虚，通督脉，治腰痛下痢。

牛

时珍曰：《周礼》谓之大牢，牢乃豢畜之室，牛牢大，羊牢小。《内则》谓之一元大武。元，头也；武，足迹也，牛肥则迹大。牛之牡者曰牯，曰特，曰㸬，曰犕；牝者曰㸬，曰牸。纯色曰牺，黑曰牏，白曰牰，赤曰牷，驳曰犁。去势曰犍，又曰犗。无角曰牛。子曰犊，生二岁曰㸬，三岁曰犙，四岁曰牭，五岁曰犽，六岁曰犕。牛齿有下无上，察其齿而知，其年三岁二齿，四岁四齿，五岁六齿，六岁以后，每年接脊骨一节也。牛耳聋，以鼻听。马病则卧，阴盛也；牛病则立，阳盛也。马起先前足，卧先后足，从阳也；牛起先后足，卧先前足，从阴也。

时珍曰：仲景云：噉蛇牛毛发白而后顺者是也。人乳可解其毒。《内则》云：牛夜鸣则疲，臭不可食。病死者有大毒，令人生疔暴亡。

藏器曰：黑牛白头者不可食，独肝者有大毒，令人痢血至死。《食经》云：牛自死白首者，食之杀人。疥牛食之发痒。牛肉入杏仁煮之易烂。恶马食牛肉其性即驯，物之相制如此。

肉

《别录》曰：安中益气，养脾胃。

思邈曰：补益腰脚，止消渴及唾涎。

韩懋曰云：牛肉补气，与黄芪同功。

藏器曰：水牛肉补虚壮健，强筋骨，消水肿，除湿气。

《别录》曰：消渴，止哕泄，安中益气，养脾胃。

水牛鼻

藏器曰：同石燕煮汁服，治消渴。

宗奭曰：火炙热，熨口眼㖞斜。

黑牛乳 胜于黄牛乳

《别录》曰：补虚羸，止渴。

《日华子》曰：养心肺，解热毒，润皮肤。

思邈曰：老人煮食有益，入姜、葱，止小儿吐乳，补劳。

震亨曰：反胃噎膈，大便燥结，宜牛、羊乳时时咽之，并服四物汤为上策。不可用人乳，人乳有饮食之毒，七情之火也。

时珍曰：治反胃热哕，补益劳损，润大肠，治气痢，除黄疸，老人煮粥甚宜。又曰：乳煎荜茇，治痢有效。盖一寒一热，能和阴阳耳。

讱庵云：噎嗝不通，服香燥药，快一时，破气而燥血，是速其死也。不如少服药，饮牛乳加韭汁或姜汁或陈酒为佳。

血

时珍曰：治金疮折伤垂死。按《元史》所载：一将从太祖征回回，身中数矢，血流满体，闷仆几绝。太祖命取一牛剖其腹，纳之牛腹中，浸热血内，移时遂苏。凡金疮射伤，屡用屡验，故特书之。

心 黄牛者良

《别录》曰：治虚忘，补心。

肺 水牛者良

藏器曰：补肺。

肝

《别录》曰：补肝明目。

孟诜：治疟及痢，醋煮食之。

时珍曰：妇人阴䘌，纳之引虫。

肾

《别录》曰：补肾气，益精。

思邈曰：治湿痹。

胃黄牛、水牛者良

诜曰：消渴风眩，补五脏。醋煮食之。

时珍曰：补中益气，解毒，养脾胃。

胆黄牛、青牛者良

《别录》曰：除心腹热渴，上下痢，及口焦燥，益目精。

苏恭曰：腊月酿槐子服，明目，治疳湿弥佳。

颂曰：酿南星末，阴干，治惊风有奇功。

时珍曰：除黄杀虫，治痈肿。

昂曰：内石灰于胆内，悬挂风处百日，治金疮良。

喉白水牛者良

时珍曰：疗反胃吐食，肠结不通。用牛喉一条，去两头节
并筋、膜、脂、肉，醋浸炙末，每服一钱，陈米饮下。

水牛厴

时珍曰：治喉痹，气瘿，古方多用之。

齿

《外台》云：治小儿牛痫。

时珍曰：六畜齿治六痫，从其类也。

牛角䚡即角尖中坚骨

《本经》：下闭血瘀血疼痛，女人带下血。燔之，酒服。

藏器曰：烧灰，主赤白痢。

宗奭曰：黄牛角烧灰，主妇人血崩，大便下血，血痢。

《药性》曰：水牛者烧之，止妇人血崩，赤白带下，冷痢泻血，水泄。

时珍曰：治水肿。

口涎

《日华》曰：以水洗老牛口角，盐涂之，少顷，即出。或以荷叶包牛口，使精力乏，涎出取之。治反胃呕吐。

思邈曰：水服二匙，终身不噎。

时珍曰：吮小儿，治客忤。灌一合，治小儿霍乱。入盐少许，顿服一盏，治喉闭口噤。糯米粉拌作小丸，煮熟食，治噎嗝反胃。

齝草音痴。一名牛转草，及牛食而复出者，俗称回噍

藏器曰：绞汁服，止哕。

时珍曰：牛齝治反胃噎嗝，及霍乱，取象回噍之义，而沾濡口涎为多。故主疗与涎之功同。亦治小儿口噤风。

牛黄丑宝

恭曰：今出莱州、密州、淄州、青州、巂州、戎州。牛有黄者，必多鸣吼。喝迫而得者，谓之生黄，最佳。黄有三种：散黄粒如麻豆；漫黄若鸡卵中黄，藏在肝胆间；圆黄为块，形有大小，并在肝胆中。多生于牸特牛，其牯牛未闻有黄也。

颂曰：今出登、莱州。他处或有，不甚佳。凡牛有黄者，身上夜有光，眼如血色，时复鸣吼，恐惧人。又多照水，人以盆水承之，伺其吐出，乃喝迫，即堕下水中，取得阴干百日。一子如鸡子黄大，重叠可揭折，轻虚而气香者佳。然人多伪之，试法但揩摩手甲上，透甲黄者为真。

雷曰：此有四种：喝迫而得者，名生神黄；杀死在角中得者，名角中黄；牛病死后心中剥得者，名心黄，初在心中如黄浆汁，取得便投水中，沾水即硬，如碎蒺藜及豆与帝珠子者是也；肝胆中得者，名肝黄。大抵皆不及生黄为胜。

宗奭曰：牛黄轻松，自然微香。西戎有牦牛黄，坚而不香。又有骆驼黄，极易得，亦能相乱，不可不审之。

《本经》治惊痫寒热，热盛狂痓，除邪逐鬼。

《别录》曰：疗小儿百病，诸痫热，口不开，大人狂癫，又堕胎。

《日华子》曰：主中风失音口噤，惊悸，天行时疾，健忘虚乏。

甄权曰：安魂定魄，辟邪魅，卒中恶，小儿夜啼。

宁原曰：清心化热，利痰凉惊。

时珍曰：痘疮紫色，发狂谵语者可用。夫牛之黄牛之病也，故有黄之牛多病而易死，诸兽皆有黄，人之病黄者亦然。因其病在心及肝之间，凝结成黄，故还能治心及肝胆之病，正如人之淋石复能治淋也。

东垣云：牛黄入肝，治筋病。凡中风入脏者，必用牛、雄、脑、麝之剂，入骨髓，透肌肤，以引风出。若风中腑及血脉者用之，恐引风邪流入于骨髓，如油入面，莫之能出也。

昂曰：《经疏》云：牛食百草，其精华凝结成黄，犹人之有内丹，故能散火消痰，解毒，为世神物。若云牛病之黄，岂可同言而语耶。

白马溺

《别录》曰：治消渴，破癥坚积聚，男子伏梁积疝，妇人瘕积。铜器承饮之。

时珍曰：马尿治癥瘕有验。热饮治反胃，杀虫。昔有主仆皆患心腹痛者，仆死，胸中有一白鳖，赤眼仍活，治以诸药不死。有人乘白马来观，马溺沾鳖而缩，遂以灌之，即化成水。其人服白马尿而疾愈，此其征也。反胃亦有虫积者，故亦能治之。

白马通马屎曰通

《别录》曰：止渴，止吐血下血，鼻衄，金疮出血，妇人崩中。

时珍曰：绞汁灌之，治卒中恶死。酒服，治产后寒热闷胀。烧灰水服，治久痢赤白。和猪脂，涂马咬人疮，及马汗入疮，剥死马骨刺伤人，毒攻欲死者。

驴　溺

藏器曰：辛，寒，有小毒。浸蜘蛛咬疮良。

时珍曰：治反胃噎膈病，狂犬咬伤，癣疬恶疮，并多饮取瘥。

震亨曰：一妇病噎，用四物加驴尿与服，以防其生虫，数十贴而愈。

阿胶傅致胶

时珍曰：阿井，在山东兖州府阳谷，即古之东阿县，有官舍禁之。郦道元《水经注》云：东阿有井大如轮，深六七丈，岁常煮胶以贡天府者，即此也。其井乃济水所注，取井水煮胶，用搅浊水则清。故人服之，下膈疏痰止吐。盖济水清而重，其性趋下，故治淤浊及逆上之痰也。

颂曰：其胶以乌驴皮得阿井水煎成乃佳，始为真也。但其井官禁，真胶难得，货者多伪以黄明胶，乃牛皮所作。《本经》

阿胶，亦用牛皮，是二皮可通用。但今牛皮胶制作不精，止可胶物，不堪入药。陈藏器言诸胶皆能疗风止泄补虚，而驴皮胶主风为最，此阿胶所以胜诸胶也。

时珍曰：古方所用多是牛皮，后世乃贵驴皮。若伪者皆杂以马皮、旧革、鞍、靴之类，其气浊臭，不堪入药。当以黄透如琥珀色，或光黑如翳漆者为真。真者不作皮臭，夏月亦不湿软。凡用，或炒成珠，或以面炒，或以火炙，或以蛤粉炒，或以草灰炒，或酒化成膏，或水化成膏，各从本方。阿胶大要只是补血与液，故能清肺益阴而治诸证。按陈自明云：补虚用牛皮胶，去风用驴皮胶。成无己云：阴不足者，补之以味，阿胶之甘，以补阴血。

杨士瀛曰：凡治喘嗽，不论肺虚肺实，可下可温，须用阿胶以安肺润肺，其性和平，为肺经要药。小儿惊风后瞳人不正者，以阿胶倍人参煎服最良。盖阿胶育神，人参益气也。又痢疾多因伤暑伏热而成，阿胶乃大肠之要药，有热毒留滞者则能疏导，无热毒留滞者则能平安。所说足以发明阿胶之蕴矣。

《本经》治：心腹内崩，劳极洒洒如疟状，腰腹痛，四肢酸痛，女子下血，安胎。久服，轻身益气。

《别录》曰：丈夫小腹痛，虚劳羸瘦，阴气不足，脚酸不能久立，养肝气。

时珍曰：疗吐血衄血，血淋尿血，肠风下痢。女人血痛血枯，经水不调，无子，崩中带下，胎前产后诸疾。男女一切风病，骨节疼痛，水气浮肿，虚劳咳嗽喘急，肺痿唾脓血，及痈疽肿毒。和血滋阴，除风润燥，化痰清肺，利小便，调大肠，圣药也。

黄明胶牛皮胶、水胶

时珍曰：《本经》白胶名鹿角胶，煮鹿角作之；阿胶一名傅致胶，煮牛皮作之。后世乃用驴皮。黄明胶即水胶，乃牛皮所作，其色黄明，非白胶也，亦非阿井水所作。然其功用亦与阿胶仿佛，苟阿胶之真者难导，则黄明胶亦可权用。其性味皆平补，宜于虚热。若鹿角胶则性味热补，非虚热者所宜，不可不致辨也。水胶治吐血衄血，下血血淋，下痢，妊妇胎动血下，风湿走注疼痛，打仆伤损，汤火灼疮，一切痈疽肿毒。活血止痛，润燥，利大小肠。乳疖初发，醋化涂之。瘰疬结核，溶化摊贴。已溃者，搓作线纴入孔中良。

鹿角胶白胶，粉名鹿角霜

时珍曰：今人呼煮烂成粉者，为鹿角霜。取粉熬成胶，为鹿角胶。按胡璙《卫生方》云：以米泔浸鹿角七日令软，入急流水中浸七日。去粗皮，以东流水，桑柴火煮七日，旋旋添水，入醋少许，取角，捣成霜用。其汁，加无灰酒熬成胶用。

《本经》：治伤中劳绝，腰痛羸瘦，补中益气。妇人血闭无子，止痛安胎。久服，轻身延年。

《别录》：疗吐血下血，崩中不止，四肢作痛，多汗淋露，折跌伤损。

《药性》云：男子损脏气，气弱劳损，吐血。妇人服之，令有子，安胎去冷，治漏下赤白。

时珍曰：炙捣酒服，补虚劳，长肌益髓，令人肥健，悦颜色。又治劳嗽，尿精尿血，疮疡肿毒。

苏东坡《良方》云：鹿，阳兽，见阴而角解；麋，阴兽，见阳而角解。故补阳以鹿角为胜，补阴以麋角为胜。其不同如此。

敩曰：凡使，鹿角胜于麋角。鹿年久者，其角更好，为胶入药，弥佳。

鹿　角

敩曰：鹿角要黄色紧重尖好者，此鹿食灵草，故特异耳。

时珍曰：生用则散热行血，消肿辟邪；熟用则益肾补虚，强精活血；炼霜熬胶，则专于滋补矣。

《日华子》曰：水磨汁服，治脱精尿血，夜梦鬼交。醋磨汁，涂疮疡痈肿热毒。火炙热，熨小儿重舌，鹅口疮。

《别录》曰：治恶疮痈肿，逐邪恶气，留血在阴中。除少腹血痛，腰脊痛，折伤恶血。益气。

孟诜曰：蜜炙研末酒服，轻身强骨髓，补阳道绝伤。又治妇人梦与鬼交者，清酒服一撮，即出鬼精。烧灰，治女子胞中余血不尽欲死，以酒服方寸匕，日三，甚妙。

时珍曰：鹿乃仙兽，纯阳多寿，能通督脉，又食良草，故其角、肉食之有益无损。

鹿　茸

宗奭曰：茸，最难得不破及不出却血者，盖其力尽在血中故也。此以如紫茄者为上，名茄子茸，取其难得耳。然此太嫩，血气未具，其实少力。坚者又太老，惟长二三①寸，形如分歧马鞍，茸端如玛瑙、红玉，破之如朽木者最良。人有以麋角伪者，不可不察。凡用茸，其毛上先以酥薄薄涂匀，于烈焰中灼之，候毛尽，微炙。不以酥涂，则火焰伤茸矣。

---

① 二三：《纲目》卷五十一《鹿》引宗奭文作"四五"。

时珍曰：用酥炙、酒炙，及酒蒸焙用者，当各随本方。

《本经》：治漏下恶血，寒热惊痫，益气强志。

《别录》曰：疗虚劳，洒洒如疟，羸瘦，四肢酸疼，腰脊痛，小便数利，泄精溺血，破瘀血在腹，散石淋痈肿，骨中热疽。养骨①，安胎下气，杀鬼精物。不可近丈夫阴，令痿。

《日华子》曰：补男子腰肾虚冷，脚膝无力，夜梦鬼交，精溢自出，女人崩中漏血，赤白带下。炙末，空心酒服方寸匕，壮筋骨。

时珍曰：生精补髓，养血益阳，强筋健骨。治一切虚损，耳聋目暗，眩晕虚痢。

诜曰：鹿茸不可以鼻嗅之，中有小白虫，视之不见，入人鼻必为虫颡，药不及也。

虎乌䖘、大虫

时珍曰：虎，象其声也。山兽之君也，黄质黑章，项短鼻䶂，锯牙钩爪，须健而尖，舌大如掌，生倒刺。夜视，一目放光，一目看物。声吼如雷，风从而生。其搏物，三跃不中则舍之。其噬物，随月旬上下而啮其首尾。食狗则醉，狗乃虎之酒也。立秋虎始啸，仲冬虎始交，孕七月而生，虎不再交。

虎骨

颂曰：用头及胫骨，色黄者佳。凡虎身数物，俱用雄虎者胜。药箭射杀者，不可入药，其毒浸溃骨肉间，能伤人也。

时珍曰：虎之诸骨，并捶碎去髓，涂酥，或酒，或醋，各随方法，炭火炙黄入药。

---

① 养骨：原作"痒"，与前后文义不属，据《纲目》卷五十一《鹿》引《别录》文改。

《别录》曰：治邪恶气，杀鬼疰毒，止惊悸，治恶疮鼠瘘。头骨尤良。

甄权曰：治筋骨毒风挛急，屈伸不得，走注疼痛，治尸疰腹痛，伤寒温气，温疟，杀犬咬毒。

弘景云：杂朱画符，疗邪。头骨作枕，辟恶梦魇。置户上，辟鬼。

孟诜曰：煮汁浴之，去骨节风毒肿。和醋浸膝，止脚痛①，胫骨尤良。

颂曰：李绛有虎骨酒，治臂胫痛。崔元亮《海上方》，治腰脚不随，有虎胫骨酒方。

汪机曰：虎之强悍，皆赖于胫，虽死而胫犹矻立不仆，故治脚胫无力用之。

时珍曰：虎骨通可用。凡辟邪疰，治惊痫温疟，疮疽。若头风，当用头骨；治手足诸风，当用胫骨；腰背诸风，当用脊骨，各从其类也。

吴球云：虎之一身筋节气力，皆出前足，故以胫骨为胜。

肚

时珍曰：治反胃吐食。取生虎肚，勿洗，煅研，入平胃散末一两和匀。白汤每服三钱，神效。

虎睛

《别录》曰：治癫疾。

孟诜曰：疟病，小儿热疾惊悸。

《日华子》云：惊啼客忤，疳气，镇心安神。

时珍曰：《千金》治狂邪，有虎睛汤、虎睛丸，并用酒浸炙

---

① 痛：《纲目》卷五十一《虎》引孟诜文作"痛肿"。

干入药。又明目去翳。

虎牙

时珍曰：杀劳虫，治猘犬伤发狂。刮末，酒服方寸匕。

爪

《别录》曰：系小儿臂，辟恶魅。

弘景曰：虎须治齿痛。

犀 角

弘景曰：入药惟雄犀生者为佳。若犀片及现成器物皆被蒸煮，不堪用。

颂曰：凡犀入药有黑、白二种，以黑者为胜，角尖又胜。生犀不独未经水火者，盖犀有捕得杀取者为上，蜕角次之。

宗奭曰：鹿取茸，犀取尖，其精锐之力尽在是也。以西番生犀磨服为佳，入汤、散则屑之。

敩曰：惟取乌黑肌皱，折裂光润者，错屑，入臼杵，细研用。

李珣曰：凡犀角锯片，当以薄纸裹入怀中，蒸燥，乘热捣之，应手如粉。故《归田录》云：翡翠屑金，人气粉犀。

《本经》：治百毒蛊疰，邪鬼瘴气，杀钩吻、鸩羽、蛇毒，除邪，不迷惑魇寐。

《别录》曰：治伤寒温疫，头痛寒热，诸毒气，令人骏健。

甄权曰：辟中恶毒气，镇心神，解大热，散风毒，治发背痈疽疮肿，化脓作水，疗时疾，热如火，烦毒入心，狂言妄语。

《日华子》曰：治心烦，止惊，镇肝明目，安五脏，补虚劳，退热消痰，解山瘴溪毒。

孟诜曰：烧灰，水服，治卒恶心痛，饮食中毒，药毒热毒，筋骨中风，心风烦闷，中风失音，皆瘥。以水磨服，治小儿惊热。山犀、水犀，功用相同。

时珍曰：磨汁，治吐血衄血，下血及伤寒畜血，发狂谵语，发黄发斑，痘疮稠密，内热黑陷，或不结痂，泻肝凉心，清胃解毒。盖犀角乃犀之精灵所聚，足阳明药也。胃为水谷之海，饮食药物必先受之，故犀角能解一切诸毒。五脏六腑，皆禀气于胃，风邪热毒，必先干之。故犀角能疗诸血，及惊狂斑痘之证。《抱朴子》云：犀食百草之毒，及众木之棘，所以能解毒。凡蛊毒之乡，有饮食，以此角搅之，有毒则生白沫，无毒则否。以之煮毒药，则无复毒势也。《北户录》云：凡中毒箭，以犀角刺疮中，立愈。水多怪物。然犀照之，则水族见形。《淮南子》云：犀角置穴狐不敢寻，则犀之精灵辟邪，益可见矣。

讱庵云：能消胎气，妊妇忌之。

羚羊角_{麢羊}

时珍曰：按王安石《字说》云：鹿则比类，而环角外向以自防；麢则独栖，悬角木上以远害，可谓灵也。故字从鹿，从灵省文，后人作羚。

藏器曰：山羊、山驴、羚羊，三种相似，而羚羊有神，夜宿防患，以角挂树不着地。故角弯中深锐紧小，有挂痕者为真，无挂痕者非也。

时珍曰：羚羊似羊而大，角有节，最坚劲，出西域。按《寰宇志》云：金刚石，白炼不消，惟羚羊角扣之，则自然冰泮。貘骨伪充佛牙，物不能破，惟羚羊角击之即碎，物各相畏而相制耳。

《本经》云：明目，益气起阴，去恶血注下，辟蛊毒恶鬼不祥，常不魇寐。

《别录》曰：除邪气惊梦，狂越僻谬，疗伤寒时气寒热，热在肌肤，湿风注毒，伏在骨间，及食噎不通。久服，强筋骨轻身，起阴益气，利丈夫。

孟诜曰：治中风筋挛，附骨疼痛。作末，蜜服，治卒热闷及热毒痢血、疝气，磨水，涂肿毒。

甄权曰：治一切热毒风攻注，中恶毒风卒死，昏乱不识人，散产后恶血冲心烦闷。烧末酒服之，以治小儿惊痫，治山瘴及噎塞。

藏器曰：治惊悸烦闷，心胸恶气，瘰疬恶疮溪毒。

时珍曰：羊，火畜也，而羚羊属木，故其角入厥阴肝经甚捷，同气相求也。肝主木，开窍于目，其发病也，目暗障翳，而羚羊角能平之。肝主风，在合为筋，其发病也，小儿惊痫，妇人子痫，大人中风搐搦，及筋体脉挛急，历节掣痛，而羚角能舒之。魂者，肝之神也，发病则惊骇不宁，狂越僻谬，魇寐卒死，而羚角能安之。血者，肝之藏也，发病则瘀滞下注，疝痛毒痢，疮肿瘰疬，产后血气，而羚羊[1]能散之。相火寄于肝胆，在气为怒，病则烦㥞气逆，噎塞不通，寒热及伤寒伏热，而羚角能降之。羚之性灵，而筋骨之精在角，故又能辟邪恶而解诸毒，碎貘骨而烧烟走蛇虺也。

麝香香獐

时珍曰：香气远射，故谓之麝。其形似獐，故俗呼香獐。

弘景曰：麝夏月食蛇、虫多，至寒则香满，入春脐内急痛，自以爪剔出，着屎溺中覆之，常在一处不移。此香绝胜杀取者。

颂曰：香有三等：第一生香，名遗香，乃麝自剔出者，然

---

[1] 羚羊：《纲目》卷五十一《羚羊》作"羚角"，与上下文例更合，当是。

极难得。其香聚处，远近草木不生或焦黄也。其次脐香，乃捕得杀取者，麞性绝爱其脐，为人逐急，即欲自剔其香，已来不及，就絷而死，犹拱四足以保其脐。故今人言被棍者云噬脐莫及。其三心结香，乃麝见大兽捕逐，惊畏失心，狂走坠死，破心见血流出脾上，作干血死①者，不堪入药。

李廷飞曰：麝香不可近鼻，有白虫入脑，患癫。久带其香透关，令人成异疾。

敩曰：凡使麝香，用当门子尤妙。

《本经》：辟恶气，杀鬼精物，去三虫蛊毒，温疟，惊痫。久服除邪，不梦寤魇寐。

《别录》：疗诸凶邪鬼气，中恶，心腹暴痛，胀急痞满，风毒，去面䵟，目中肤翳，妇人产难，堕胎。

弘景曰：佩服及置枕间，辟恶梦，及尸疰鬼气。又疗蛇毒。

《日华子》云：治蛇、蚕咬，沙虱、溪、瘴毒，辟蛊气，杀脏腑虫，治疟疾，吐风痰，疗一切虚损恶病。纳子宫，暖水脏，止冷带下。

甄权曰：熟水研服一粒，治小儿惊痫客忤，镇心安神，止小便利。又能蚀一切痈疮脓水。

孟诜曰：治百病一切恶气，及惊怖恍惚。

好古曰：疗鼻窒，不闻香臭。

李杲曰：麝香入脾治内病。凡风病在骨髓者宜用之，使风邪得出。若在肌肉用之，反引风入骨，如油入面之不能出也。

时珍曰：严用和曰：中风不省者，必先用麝香以通其关，而朱震亨言风病、血病必不可用，皆非通论。盖麝香走窜，能

---

① 死：《纲目》卷五十一《麝》作"块"，与上下文义更合，当是。

通诸窍之不利，开经络之壅遏。若诸风、诸气、诸血、诸痛、惊痫、癥瘕诸病，经络壅闭，孔窍不利者，安得不用为引导。以开之通之？是非不可用也，但不可过耳。《济生方》治食瓜果成积作胀者用之，又治饮酒成消渴者用之，云果得麝则坏，酒得麝则败，此得用麝之理者也。

东垣曰：麝香入脾治肉。牛黄入肝治筋，冰片入肾治骨。

昂曰：中风不省，麝和清油灌之；中恶客忤，麝合乳汁涂口；中恶、霍乱，醋调服之。皆古方而甚效者也。

熊　胆

时珍曰：熊者雄也，行如大豕而竖目，人足，黑色。春夏膘肥时，每升木引气，或堕地自快，俗呼跌膘。冬月热时不食，饥则舐其掌，故其美在掌，谓之熊蹯，是为八珍之一。陆佃《埤雅》云：其胆春近首，夏在腹，秋在左足，冬在右足。

周密《齐东野语》云：熊胆善辟尘，试之。以净水一器，尘幕其上，投胆米许，则凝尘豁然而开也。

颂曰：熊胆阴干用。然多伪者，但取一粟许滴水中，一道若线不散者为真。

钱乙云：熊胆佳者通明。每以米粒点水中，运转如飞者良。余胆亦转，但缓尔。

苏恭曰：时气热盛，变为黄疸，暑月久痢，疳䘌心痛疰忤。

《日华》曰：治诸疳，耳鼻疮，恶疮，杀虫。

孟诜曰：小儿惊痫瘛疭，以竹沥化两豆许服之，去心中涎，甚良。

时珍曰：熊胆苦入心，寒胜热，手少阴、厥阴、足阳明经药也。故能凉心平肝杀虫，为惊痫疰忤、翳障疳痔、虫牙蛔痛之剂焉。

《外台》云：十年痔疮，熊胆涂之，神效，一切方不及也。和片脑、猪胆汁，治肠风痔漏，涂之即瘥。

掌

《圣惠方》云：熊掌难胹，得酒、醋、水三件同煮即熟，大如皮球。

《日华子》曰：食之可御风寒，益气力。

象　牙

许慎《说文》云：象字篆文，象耳、牙、鼻、足之形。

《南越志》曰：象闻雷声则牙花暴出，逡巡复没。古语云：犀因望月纹生角，象为闻雷花发牙。

时珍曰：象有灰、白二色，其形体臃肿而且丑陋。四足如柱，无指而有爪甲。行则先移左足，卧者以臂着地，身长丈余，高称之。头不能俯，颈不能回，其耳下䫌，鼻大如臂，下垂至地。鼻端甚深，可以开合，中有小肉。爪能拾针芥，食物饮水皆以鼻卷入口。一身之力皆在于鼻，伤之则死。耳后有穴，甚薄，刺之亦死。口内有食齿，两吻出两牙夹鼻。雄者长六七尺，雌者才尺余。其性能久识，嗜刍豆、甘蔗与酒，而畏烟火、狮子、巴蛇。按《真腊风土记》云：象牙杀取者上也，自死者次之，蜕于山中多年者下矣。或谓一岁一换牙者，非也。象出交、广、云南及西域诸国，番人酋长则饰而乘之，其牙用饰床座，或作器具。

甄权曰：象蜕牙者，自埋藏之，昆仑诸国人以木牙潜易焉。

《开宝》治：诸铁及杂物入肉，刮牙屑和水敷之，立出。治痫病，刮齿屑，炒黄研末，米饮服。

苏颂曰：诸物刺咽中，磨水服之亦出，旧牙梳屑尤佳。

时珍曰：主风痫惊悸，一切邪魅精物，热疾骨蒸及诸疮，并宜生屑入药。小便不通胀急者，生煎服之，亦淡渗滑窍之义。烧灰饮服，又能治小便过多，以其后火化也。

象皮

时珍曰：象身高大，象奴以钩钩其皮挽之而上，钩出皮合，故治金疮不合者，用其皮灰，亦可熬骨入散。又治下疳，象皮烧灰，和油涂之。

胆

藏器曰：胆不附肝，随月在诸肉间。

徐铉曰：象胆随四时，春在前左足，夏在前右足，秋后左足，冬后右足也。

敩曰：象胆干了，上有青竹纹斑光腻，其味微带甘。入药勿便和众药，须先捣成粉，乃和众药。

《日华》云：明目治疳。

《海药》云：治疮肿，以水化涂之。

时珍曰：象胆明目，能辟尘去膜也，与熊胆同功。《炮炙论》云象胆挥粘是也。

肉

《日华》云：生煮汁服，治小便不通。烧灰饮服，治小便多。

时珍曰：味淡而滑，其通小便者，亦淡渗滑窍之义。烧之则从火化，故又能缩小便也。

獭 肝

时珍曰：獭状如青狐而小，毛色青黑，似狗，肤如伏翼，长尾四足，水居食鱼。

颂曰：诸畜肝叶皆有定数，惟獭肝一月一叶，十二月十二叶，其间又有退叶。用之须于獭身取下者为真，不尔，多伪也。肉及五脏皆寒，惟肝温。

《别录》曰：治鬼疰蛊毒，止久嗽，除鱼鲠，并烧灰酒服之。

苏颂曰：传尸劳极，虚汗客热，四肢寒疟及产劳。

宗奭曰：獭肝治劳，用之有验。

颂曰：张仲景治冷劳有獭肝丸，崔氏治九十种蛊疰、传尸骨蒸、伏连、殗殜、诸鬼毒疠疫有獭肝丸。

葛洪云：尸疰①鬼疰，乃五尸之一，又挟诸鬼邪为害。其病变动，乃有三十六种至九十九种。使人寒热，沉沉默默，不知病之所苦，而无处不恶。积月累年，淹滞至死。死后传人，乃至灭门。古方有獭肝丸，以獭肝一具，阴干为末，水服二钱，日三，以瘥为度。烘干亦可。

胆

颂曰：治眼翳黑花，飞蝇上下，视物不明。入点药中。

髓

时珍曰：去瘢痕。

骨

弘景曰：含之，下鱼骨鲠。煮汁服，治呕哕不止。

足

藏器曰：煮汁服，治鱼骨鲠，并以爪爬喉下。

时珍曰：为末酒服，杀劳瘵虫。

---

① 尸疰：此后原有"甚闵"二字，《纲目》卷五十一《水獭》引孟诜文及《证类本草》卷十八《獭肝》引《肘后方》文无此二字，当为衍文，据删。闵，同凶，异体字。

猬 皮

时珍曰：猬之头、觜似鼠，刺毛似豪猪，蜷缩则行如芡房及栗房，攒毛外刺，尿之即开。

弘景曰：人犯之，便藏头足，毛刺人，不可得①。能跳入虎耳中，而见鹊便自仰腹受啄，物性相制如此。

《谈薮》云：猬②鼠见虎过，则以毛刺虎，虎必生虫疮，溃烂至死。故曰：狸能治虎，犹蜈蚣制龙、蛇，蜒蚰、蛞蝓制蜈蚣耳。

教曰：细锉，炒黑，入药。

《本经》：治五痔，阴蚀下血，赤白五色，血汁不止，阴肿，痛引腰背。酒煮服之。

《别录》曰：疗腹痛，疝积。烧灰酒服。

甄权曰：治肠风泻血，五痔多年不瘥者，灸末饮服。或烧灰，油调敷，水服亦佳。烧灰吹鼻，止衄血。

藏器曰：溶滴耳中，治聋。

时珍曰：涂秃疮，疥癣，杀虫。

胆

时珍曰：点耳止泪，化水涂痔疮。

董炳：治痘后风眼，发则两睑红烂眵泪。用胆汁点入，痒不可当，二三次即愈。

兔屎 明月砂

时珍曰：兔屎能解毒杀虫，故治目疾，目中浮翳，劳瘵，

---

① 不可得：《纲目》卷五十一《猬》同，《证类本草》卷二十一《猬皮》引陶弘景作"不可得捉"。
② 猬：原作"蝟"，异体字，文中"猬""蝟"并见，今律作"猬"。

疗五痔，痔疮，痔漏，而诸家本草并不言及，亦缺漏也。

肉

《日华》云：治消渴，压丹石毒，俱煮汁，冷饮。

刘纯《治例》云：反胃，结肠甚者难治，常食兔肉则便自行。

时珍曰：凉血，解热毒，利大肠。

弘景曰：妊娠不可食，令子缺唇。

藏器曰：兔尻有孔，子从口出，故妊妇忌之，非独为缺唇也。小儿食之，稀痘疮。

血

时珍曰：凉血活血，解胎中热毒，催生易产。

刘氏兔血丸：小儿服之，永不出痘，即出亦稀少。于腊八日，生兔刺血，和荞麦面，少加雄黄，候干，丸如绿豆大。初生小儿，以乳汁送下二三丸。遍身发出红点，是其征验也。但儿常以兔肉啖之，尤妙。

脑

时珍曰：催生滑胎。

肝

时珍曰：按刘守真云：兔肝明目，因其气有余以补不足也。眼科书云：兔肝能泻肝热，盖兔目瞭而性冷故也。

腽肭脐 海狗肾

时珍曰：似狐似鹿者其毛色也，似狗者其足也，似鱼者其尾也。入药用外肾，而曰脐者，连脐取之也。令人滋补，丸药中多用之。精不足者，补之以味也，大抵与苁蓉、锁阳之功相近耳。

宗奭曰：其状非狗非兽，亦非鱼。前脚似兽，毛似狗，而尾即鱼也。其脐治腹脐积冷，衰弱，脾肾劳极有功。

《异鱼图》云：试其脐于腊月冲风处，置盂水浸之，不冻者为真也。

敩曰：置睡犬头上，其犬忽惊跳若狂者，为真也。

时珍曰①：以汉椒、樟脑同收则不坏。

李珣曰：味甘香美，大温，以酒浸，煎熟合药。

甄权曰：治男子宿癥气块，精②冷劳气，肾精衰损，多色成劳，憔悴③。

《日华》曰：补中益肾气，暖腰膝，助阳气，破癥结，疗惊狂痫疾。

《海药》曰：五劳七伤，阴痿少力，肾虚，背膊劳闷，面黑精冷，最良。

藏器曰：治鬼气尸疰，梦与鬼交，鬼魅狐魅，心腹痛，中恶邪气，宿血结块，痃癖羸瘦。

牝鼠矢

弘景曰：两头尖者是雄鼠屎。

《日华子》曰：治痫疾，明目。

时珍曰：牡鼠屎入足厥阴经，故所治皆厥阴血分之病。煮服，治伤寒劳复发热，男子阴易腹痛，通女子月经，下死胎。研末服，治吹奶乳痈，解马肝毒，涂鼠瘘疮。烧存性，傅折伤，

---

① 时珍曰：此三字原无，据文例及《纲目》卷五十一《腽肭兽》补。

② 精：《证类本草》卷十八《腽肭脐》及《纲目》卷五十一《腽肭兽》引甄权同作"积"。

③ 憔悴：《证类本草》卷十八《腽肭脐》及《纲目》卷五十一《腽肭兽》引甄权同作"瘦悴"。

疗肿诸疮，猫犬伤。

牡鼠

《别录》曰：生捣，傅踒折，续筋骨，三日一易。

诜曰：猪脂煎膏，治打仆折伤，冻疮，汤火伤。

时珍曰：石灰捣收，傅金疮，效。

弘景曰：煎膏，治疮瘘。

刘完素曰：鼠善穿而用以治疮瘘者，因其性而为用也。

胆

时珍曰：鼠目夜明，其精在胆，注于瞳子。故胆能明目，治聋。点目，治青盲、雀目，不见物者。滴耳，能治三十年老聋。若卒聋者，不过三度也。凡滴耳，令人侧卧，沥胆入耳中，汁从下出。初时益聋，十日乃瘥矣。

弘景曰：鼠胆随死辄消，不易得也。

鳞　部

龙　骨

《别录》曰：生晋地川谷，及太山岩水岸土穴中死龙处。采无时。

弘景曰：白地锦纹，舐之粘舌者良。皆是龙蜕，非实死也。

颂曰：蜕骨甚多，人采为药。而寇宗奭言：曾有崖中崩出一副，皮骨头角皆备，不知蜕耶？毙耶？

汪机曰：经文言死龙之骨，若以为蜕，终是臆说。

时珍曰：《本经》以为死龙之骨，当以本经为正。凡用龙骨，煅赤为粉，亦有生用者，又有酒煮，或酥炙者。亦有水飞晒干，黑豆蒸用者，否则着人肠胃，晚年作热。

《本经》：治心腹鬼疰，精物老魅，咳逆，泄痢脓血，女子漏下，癥瘕坚结，小儿热气惊痫。

《别录》曰：心腹烦满恚怒，气伏在心下，不得喘息，肠痈内疽阴蚀，四肢痿枯，夜卧自惊，汗出，止汗，缩小便溺血。养精神，定魂魄，安五脏。白龙骨主多寐泄精，小便泄精。

《日华子》云：怀孕漏胎，肠风下血，鼻洪吐血，止泻痢，渴疾，健脾，涩肠胃。

甄权曰：逐邪气，安心神，止夜梦鬼交，虚而多梦纷纭，止冷痢，下脓血，女子崩中漏下。

敩曰：气入丈夫肾脏中，故益肾药宜用之。

时珍曰：涩可去脱，故成氏云：龙骨能收敛浮越之正气，固大肠而镇惊。又主带脉为病，益肾，止阴疟，收湿气，脱肛，生肌敛疮。

许洪云：牛黄恶龙骨，而龙骨得牛黄更良，有以制伏也。

龙 齿

《本经》云：杀精物。大人惊痫诸痓，癫疾狂走，心下结气，不能喘息。小儿五惊十二痫。

《别录》曰：小儿身热不可近，大人骨间寒热，杀蛊毒。

甄权曰：镇心，安魂魄。

《卫生宝鉴》云：龙属木，主肝，肝藏魂，故龙齿安魂。虎属金，主肺，肺藏魄，故虎睛定魄。

《日华子》云：治烦闷，热狂，鬼魅。

许叔微云：肝藏魂，能变化，故魂游不定者治之。

修治同龙骨。或云以酥炙用。

鲤 鱼

《别录》云：煮食，治咳逆上气，黄疸，止渴。治水肿脚满，下气。

《日华》云：治怀妊身肿，及胎气不安。

时珍曰：煮食，下水气，利小便。

藏器曰：作鲙温补，去冷气，痃癖气块，横关伏梁，结在心腹。

时珍曰：鲤乃阴中之阳，其功长于利小便。故能消肿胀，黄疸，脚气，喘嗽，湿热之病。作鲙则性温，故能去痃结冷气之病。烧之则从火化，故能发汗，散风寒，平肺，通乳，解肠胃及肿毒之邪。米饮调服其末，治大人、小儿暴痢。用童便浸煨，为末，止反胃及恶风入腹。

宗奭曰：鲤，至阴之物，其鳞三十六。阴极则阳复，故《素问》言鱼热中，《脉诀》言热则生风，食之多能发风，风家食之，贻祸无穷。

丹溪云：诸鱼在水，无一息之停，皆能动风动火，不独鲤也。

苏恭曰：骨皮烧灰，治鱼鲠。鲤脊三十六鳞，焙研，凉水服之，治诸鱼骨鲠，其刺自出，神效。

鲫鱼 鲋鱼

陆佃《埤雅》云：鲫鱼旅行，以相即也，故谓之鲫。以相附也，故谓之鲋。

藏器曰：合五味煮食，主虚羸。

大明曰：温中下气。

保升云：止下痢，肠痔。夏月热痢有益，冬月不宜。

苏恭曰：生捣，涂恶核肿毒不散及瘘疮。同小豆捣，涂丹毒。烧灰，和酱汁，涂诸疮十年不瘥者。以猪脂煎灰，治肠痈。

震亨曰：诸鱼属火，独鲫鱼属土，有调胃实肠之功。然多食亦能动火。

时珍曰：鲫鱼偎泥，不食杂物，故能补胃。冬月肉厚子多，其味尤美。合小豆煮汁服，消水肿。炙油，涂妇人阴疳诸疮，杀虫止痛。酿白矾，烧研饮服，治肠风血痢。酿硫黄煅研，酿五倍子煅研，用酒服，并治下血。酿茗叶煨服，治消渴。酿胡蒜煨研，饮服，治膈气。酿绿矾煅研，饮服，治反胃。酿盐花烧研，掺齿疼。酿当归烧研，揩牙，乌髭止血。酿砒烧研，治走马牙疳①。酿白盐煨研，搽骨疽。酿附子炙焦，同油治②头疮白秃。

石首鱼 干者名白鲞

时珍曰：生东南海中，其形如白鱼，鳞黄色如金。首有白石二枚，故名石首，至秋化为冠凫，即野鸭有冠者也。腹中白鳔可作胶。

《开宝》云：开胃益气。

时珍曰：鲞能养人，人恒想之，故字从养。罗愿云：诸鱼薨③干皆为鲞，其美不及石首，而石首以白者为佳，故呼白鲞。

《开宝》云：炙食，能消瓜成水，治暴下痢，及卒腹胀，不消。

张鼎云：消宿食，主中恶。鲜者不及。

《菽园杂记》曰：痢疾最忌油腻、生冷，惟白鲞相宜。盖鲞饮咸水而性不热，且无脂不腻，故无热中之患，而能消宿食，理肠胃也。

---

① 走马牙疳：《纲目》卷四十四《鲫鱼》作"急疳疮"。
② 同油治：《纲目》卷四十四《鲫鱼》作"同油涂"。
③ 薨：通"烘，烤"。

讱庵曰：今人多以石首鱼鳔，合破故纸等药为丸，名鱼鳔丸，云暖精种子，而本草全未之及，何也？

头中石鮂

《开宝》云：下石淋，水磨服，亦烧灰饮服，日三。

时珍曰：研末或烧研水服，主淋沥，小便不通。煮汁服，解砒毒、野菌毒、蛊毒。

青鱼胆

时珍曰：东方青色，入通肝胆，开窍于目。用青鱼胆以治目疾，盖取此义。其治喉痹骨鲠，则取漏泄系乎酸苦之义也。

《开宝》云：点眼，涂热疮。

时珍曰：消赤目肿痛，吐喉痹痰涎及鱼骨鲠，疗恶疮。腊月收取阴干。

眼睛汁

《开宝》云：注目，能夜视。肉治脚气湿痹。

鳢鱼胆

时珍曰：鳢鱼俗名乌鳢鱼，首有七星，又名七星鱼。夜朝北斗，有自然之礼，故谓之鳢。道家谓之水厌，雁为天厌，犬为地厌。

《日华》云：诸胆皆苦，惟此胆甘。腊月收取，阴干。喉痹将死者，点入少许即瘥。病深者，水调灌之。

肉

《本经》：疗五痔，治湿痹，面目浮肿，下大水。

孟诜曰：下大小便，壅塞气。作鲙与脚气、风气人食，良。

苏颂曰：主妊娠有水气。

杨拱《医方摘要》云：浴儿免痘法，用大乌鱼一尾，若小者用二三尾，煮汤浴儿，必于除夕黄昏时，遍身头足，七窍俱要洗到，不可嫌腥，以清水洗。如不信，但留一手或一足不洗，遇出痘时，则未洗处偏多也。此乃异人所传，不可轻易。

鳝①鱼 音善

宗奭曰：鳝鱼腹黄，故俗名黄鳝。

时珍曰：以缸贮水畜之。夜用灯照之，其蛇变者，项下必有白点。通身浮水上，即弃之。若误食，有毒杀人。

思邈曰：黑者有毒。

《别录》曰：补中益气，疗沈唇。

藏器曰：补虚损，妇人产后恶露淋沥，血气不调，羸瘦，止血，除腹中冷气肠鸣，及湿痹。

震亨云：善补气，妇人产后宜食。

孟诜曰：补五脏，逐十二风邪，患湿气恶气。

时珍曰：专贴一切冷瘘，痔瘘，臁疮引虫。

尾血

藏器曰：涂癣及瘘。

时珍曰；鳝善穿穴，无足而窜，与蛇同性，故能走经脉，疗十二风邪，及口喎耳目诸窍之病。风中血脉，则口眼喎斜，用血主之，从其类也。治口眼喎斜，同麝香少许，左喎涂右，右喎涂左，正即洗去。治耳痛，滴数点入耳。治鼻衄，滴数点入鼻。治痘后生翳，点少许入目。治赤疵，同蒜汁、墨汁频涂之。又涂赤游风。

鳗鲡鱼

时珍曰：按许慎《说文》，鲡与鳢同。赵辟公云：此鱼有雄

---

① 鳝：原作“鱓”，异体字，今改为正字，下同。

无雌，以影漫于鳢鱼，则其子皆附于鳢鬐而生，故谓之鳗鲡。其状如蛇，背有肉鬣连尾，无鳞有舌，腹白，脂膏最多。按《夷坚志》曰：四目者杀人。背有白点者、无鳃者，不可食。妊娠食鳗，令胎有疾。

吴瑞曰：腹下有黑斑者，毒甚。

机曰：小者可食。重四五斤及水行昂头者，不可食，食之杀人。

《日华子》云：治恶疮，女人阴疮虫痒，治传尸疰气，劳损，暖腰膝，起阳。

孟诜曰：五痔疮瘘，熏之，虫即死。烧炙为末，空腹食三五度，杀诸虫，又疗湿脚气，腰肾间湿风痹，常如水洗。以五味煮食，甚补益。患诸疮瘘疠疡风人，宜长食之。

张鼎曰：治妇人带下，疗一切风瘙如虫行，又压诸药、石药毒不能为害。

时珍曰：鳗鲡所主，其功专在杀虫去风耳。治小儿疳劳，及虫心痛，多吐清水者，淡煮食之。

头及骨

时珍曰：炙研入药，治疳痢肠风崩带。烧灰敷恶疮。烧熏痔瘘，杀诸虫。

乌贼鱼 墨鱼、乌鲗

《南越志》云：其性嗜乌，每自浮水上，飞乌见之，以为死而啄之，鱼乃卷取入水而食之，故名乌贼，言为乌之贼害也。

陶隐居言：此鱼腹中有墨，能吸波噀墨，令水溷黑，自卫以防人害，故又曰墨鱼。人即于黑水处取之，并取血胆。黑水写字，逾年乃灭，仍然空纸也。

《别录》曰：生东海，取无时也。益气强志。

大明曰：益人，通月经。

《相感志》曰：墨鱼过小满则形小也。

骨 名海螵蛸

时珍曰：乌贼骨厥阴血分药也，其味咸而走血。故血枯血痕，经闭崩带，下痢疳疾，厥阴本病也；寒热疟疾，聋、瘿、少腹、阴痛，厥阴经病也；目翳流泪，厥阴窍病。厥阴属肝，肝主血，故诸血病皆治之。

《本经》：治女子赤白漏下，经汁血闭，阴蚀肿痛，寒热癥痕，无子。

《日华子》曰：疗血崩，杀虫。

藏器曰：炙研饮服，治妇人血痕，大人、小儿下痢，杀小虫。又曰：投骨于井，水虫皆死。

孟诜曰：治眼中热泪，及一切浮翳，研末和蜜点之。久服益精。

恭曰：亦治牛马障翳。

时珍曰：治女子血枯病，伤肝唾血下血，治疟消瘿。研末，敷小儿疳疮，痘疮臭烂，丈夫阴疮，汤火伤，跌伤出血。烧存性，酒服，治妇人水户嫁痛。同鸡子黄，涂小儿重舌鹅口。同蒲黄末，敷舌肿，血出。同槐花末吹鼻，止衄血。同银朱吹鼻，治喉痹。同白矾末吹鼻，治蝎螫疼痛。同麝香吹耳，治聤耳有脓及耳聋。

虾

弘景曰：无须及腹下通黑，并煮之色白者，并不可食。

时珍曰：鰕，音霞（俗作虾），入汤则红色如霞也。作羹，治鳖痕，托痘疮，下乳汁。法制，壮阳道；煮汁，吐风痰；捣膏，敷虫疽。

孟诜曰：治五野鸡病，治小儿赤白游肿，捣碎敷之。小虾去头足并壳，同糯米饭研烂，隔纱点臁疮生虫。

海 马

藏器曰：海马出南海，形如马，长五六寸，虾类也。

《异物志》曰：海中有鱼，状如马头，其喙垂下。海人捕得，曝干熇之，以备产患。

藏器曰[①]：妇人难产，带之于身，甚验。临时烧末饮服，并手握之，即易瘥。

苏颂曰：主产难及血气痛。

时珍曰：暖水脏，壮阳道，消瘕块，治疔疮肿毒。海马雌雄成对，其性温暖，有交感之义，故阳虚房中方术多用之。

《秘传外科》有海马拔毒散：用海马一对（炙黄），穿山甲、朱砂、水银各一钱，水、麝少许，雄黄三钱，同研至水银不见星。治疔疮发背恶疮，以少许点之，一日一点，毒自出也。大有奇效。

蚺蛇 南蛇、埋头蛇

时珍曰[②]：或云鳞中有毛如髯，故名蚺蛇。产于岭南，以不举首者为真，故又称为南蛇、埋头蛇。

顾玠《海槎录》云：蚺蛇吞鹿及山马，从后脚入，毒气呵及，角自解脱。其胆以小者为佳。

王济《手记》云：横州山中多蚺蛇，大者十余丈，食麋鹿，骨角随腐。土人采葛藤塞入穴中，蛇嗅之即麋，乃发穴取之，肉极腴美，皮可冒鼓及饰刀剑乐器。

① 藏器曰：原无，据文例及《纲目》卷四十四《海马》引陈藏器文补。
② 时珍曰：原无，据文例及《纲目》卷四十三《蚺蛇》文补。

权曰：度岭南，食蚺蛇，瘴毒不侵。

时珍曰：除手足风痛，杀三虫，去死肌，皮肤风毒疬风，疥癣恶疮。

孟诜曰：除疳疮，辟瘟疫瘴气。

胆

恭曰：试法剔取粟许，不可多，着净水中，浮游水上回旋行走者为真。其径沉者，诸胆血也。若多，亦沉散。

孟诜曰：人多以猪胆、虎胆伪之，虽水中走，但迟耳。

《别录》：治目肿痛，心腹蛊痛，下部䘌疮。

甄权曰：小儿八痫。

孟诜曰：杀五疳。水化，灌鼻中，除小儿脑热疳疮蛊漏。灌下部，治小儿疳痢。同麝香傅齿疳宣漏。

藏器曰：破血，止血痢，虫蛊下血。

时珍曰：蚺禀巳土之气，其胆受甲乙风木，故其味苦中有甘。所主皆厥阴、太阴之病，能明目，去翳膜，凉血，疗大风，除疳杀虫。

段成式曰：其胆上旬近头，中旬近心，下旬近尾。

昂曰①：胆能护心止痛，受杖人噙之，杖多不死。

白花蛇 蕲蛇

时珍曰：花蛇，湖、蜀皆有，今惟以蕲蛇擅名。然蕲地亦不多得。其蛇龙头虎口，黑质白花，胁有二十四个方胜纹，腹有念珠斑，口有四长牙，尾上有佛指甲，肠形如连珠。多在石南藤上食其花叶，人寻获，炕干。出蕲地者，虽死而目开如生，眼光不陷，他处者则否矣。

---

① 昂曰：此二字原无，据文例及《本草备要》卷七《蚺蛇胆》补。

时珍曰：蕲蛇止可头尾各去三寸。亦有单用头尾者。花蛇一条，酒浸三日，去尽皮、骨。只得净肉四两而已。久留易蛀，惟取肉密封藏之，十年亦不坏也。

敩曰：蛇性窜，能引药至于有风疾处，故能治风。

时珍曰：风善行数变，蛇亦善行数蜕，而花蛇又食石南，所以能透骨搜风，截惊定搐，为风痹惊搐、癫癣恶疮要药。取其内走脏腑，外彻皮肤，无处不到也。凡服蛇酒、药，切忌见风。又曰：通治诸风，小儿急慢惊风，杨梅疮，痘疮倒陷。

《开宝》：治中风湿痹不仁，筋脉拘急，口面㖞斜，半身不遂，骨节疼痛，脚弱不能久立，暴风瘙痒，大风疥癞。

乌梢蛇 乌蛇

《乾宁记》云：此蛇不食生命，亦不害人，多在芦丛中吸南风及其花气，其身乌而光，头圆尾尖，眼有赤光，至枯死眼不陷如活者，称之重七钱至一两者为上，十两至一镒者为中，粗大者力弥减也。

时珍曰：乌蛇有二种：一种剑脊细尾者为上。一种长大无剑脊而尾稍粗者，名风梢蛇，亦可治风，而力不及。乌蛇功与白沙蛇同，而性善无毒。去头与皮、骨，酒煮或酥炙用，干用亦可。

《开宝》云：诸风顽痹，皮肤不仁，风瘙瘾疹疥癣。

甄权曰：热毒风，皮肌生癞，眉髭脱落，疬疥等疮。

蛇蜕 音脱 蛇皮、蛇壳

敩曰：凡使蛇退，勿用青、黄、苍色者，只用白色如银者。

时珍曰：今人用蛇蜕，先以皂荚水洗净，缠竹上，或酒、或醋、或蜜浸之，炙黄用，或烧存性，或盐泥固煅，各随方法。

《本经》：治小儿百二十种惊痫蛇痫，癫疾瘈疭，弄舌摇头，寒热肠痔，蛊毒。

甄权曰：喉痹，百鬼魅。

《日华子》曰：炙用辟恶，止小儿惊悸客热。

时珍曰：入药有四义：一能辟恶，取其变化性灵也，故治邪僻、鬼魅、蛊毒、疟疾诸疾；二能去风，取其属巽性窜也，故治惊痫、瘾驳①、喉舌诸疾；三能杀虫，故治恶疮、痔瘘、疥癣诸疾，用其毒也；四有蜕义，故治翳膜、胎产、皮肤诸疾，会意从类也。

诸漏有脓，煅灰水傅，虫即出。瘾风白驳，灰醋调涂。

穿山甲鲮鲤

弘景曰：形似鼍而短小，又似鲤而有四足，黑色，能陆能水。日中出岸，张开鳞甲如死状，诱蚁入甲，即闭而入水，开甲蚁皆浮水面，因接而食之。以其食蚁，故治蚁瘘。烧灰，猪脂调傅。

时珍曰：穿山甲入厥阴、阳明经。古方鲜用，近世风疟、疮科、通经、下乳，用为要药。此物穴山而居，寓水而食。出阴入阳，能窜经络达于病所故也。按刘伯温《多能鄙事》云：凡油笼渗漏，剥穿山甲里面肉靥投入，自至漏处补住。又《永川记》云：鲮鲤不可于堤岸上杀，恐血入土，则堤岸渗漏，观此二谵，是山可使穿，堤可使漏，而又能至渗处，其性之走窜

---

① 瘾驳：原作"痕驳"，于义不明，按"驳"与"驳"通，后文有"瘾风白驳"，是"痕驳"当为"瘾驳"之误，"瘾驳"即"瘾驳"。又《纲目》卷四十三《蛇蜕》作"瘾驳"，据改。

可知。谚云：穿山甲、王不留，妇人食了乳长流。亦言其迅速也。李仲南言：其性最行散。中病即止，不可过服。

《别录》曰：治五邪，惊啼悲伤。烧灰，酒服。

大明：治小儿惊痫，妇人鬼魅悲泣，及疥癣痔漏。

甄权：治痊疾，烧灰傅疮癞，又治山岚瘴疟。

时珍曰：除痰疟寒热，风痹强直疼痛，通经脉，下乳汁，消痈肿，排脓血，通窍杀虫。或炮、或烧，或酥炙、醋炙、童便炙，或油煎、土炒、蛤粉炒，当各随本方，未有生用者。仍以尾甲乃力胜。

讱庵云：消肿溃痈，止痛排脓，和伤发痘。元气虚者与痈疽已溃者俱忌服。

介 部

龟

时珍曰：甲虫三百六十，而神龟为之长。龟形象离，其神在坎。上隆而文以法天，下平而理以法地。背阴向阳，蛇头龙颈。外骨内肉，肠属于首，能运任脉。广肩大腰，卵生思抱，其息以耳。雌雄尾交，亦与蛇匹。春夏出蛰脱甲，秋冬藏土导引，故灵而多寿。或云：龟闻铁声则伏，被蚊叮则死；香油抹眼，则入水不沉；老桑煮之则易烂。皆制伏之妙也。

苏恭曰：治大风缓急，四肢拘挛或久瘫缓不收，皆瘥。

孟诜曰：煮食治湿痹风痹，身肿踒折。

时珍曰：治筋骨疼痛，及一二十年寒嗽，止泻血，血痢。

溺

藏器曰：滴耳，治聋。

时珍曰：点舌治喑。龟尿走窍透骨，故能治喑、聋及龟胸龟背，染髭发也。磨墨书画石上，能入数分。

孙光宪《北梦琐言》云：龟性妒而与蛇交。惟取龟置盆中，以鉴照之。龟见其影，则淫发失尿。急以物收取之。

时珍曰：今人惟猪鬃、或松叶刺其鼻即尿出，更简捷也。

胆汗

时珍曰：治痘后，目肿经月不开，取点之，良。

败龟板

吴球曰：先贤用败龟板补阴，借其气也。

讱庵云：龟板以大者良，上下甲皆可用。自死败龟尤良，得阴气更全也。酥炙、酒炙、醋炙、猪脂炙，煅灰用或洗净捶碎，水浸，用桑柴熬膏，良。

震亨曰：败龟板属金，水大有补阴之功，而本草不言，惜哉！盖龟乃阴中至阴之物，禀北方之气而生，故能补阴，治血治劳也。能续筋骨，治劳倦，四肢无力，去瘀血，止诸血。凡阴血不足，以此补之。

《日华》曰：板治血麻痹。

权曰：烧灰治脱肛。

弘景曰：壳主久嗽，断疟。

炳曰：壳炙末，酒服，主风虚脚弱。

《海上方》云：久疟不止，龟板烧末酒服。

时珍曰：治腰脚酸痛，补心肾，益大肠。止久痢久泄，主难产，消痈肿。烧灰，傅臁疮。龟鹿皆灵而有寿。龟首常藏向腹，能通任脉，故取其甲，以补心补肾补血，皆以养阴也。鹿首常反向尾，能通肾脉，故取其脚以补命补精补气，皆以养阳也。

昂：按《本草》有鹿胶而不及龟胶，然板不如胶，诚补阴之良药也。龟胶补阴，鹿胶养阳，合为龟鹿二仙膏，诚妙剂也。

鳖甲

《本经》：治心腹癥瘕坚积寒热，去痞疾息肉，阴蚀痔核恶肉。

《别录》：疗温疟，血瘕腰痛，小儿胁下坚。

甄权曰：宿食，癥块痃癖，冷瘕劳瘦，除骨热，骨节间劳热，结石壅塞，下气，妇人漏下五色，下瘀血。

宗奭曰：经中不言治劳，惟《药性论》言：治劳瘦骨热，故今虚劳多用之。但不可过剂耳。

大明曰：去血气，破癥结恶血，堕胎，消疮肿肠痈，并仆损瘀血。

时珍曰：除老疟疟母，阴毒腹痛，食复劳复，斑痘烦喘，小儿惊痫，妇人经脉不通，难产，产后阴脱，丈夫阴疮石淋，敛溃痈。盖鳖甲乃厥阴肝经血分之药，肝主血也。试常思之，龟鳖之属，功各有所主。鳖色青入肝，故所主者，疟劳寒热，痃瘕惊痫，经水，痈肿阴疮，皆厥阴血分之病也。水龟色黑入肾，故所主者，阴虚精弱，腰脚酸痿，阴虐泄痢，皆少阴血分之病也。介虫阴类，故并主阴经血分之病，从其类也。

李楼云：不拘发背痈疽，伤口不敛，烧存性，研掺，奇效。并治肠痈内痛，烧研水服。

敩曰：色绿，九肋，多裙，重七两者为上。醋炙。若治劳，童便炙，亦可熬膏。

鳖肉

时珍曰：鳖性冷，发水病。有冷劳气、癥瘕人不宜食之。

《别录》曰：治伤中益气，补不足。

《日华子》曰：妇人带下，血瘕腰痛。

震亨曰：补阴。

苏颂曰：去血热，补虚。久食，性冷。

时珍曰：作臛食，治久痢。作丸服，治虚劳，疟癖脚气。

藏器曰：鳖头下有软骨，食之令人患水病。故《礼记》云：食鳖去丑。凡鳖之三足者，赤足者，独目者，头足不缩者，其目内陷者，腹下有王者、十字纹者，腹有蛇纹者，皆是蛇化。在山上及地中者名旱龟。并有毒杀人，不可食。

弘景曰：不可合鸡子食，苋菜同食。

思邈曰：不可合猪、兔、鸭肉食，损人。不可合芥子食，生恶疮。妊妇食之，令子短项。

时珍曰：鳖性畏葱及桑灰。凡治鳖斩头去血净，先以桑灰汤煮烂，去骨甲换水再煮。以葱、酱作羹乃良。其胆味辣，破入汤中，可代椒而辟腥气。

李九华云：薄荷煮鳖能害人，此人之所不知者也。苋菜同食，令生小鳖，此人所共之者也。

头

恭曰：阴干烧灰，疗小儿诸疾，妇人产后阴脱下坠，尸疰心腹痛。

《日华子》云：傅历年脱肛不愈者。

权曰：头血涂脱肛。

蟹 螃蟹、郭索、横行介士、无肠公子

时珍曰：按傅肱《蟹谱》云：蟹，水虫也，故字从虫，亦鱼属也，古文从鱼。以其横行，故曰螃蟹；以其行声，则曰郭索；以其外骨，故曰介士；以其内空。则曰无肠。

《本经》：治胸中邪气，热结痛，㖞僻面肿。能败漆，烧之致鼠。

颂曰：其黄能化漆为水，故涂漆疮，其螯烧烟，可集鼠于庭。

《别录》曰：解结散血，愈漆疮，养筋益气。

《日华》曰：产后肚痛血不下者，以酒食之，筋骨折伤者，生捣炒署之。

藏器曰：能续断绝筋骨。去壳用黄，捣烂，微炒，纳入疮中，筋即连矣。

时珍曰：治疟及黄疸，捣膏涂疥疮、癣疮，捣汁滴耳聋，杀莨菪毒、鳝鱼毒。盖诸蟹性皆冷，亦无甚毒，为蝤最良。鲜蟹和以姜、醋，侑以醇酒、咀黄持螯，略赏风味，何毒之有？饕嗜者乃顿食十许枚，兼以荤膻杂进，饮食自倍，肠胃乃伤，腹痛吐利，亦所必致，而归咎于蟹，蟹亦何咎哉？凡蟹生烹盐藏，槽收酒浸，酱汁浸，皆为佳品。但久留易沙，见灯亦沙，得椒易脂，得皂荚或蒜及韶粉可免沙脂，得白芷则黄不散，得葱及五味子同煮则色不变。不可同柿及荆芥食，发霍乱动风。木香汁可解。

弘景曰：未被霜者有毒，云食水莨所致，人中之不疗多死也。独螯独目，两目相向，六足四足，腹下有毛，腹中有肉①，头背有星点，足斑目赤者，皆不可食，有毒害人。冬瓜汁、紫苏汁、蒜汁、豉汁、芦根汁，皆可解之。

晁曰：妊妇食之，令子横生。

宗奭曰：此物极动风，风疾人不可食。

蟹爪

《别录》曰：破胞堕胎。

① 肉：《纲目》卷四十五《蟹》作"骨"。

时珍曰：堕生胎，下死胎，辟邪魅。

《日华子》曰：破宿血，止产后血闭，酒及醋汤煎服，良。

牡蛎牡蛤

时珍曰：蛤蚌之属，皆有胎生、卵生。独此化生，纯雄无雌，故得牡名。曰蛎言其粗大也。盐水煮一伏时，煅粉用，亦有生用者。化痰耎坚，清热除湿，止心脾气痛，痢下，赤白浊，消疝瘕积块，瘿疾结核。

好古曰：去胁下坚满瘰疬，一切疮。

李珣云：男子虚劳，补肾安神，去烦热，小儿惊痫。

《本经》：治温疟，缓鼠瘘，女子带下赤白。

《别录》曰：止汗止渴，除老血，疗泄精，涩大小肠，止大小便，治喉痹咳嗽，心胁下痞热。

藏器曰：粉身，止大人、小儿盗汗。同麻黄根、蛇床子、干姜为粉，去阴汗。

孟诜曰：治女子崩中止痛，除风热风疟，鬼交精出。

好古曰：牡蛎入足少阴，为软坚之剂。以柴胡引之，能去胁下硬。以茶引之，能消项上结核。以大黄引之，能消股间肿。以地黄为使，能益精收涩，止小便，肾经血分之药也。

权曰：病虚而多热者，宜同地黄、小草用之。

成无己曰：牡蛎之咸，以消胸膈之满，以泄水气，使痞者消，硬者耎也。

元素曰：壮水之主，以制阳光，则渴饮不患。故蛤蛎之类，能止渴也。

蛤粉蛤蛎粉、海蛤粉

时珍曰：海蛤粉者，海中诸蛤之粉，以别江湖之蛤粉。近世独取蛤蜊粉入药，而货者仍以诸蛤粉为之。然海中蚌、蛤、蚶、蛎，性味咸寒，不甚相远，功能软散，小异大同。非若江湖蚌蛤，无咸水浸渍，但能清热利湿而已。按吴球云：取紫口蛤蛎煅粉最妙。清热利湿，化痰饮，定喘嗽，止呕逆，消浮肿，利小便，止遗精白浊，心脾疼痛，化积块，解结气，消瘿核，散肿毒，治妇人血病。油调，涂汤火伤。

好古曰：蛤粉乃肾经血分之药，故主湿嗽肾滑之疾。

震亨曰：蛤粉能降能消，能奘能燥。治热痰湿痰，老痰顽痰，疝气白浊带下。同香附末、姜汁调服，主心痛。

时珍曰：寒制火而咸润下，故能降焉。寒散热而咸走血，故能消焉。坚者奘之以咸，取其属水而性润也。湿者燥之以渗，取其经火化而利小便也。

肉

禹锡曰：润五脏，止消渴。

弘景曰：煮食醒酒。

时珍曰：痘毒入目者，以蛤蜊汁点之。可代空青。

文蛤 花蛤

弘景曰：小大皆有紫斑。

保升曰：背上皆有斑纹。修治同海蛤。

《本经》：治恶疮，蚀五痔。

《别录》曰：咳逆胸痹，腰痛胁急，鼠瘘，大孔出血，女人崩中漏下。

时珍曰：能止烦渴，利小便，化痰软坚，治口鼻中蚀疳。按成无己云：文蛤之咸走肾，可以胜水气。

蚬 壳

弘景曰：止痢。

苏恭曰：治阴疮。

《日华子》曰：疗失精①反胃。

藏器曰：烧灰饮服，治反胃吐食，除心胸痰水。

时珍曰：化痰止呕，治吞酸，心痛及暴嗽。烧灰涂一切湿疮，与蚌粉同工。

肉

苏恭曰：压丹石药毒。生浸取汁，洗疔疮。

大明曰：去暴热，利小便，解酒毒目黄。浸汁服，治消渴。

时珍曰：生蚬浸水，洗痘痈无瘢痕。

瓦楞子

震亨曰：甘咸无毒，咸走血而耎坚，故消血块，散痰积。

《日华子》曰②：煅红醋淬为末，又醋膏丸，凡治一切气血癥瘕。

田螺田蠃

时珍曰：螺，蚌属也，其壳旋文，其肉视月盈亏。

《别录》曰：目热赤痛，止渴。

弘景曰：煮汁，疗热醒酒。用真珠、黄连末纳入，良久，取汁注目中，止痛。

藏器曰：煮食，利大小便，去腹中结热，目下黄。脚气冲上，小腹极硬，小便赤涩，手足浮肿。生浸取汁饮之，止消渴。捣肉，傅热疮。

---

① 失精：原作"湿精"，于义不属，《纲目》卷四十六《蚬》引《日华子本草》作"失精"，音近致误，据改。

② 日华子曰：此四字原无，据文例及《纲目》卷四十六《魁蛤》引《日华子本草》改。

孟诜曰：压丹石毒。

时珍曰：利湿热，治黄疸。捣烂贴脐，引热下行，止噤口痢，下水气，淋闭，取水搽痔疮胡臭。烧研，治瘰疬癣疮。烧研，同轻粉，治妒精阴疮。田螺螺蛳皆治酒疸。

壳

藏器曰：烂者烧研水服，止反胃，去卒心痛。

时珍曰：烂壳研细末服之，止下血。小儿惊风有痰，疮疡脓水。

蜗蠃螺蛳

《别录》曰：明目下水。

藏器曰：止渴。

时珍曰：醒酒解热，利大小便，消黄疸水肿，治反胃痢疾，脱肛痔漏。

烂壳名鬼眼睛

震亨曰：治痰饮积及胃脘痛。

时珍曰：泥中及墙壁上，年久白色者，良火煅过用之。反胃膈气，痰嗽鼻渊，脱肛痔疾，疮疖下疳，汤火伤。

螺乃蚌蛤之属，大抵与蚌粉、蛤粉、蚶、蚬之类同功。

淡　菜

藏器曰：虚劳伤惫，精血衰少及吐血，久痢肠鸣，腰痛疝瘕，妇人带下，产后瘦瘠。

孟诜曰：产后血结，腹中冷痛，治癥瘕崩中带下。

《日华子》云：煮熟食之，能补五脏，益阳事，理腰脚气，能消宿食，除腹中冷气痃癖，亦可烧汁沸出食之。

时珍曰：消瘿气。按阮氏云：淡菜生海藻上，故治瘿与海药藻同功。

石决明 _{九孔螺，壳名千里光}

恭曰：此是鳆鱼甲也，附石生，状如蛤，唯一片无对，七孔者良。

颂曰：决明壳大如手，可以浸水洗眼，七孔、九孔者良，十孔者不佳。

宗奭曰：肉与壳功同。壳研，水飞，点外障翳。

《别录》曰：目障翳痛，青盲。久服，益精轻身。

《日华子》曰：明目磨障。

李珣曰：肝肺风热，青盲内障，骨蒸劳极。

时珍曰：通五淋，以盐同东流水煮一伏时，研末水飞。或面裹煨熟，研细水飞用。解酒酸，为末，投热酒中，酸气即除。

真珠 _{珍珠、蚌珠}

李珣曰：真珠出南海，石决明产也。蜀中西路女瓜出者是蚌蛤产，光白甚好，不及舶上者采耀。欲穿，须得金刚钻也。凡用，以新完未经钻缀者研如粉，方堪服食。不细则伤人脏腑。

时珍曰：凡蚌感月而孕，谓之珠胎。《左思赋》云：蚌蛤珠胎，与月盈亏，是也。语云：上巳有风梨有蠹，中秋无月蚌无胎。陆佃云：蚌蛤无阴阳，牝牡须雀蛤化成，故能生珠专一于阴精也。龙珠在颔，蛇珠在口，鱼珠在眼，鲛珠在皮，鳖珠在足，蚌珠在腹。皆不及蚌珠也。

凡入药，不用首饰及见尸气者。以人乳浸三日，煮过捣研极细。一法，以绢袋盛，入豆腐腹中，煮一炷香，云不伤珠也。真珠入厥阴肝经，故能安魂定魄，明目治聋，止遗精白浊，解痘疔毒，主难产下死胎胞衣。

《开宝》曰：镇心。点目，去肤翳障膜。涂面，令人润泽好颜色。涂手足，去皮肤逆胪。绵裹塞耳，主聋。

甄权曰：磨翳坠痰。

李珣曰：除面皯，止泄。合知母，疗烦热消渴。合左缠根，治小儿麸痘疮入眼。

宗奭曰：除小儿惊热。

蛤蚧 仙蟾

志曰：一雌一雄，常自呼其名。

敩曰：雄为蛤，皮粗口大，身小尾粗；雌为蚧，皮细口尖，身大尾小。

顾玠《海槎录》云：广西横州甚多蛤蚧，牝牡上下相呼累日，情洽乃交，两相抱紧，自堕于地，人往捕之，亦不知觉，以手分劈，虽死不开，乃用熟槁草细缠，蒸过，曝干售之。炼为房中之药，甚效。寻常捕者，不论牝牡，但可为杂药及兽医方中之用耳。

段公路《北户录》云：其首如蟾蜍，背浅绿色，上有黄斑点，如古锦纹，其声最大，居木窍间，亦守宫蜥蜴之类耳。

敩曰：其毒在眼。凡使，须去眼及甲上、尾上、腹上肉毛，以酒浸透，隔两重纸缓焙之令干，以瓷器盛，悬屋东角上一夜用之，力可十倍，勿伤尾也。盖药在尾，尾不全者无效。

《□华子》曰：凡用去头足，洗去鳞鬣内不净，以酥炙用或用蜜炙。

李珣曰：凡用，须炙令黄色，熟捣。口含少许，奔走不喘息者，为真。宜丸散用。

《开宝》：治久咳嗽，肺劳传尸，杀鬼物邪气，下淋沥，通水道

《日华子》曰：下石淋，通月经，治肺气，疗咳血。

《海药》：治肺痿咯血，咳嗽上气，治折伤。

宗奭曰：补肺虚劳嗽有功。

时珍曰：昔人言补可去弱，人参、羊肉之属。蛤蚧补肺气，定喘止渴，功同人参。益阴血，助精扶赢，功同羊肉。近世治劳损痿弱，许叔微治消渴，皆用之，俱取其滋补也。

刘纯云：气液衰、阴血竭者，宜用之。

何大英云：定喘止嗽，莫佳于此。

虫 部

蜂蜜 石蜜、岩蜜

藏器曰：岩蜜出南方岩岭间，入药最胜。

时珍曰：按《本经》云：石蜜生诸山石中，色白如膏者良。良蜂蜜生良熟温，不冷不燥，得中和之气，故十二脏腑之病罔不宜之，但多食亦生温热虫蜃，小儿尤当戒之。

颖曰：诸蜜气味，当以花为主。冬、夏为上，秋次之，春则易变而酸。闽、广蜜极热，以南方少霜雪，诸花多热也。川蜜温，西蜜则凉矣。

刘完素曰：蜜成于蜂，蜂寒而蜜温，同质异性也。

《本经》治心腹邪气，诸惊痫痓，安五脏诸不足，益气补中，止痛解毒，除众病，和百药。

《别录》曰：养脾气，除心烦，饮食不下，止肠澼，肌中疼痛，口疮，明耳目。

甄权曰：治卒心痛及赤白痢，水、蜜顿服。或姜汁同蜜、水和顿服。

宗奭曰：蜜虽无毒，多食亦生诸风也。同薤白捣涂汤火伤，即时痛止。

时珍曰：蜂采无毒之花，酿以大便而成蜜，所谓臭腐生神奇也。其入药之功有五：清热也，补中也，解毒也，润燥也，止痛也。生则性凉，故能清热；熟则性温，故能补中。甘而和平，故能解毒；柔而濡泽，故能润燥。缓可以去急，故能止心腹、肌肉、疮疡之痛；和可以致中，故能调和百药，而与甘草同功。张仲景治伤寒阳明结燥，大便不通者，蜜煎导法。将蜜煎炼成胶，乘热纳谷道中，大便遂解，此诚千古神方也。

孟诜云：解毒润肠最治痢疾，与姜汁熬炼，治癫甚效。又用白蜜点目中热膜。

朱震亨曰：蜜喜入脾。西北高燥，故人食之有益。东南卑湿，多食则害生于脾也。

思邈曰：七月勿食生蜜，令人暴下霍乱。青赤酸者，食之心烦。不可与生葱、莴苣同食，令人利下，重则杀人。食蜜饱后，不可食鲊，令人暴亡。

昂曰：最能滑肠，泄泻者忌用。甘令人满，中满症忌之。

时珍曰：每蜜一斤，入水四两，用桑柴火慢炼，掠去浮沫，至滴水成珠不散乃用，谓之水火炼法。必须于银石器内炼之，不用铁器。

黄蜡蜜蜡

《本经》曰：蜜蜡主下痢脓血，补中，续绝伤金疮，止痛生肌。

时珍曰：蜡乃蜜脾底也。取蜜后炼过，滤入水中，候凝取之。色黄者俗名黄蜡，蜡味至淡，故今人言无味者如同嚼蜡。夫蜜成于蜂，而万物之味，莫甘于蜜，莫淡于蜡，岂非厚于此而薄于彼耶？蜜之气味俱厚，属乎阴也，故养脾；蜡之气味俱薄，属乎阳也，故养胃。厚者味甘而性缓质柔，故润脏腑；薄者味淡而性涩质坚，故止泄痢。

《医林集要》：治臁胫烂疮。以蜡摊油纸上十层，先用桃、柳、槐、椿、楝五枝同荆芥煎汤，洗净。以十层拴定，三日一洗，去一层，一月痊愈。

露蜂房

《本经》：治惊痫瘈疭，寒热邪气，癫疾，鬼精蛊毒，肠痔。火熬之良。

《别录》曰：疗蜂毒、毒肿。合乱发、蛇皮烧灰，酒服，治恶疽、附骨痈，根在脏腑，历节肿出，疗肿恶疮诸毒皆瘥。

苏恭曰：疗上气赤白痢，遗尿失禁。烧灰酒服，主①阴痿，水煮洗狐尿，刺疮，服汁，下乳石毒。

苏颂曰：煎水，洗热病后毒气冲目。炙研，和猪脂涂瘰疬成漏。

大明曰：煎水漱牙齿，治风虫疼痛，又洗乳痈，蜂疔恶疮。

时珍曰：露蜂房，阳明药也。外科、齿科及他病用之者，亦皆取其以毒攻毒，兼杀虫之功耳。

昂曰：取悬于树，受风露者。入药并炙用。治痈肿，醋调涂。洗疮，煎用。

白僵蚕

蚕病风死，其色自白，死而不朽者，僵也，故曰白僵蚕。蚕既病风而反以治风化痰、散结行经，所谓因其气相感，而以意使之者也。盖厥阴、阳明之药，故又治诸血病、疟病、疳

---

① 主：原作"生"，形近致误，据《纲目》卷三十九《露蜂房》引苏恭文改。

病也。

《本经》：治小儿惊痫夜啼，去三虫，灭黑黯，令人面色好，男子阴痒病。

《别录》曰：女子崩中赤白，产后腹痛，灭诸疮瘢痕，为末，封丁肿拔根极效。

甄权曰：治口噤发汗。

《日华子》曰：以七枚为末，酒服，治中风失音，并一切风疰，小儿客忤，男子阴痒痛，女子带下。

苏颂曰：焙干，姜汁调灌，治中风喉痹欲绝，下喉立愈。

震亨曰：僵蚕属火，兼土与金、木者。得金气，僵而不化。治喉痹者，取其清化之气，从治相火，散浊逆结滞之痰也。

王玱云：凡咽喉肿痛及喉痹，用此下咽，无不效也。

元素曰：能去皮肤诸风如虫行。

时珍曰：散风痰结核瘰疬，头风，风虫齿痛，皮肤风疮丹毒作痒，痰疟癥结，妇人乳汁不通，崩中下血，小儿疳蚀鳞体，一切金疮疔肿风痔。

斅曰：以头蚕色白条直者良。糯米泔浸一日，待桑涎出浮水上，漉起，焙干，拭净肉、毛、口甲，捣用。

蚕茧

时珍曰：蚕茧治痈肿无头者，烧灰酒服。用一枚出一头，二枚即出二头，可以代针，神效无比。煮汤治消渴。丹溪言此物属火，有阴之用，能泻膀胱中相火，引清气上朝于口，故能止渴也。又疗诸疳疮，及下血、血淋、血崩。煮汁饮，止消渴反胃，除蛔虫。

蚕蜕 马明退

禹锡曰：蚕蜕，今医家多用初出蚕子壳在纸上者。东方诸医用老蚕眠起所蜕皮，功用相近，当以蜕皮为正。入药微炒用。

蚕连 即蚕子壳在纸上者

宗奭曰：蚕蜕，当用眠起时所蜕。蚕连烧灰亦可用。

时珍曰：马明蜕、蚕连纸功用相同，古方多用蚕连[①]者，因其易得耳。

《日华子》曰：治吐血鼻洪，肠风泻血，崩中带下，赤白痢，傅疔肿疮。

宗奭曰：治妇人血风血露。

时珍曰：治目中翳障，痔疮，牙宣牙痛，牙痛牙疳，头疮喉痹，风癫狂祟，蛊毒药毒，痧证腹痛，小便淋闷，妇人难产及吹乳疼痛。

昂曰：蚕连烧灰，入麝，蜜和，治走马牙疳，加矾尤妙。蚕纸烧灰任下，能治邪祟发狂悲泣。蚕属午，为离，主心，缲丝汤饮之，故能抑心火而治消渴。

雄蚕蛾

时珍曰：热，无毒，入药炒去翅足，用壮阳事，止泄精尿血，暖水脏，治暴风，金疮冻疮，汤火疮，减瘢痕。盖蚕蛾性淫，出茧即媾，至于枯槁乃已。故强阴盖精而治诸证。

《别录》曰：盖精气，强阴道，交接不倦，亦止精。

原蚕砂

颂曰：蚕砂、蚕蛾皆用晚出者良。

《别录》曰：治肠鸣，热中消渴，风痹瘾疹。

藏器曰：炒黄，袋盛，浸酒，去风缓诸节不随，皮肤顽痹，

---

① 蚕连：《纲目》卷三下九《蚕》作"蚕纸"，当是。

腹内宿冷血瘀血，腰膝冷痛。炒热，袋盛，熨偏风，筋骨瘫缓，手足不随，腰脚软，皮虚顽痹。

时珍曰：消渴癥结及妇人血崩，头风，风赤眼，除风去湿。

弘景曰：蚕砂多入诸方，不但熨风而已。

宗奭曰：蚕屎饲牛可以代谷。用三升醇酒拌蚕砂，五斗甑蒸于暖室中，铺席上。令患风冷气痹及近感瘫风人就以患处，卧沙上，厚盖取汗。若虚人须防大热昏闷，令露头面。若未痊愈，间日再作。

时珍曰：蚕属火，其性燥，能胜风去湿，故蚕砂主疗风湿之病。有人患风痹，用此熨法，甚效。凡入药，须淘净晒干。

桑螵蛸

《别录》曰：桑螵蛸生桑枝上，螳螂子也。二月、三月采，蒸过，火炙用。不尔令人泄。

《本经》：治伤中疝瘕阴痿，益精生子。女子血闭腰痛，通五淋，利小便水道。

《别录》曰：疗男子虚损，五脏气微，梦寐失精遗溺。久服益气养神。

时珍曰：桑螵蛸，肝、肾、命门药也，古方盛用之。

甄权曰：男子肾衰精自出，及虚而小便利者，加而用之。

颂曰：古方漏精及风药中多用之。

宗奭曰：男女虚损，肾衰阴痿，梦中失精遗溺，白浊疝瘕，不可阙也。炙黄或醋煮汤泡煨用。

螳螂

能治箭镞入肉，痛不可拔者。用螳螂一个，巴豆半个，同研，敷伤处。微痒且忍，极痒乃撼动拔之。以黄连、贯众汤洗拭，石灰敷之。

蚱蝉商女

时珍曰：蝉乃诸蜩总名，其类不一，惟夏月始鸣。大而色黑者，蚱蝉也，今人只知用蜕而不知用蝉。盖蝉主产难、下胞衣，亦取其能退蜕之义。

《本经》：治小儿惊痫夜啼，癫病寒热。

《别录》：治惊悸，妇人乳难，胞衣不出，能堕胎。

苏恭曰：小儿痫绝不能言。

《药性》：治小儿惊哭不止，杀疳虫，去壮热，治肠中幽幽有声。

蝉蜕 蝉壳

《别录》曰：治小儿惊痫，妇人生子不下。烧灰水服，治久痢。

权曰：小儿壮热惊痫，止渴。

藏器曰：研末一钱，井华水服，治哑病。

宗奭曰：除目昏障翳。以水煎汁服，治小儿疮疹出不快，甚良。

时珍曰：蝉乃土木余气所化，饮风吸露，其气清虚。故其主疗皆一切风热之证。古人用身，今人用蜕。大抵治脏腑经络，当用蝉身。治皮肤疮疡风热，当用蝉蜕，各从其类也。又主哑病、夜啼者，取其昼鸣而夜息也。又曰：治头风眩晕，皮肤风热，痘疹作痒，破伤风及疔肿毒疮，大人失音，小儿噤风天吊，惊①夜啼，阴肿。

好古曰：蝉蜕去翳膜，取其蜕义也。蝉性蜕而退翳，蛇性

---

① 惊：《纲目》卷四十一《蝉蜕》作"惊哭"，当是。

窜而祛风，因其性而为用也。

敩曰：凡用蜕壳，洗去泥土、翅、足，浆水煮，晒干用。

五倍子文蛤，法酿过名百药煎

时珍曰：文蛤生盐肤子木上，乃小虫食其汁，遗种结球于叶间。其壳坚脆，其中空虚，可以染皂，或生用，或炒用。

《开宝》：治齿宣疳䘌，肺脏风毒流溢皮肤，作风湿癣，瘙痒脓水，五痔下血不止，小儿面鼻疳疮。

藏器曰：肠虚泄痢，为末，熟汤服之。

宗奭曰：口疮，掺之便可饮食。

《日华子》曰：生津液，消酒毒，治中蛊毒毒药。

震亨曰：五倍子属金。与水噙之，善收顽痰，解热毒，佐他药尤良。黄昏咳嗽，乃火气浮入肺中，不宜用凉药，宜五倍、五味敛而降之。

时珍曰：盐麸子及木叶皆酸咸寒凉，能除痰饮咳嗽，生津止渴，解热毒酒毒，治喉痹下血，血痢诸病。五倍子乃虫食其津液，故所主治与之同功。其味酸咸，能敛肺止血化痰，止渴收汗。其气寒，能散热毒疮肿。其性收，能除泄痢湿烂，敛溃疮金疮，收脱肛，子肠坠下。

百药煎

时珍曰：百药煎，功与五倍子不异。但经酿造，其体轻虚，其性浮收，且味带余甘，治上焦心肺、咳嗽痰饮，热渴诸病，含噙尤为相宜。又曰：止下血，久痢脱肛，消酒，乌须发，牙齿宣䘌，面鼻疳蚀，口舌糜烂，风湿诸疮。

嘉谟曰：酿百药煎法，用鲜五倍子十斤，舂细，缸内盛稻草，盖盦七日夜，取出再捣，入桔梗、甘草末各二两，又盦一七。仍捣仍盦，满七次取出，捏饼，晒干用。如无鲜五倍子，用干者水渍之。

白 蜡

机曰：此虫白蜡，与蜜蜡之白者不同，乃小虫食冬青树汁，久而化为白脂，粘敷树技，至秋刮取，以火煮溶，滤至冷水中凝聚成块。碎之，纹理如白石膏而莹彻。人以和油浇烛，则为用多矣。

震亨曰：白蜡属金，禀受收敛坚强之气，为外科要药。生肌止血，定痛补虚，续筋接骨。与合欢皮同入长肌肉膏中用之，神①，但未试其可服否也。

时珍曰：蜡树叶亦治疮肿，故白蜡为外科要药，正如桑螵蛸与桑木之气相通也。

斑 蝥

《神农本草经》云：春食芫花为芫青，夏食葛花为亭长，秋食豆花为斑蝥，冬入地中为地胆。黑头赤尾，其说甚明。

大明曰：入药须去头与翅、足，糯米炒熟。不可生用，即吐泻人。

时珍曰：用麸炒过，醋煮用之也。

《本经》：治寒热，鬼疰蛊毒，鼠瘘，疮疽，蚀死肌，破石癃。

《别录》曰：血积伤人肌。治疥癣，堕胎。

甄权曰：治瘰疬，通利水道。

杨登甫曰：瘰疬之毒，莫不有根，大抵以斑蝥、地胆为主。制度如法，能使其根从小便中出，或如粉片，或如血块，或如

---

① 神：《纲目》卷四十一《虫白蜡》引朱震亨文作"神效"。

烂肉，皆其验也。但毒之行小便必涩痛不可当，以木通、滑石、灯心导之。

时珍曰：斑蝥有毒，人获得之，尾后恶气射出，臭不可闻。故其入药亦专主走下窍，直至精溺之处，蚀下败物，痛不可当。治疝瘕，解疔毒、猘犬毒、沙虱毒、蛊毒、轻粉毒。斑蝥、芫青、亭长、地胆之毒，靛汁、黄连、黑豆、葱、茶皆能解之。

宗奭曰：妊娠人不可服，其能溃人肉也。治淋方多用，极苦，人须斟酌之。

《卫生方》：治风狗咬伤，此乃九死一生之症。急用斑蝥七枚，以糯米炒黄，去米为末，酒煎，空心温服，取下小肉狗三四十枚为尽。如数少，再服七次，无狗形，永不再发也，累试累验。再查看被咬人头顶上必有红毛数根，须拔去之，此即风犬毒也。

蝎①

时珍曰：蝎产于东方，色青，属木，足厥阴药也，故治厥阴诸病。诸风掉眩、搐搦、疟疾寒热、耳聋无闻皆属厥阴风木。故李东垣云：凡疝气带下，皆属于风。蝎乃治风要药，俱宜加而用之。

《开宝》：治诸风瘾疹，及中风半身不遂，口眼㖞斜，语涩，手足抽掣。

宗奭曰：小儿惊痫风搐，尤不可缺。

汪机曰：破伤风宜以全蝎、防风为主。

葛洪云：今入药有全用者，谓之全蝎；有用尾者，谓之蝎梢，其力尤紧。

---

① 蝎：原作"蠍"，异体字，今以正字律之，下同。

志曰：蟹以紧小者良。

《古今录验》云：被蝎螫者，以木椀合之，神验。

陶隐居《集验方》言：蝎有雄雌，雄者螫人，痛止一处，用井泥傅之。雌者所螫，痛牵诸处，用瓦沟上泥傅之。在手足以冷水渍之，微暖即易。在身中，以水浸布，搨之，皆验。或曰：涂蜗牛即解。

蜈 蚣

《本经》：治鬼疰蛊毒，啖诸蛇、虫、鱼毒，杀鬼物老精温疟，去三虫。

《别录》曰：疗心腹寒热积聚，堕胎，去恶血。

《日华子》曰：治癥癖。

时珍曰：小儿惊痫风搐，脐风口噤，丹毒便毒，秃疮瘰疬，痔漏。又曰：盖行而疾者，惟风与蛇。蜈蚣能制蛇，故亦能[1]截风，盖厥阴经药也。故所主诸证，多属厥阴。杨士瀛云：蜈蚣有毒，惟风气暴烈者可以当之。风气暴烈，非蜈蚣不能截，但贵药病相当耳。设或过剂以蚯蚓、桑皮解之。又云：臁疮一名蛇瘴，凡蛮烟瘴雨之乡多毒蛇气。人有不服水土风气而感触之者，数月以还，必发蛇瘴。惟赤足蜈蚣最能伏蛇为上药，白芷次之。又《圣济总录》云：岭南朴蛇瘴，一名锁喉瘴，项大肿痛连喉。用赤足蜈蚣一二节，研细，水下即愈。据此，则蜈蚣之治蛇虫、蛇毒、蛇瘕、蛇伤诸病，皆此意也。又蔡绦《丛谈》[2] 云：峤南蜈蚣大者二三尺，螫人至死，见托胎虫，则局

---

① 能：原作"时"，据文义及《纲目》卷四十二《蜈蚣》改。

② 丛谈：原作"丛话"，据《纲目》卷四十二《蜈蚣》改。《丛谈》指《铁围山丛谈》，宋·蔡绦著。

缩不敢行。虫乃登首，陷其脑而食之。故被蜈蚣伤者，捣虫涂之，痛立止也。珍按：脱胎虫乃蛞蝓也。蜈蚣能制龙、蛇、蝎蜥，而畏蛤蟆、蛞蝓、蜘蛛，是物各有所制也。

弘景曰：蜈蚣啮人，以桑汁、白盐涂之，雄鸡涎亦效。

宗奭曰：以乌鸡屎，或大蒜涂之。蛞蝓所行之路，触之即死。

时珍曰①：蜘蛛以溺射之，蜈蚣身即烂断，此其所以畏也。人被咬者捕蜘蛛置咬处，自吸其毒，蜘蛛死，放水中，吐而活之。

时珍曰：蜈蚣以黑头、赤足者良。火炙，去头、足用。或去头、足、尾、甲，以薄荷叶火煨用之。

蟾蜍 癞蛤蟆

萧炳曰：腹下有丹书八字，以足画地者，真蟾蜍也。

弘景曰：五月五日取东行者五枚，反缚着密室中闭之。明旦视自解者，取为术用，能使人缚亦自解。

时珍曰：端午日捕取，风干，黄泥固济，煅存性②用之。

《别录》曰：疗阴蚀，疽疠恶疮，猘犬伤，能合玉石。

陶隐居云：烧灰，傅恶疮，立验。又治温病发斑困笃者，去肠，生捣食一二枚，无不瘥者。其肪涂玉，则刻之如蜡，故云能合玉石。但肪不可多得，取肥者，锉，煎膏以涂，亦软滑易截。古玉器有奇特，非雕琢人功者，多是昆吾刀及虾蟆肪刻也。

《药性论》云：杀疳虫，治鼠漏恶疮。以奶汁调滴鼻中，可

---

① 时珍曰：此三字原无，据文例及《纲目》卷四十二《蜈蚣》补。
② 存性：原作"性存"，据文理及《纲目》卷四十二《蟾蜍》条乙正。

治脑疳。烧灰，敷一切有虫恶痒滋胤疮。

《日华子》云：蟾凉，微毒，破癥结，治疳气，小儿面黄癖气。烧灰，油调，敷恶疮。入药并炙用。

时珍曰：蟾蜍，土之精也。上应月魄而性灵异，穴土^①食虫，又伏山精，制蜈蚣，入阳明经，退虚热，行湿气，杀虫蟨，而为疳病痈疽诸疮要药。昔人为猘犬所伤，啖蛤蟆脍，食之遂愈。此亦治痈疽疗肿之意，大抵是物能攻毒拔毒耳。治一切五疳八痢，肿毒，破伤风病，脱肛。

昂曰：治痈蛆发背诸毒未成者，用活蟾蜍系疮上。半日，蟾必昏愦，置水中，救其命再易一个，三易则毒散矣。势重者剖蟾蜍，合疮上，不久必臭不可闻，二三易，则肿自愈。亦治痘后毒，甚效。

眉酥

宗奭曰：眉间白汁，谓之蟾酥，以油单纸裹眉裂之，酥出纸上，阴干用。

时珍曰：其汁不可入人目，令人赤肿盲，以紫草汁洗点即消。

甄权曰：端午日，取眉酥，以朱砂、麝香为丸，如麻子大。如小儿疳瘦，空心服一丸。如脑疳，以奶汁调滴鼻中甚效。

《日华子》云：眉酥治蚛牙。和牛酥摩傅腰眼并阴囊，治腰肾冷，并助阳气。

时珍曰：治发背疔疮，一切恶肿。

屎 名土槟榔

《日华子》云：炒粪，傅恶疮疔肿，杂虫咬。油调，傅瘰疬

---

① 土：原作"上"，据文理及《纲目》卷四十二《蟾蜍》条改。

痔瘘疮。

白颈蚯蚓 歌女、地龙子、曲蟮音善

时珍曰：蚓之行也，引而后申，其蝼①如丘，故名蚯蚓。其鸣长吟，故曰歌女。

《本经》：治蛇瘕，去三虫，伏尸，鬼疰蛊毒，杀长虫。

《别录》曰：化为水，疗伤寒，伏热狂谬，大腹黄疸。

藏器曰：温病，大热狂言，饮汁皆瘥。炒作屑，去蛔虫。去泥，盐化为水，主天行诸热，小儿热病，癫痫，涂丹毒，傅漆疮。

苏恭曰：葱花为汁，疗耳聋。

《日华子》云：治中风痫疾，喉痹。

《蜀本》：解射罔毒。

甄权曰：炒为末，主蛇伤毒。

颂曰：治脚风。

宗奭曰：肾脏风下注病，不可阙也。

震亨曰：蚯蚓属土，有水与木，性寒，解热毒，天行温病。

大明曰：路上踏杀者，名千人踏，入药更良。

时珍曰：蚓在物应土德，在星禽为轸水。上食槁壤，下饮黄泉，故其性寒而下行。性寒，故能解诸热疾；下行，故能利小便，治足疾而通经络也。主伤寒疟疾，大热狂烦及大人、小儿小便不通，急、慢惊风，历节风痛，肾脏风注，头风齿痛，风热赤眼，木舌喉痹，鼻息聤②耳，秃疮瘰疬，卵肿脱肛，解蜘蛛毒，疗蚰蜒入耳。

---

① 蝼：原作"蝼"，据文义及《纲目》卷四十二《蚯蚓》改。
② 聤：原作"停"，据文义及《纲目》卷四十二《蚯蚓》改。

之才曰：畏葱、盐。

宗奭曰：此物有毒。被其毒者，盐汤浸之，或饮一杯，乃愈也。

《经验方》云：蚯蚓咬人，形如大风，眉须皆落，惟以石灰水浸之良。

弘景曰①：白颈，是其老者。

《谭氏小儿方》②：能治蜘蛛咬，遍身疮子。以葱一枝，去尖头，将蚯蚓入葱中，紧捏两头摇之，即化为水，点咬处瘥。

时珍曰③：土龙子知晴雨，雨则先出，晴则夜鸣。

蜗牛音娲　负壳蜒蚰

时珍曰：蜗身有涎，能制蜈、蝎。夏热则自悬叶下，往往升高，涎枯则自死也。

《别录》曰：治贼风喎僻，踠跌，大肠脱肛，筋急及惊痫。

甄权曰：生研汁饮，止消渴。

时珍曰：蜗牛所主诸病，大抵解热消毒之功耳。治小儿脐风撮口，利小便，消喉痹，止鼻衄，通耳聋，治诸肿毒痔漏，制蜈蚣、蝎虿虫毒，研烂涂之。

蛞蝓音阔俞　托胎虫、蜒蚰螺

许慎《说文》云：蚹蠃背负壳者曰蜗牛，无壳者曰蛞蝓。

《本经》：治贼风喎僻，轶筋急④及脱肛，惊痫挛缩。

《衍义》云：治蜈蚣、蝎毒。

---

① 弘景曰：原无，据文例及《纲目》卷四十二《蚯蚓》补。
② 谭氏小儿方：原无，据文例及《纲目》卷四十二《蚯蚓》补。
③ 时珍曰：原无，据文例及《纲目》卷四十二《蚯蚓》补。
④ 急：《证类本草》卷二十一及《纲目》卷四十二《蛞蝓》引《本经》均无此字，当衍。

宗奭曰：蜈蚣触着蛞蝓涎，其身即死，故畏而不敢过其所行之路，故人取以治蜈蚣毒。

时珍曰：肿毒焮热，热疮肿痛，并痔疮热肿，脚胫烂疮，与蜗牛同功。

蛔虫 人龙

时珍曰：蛔，人腹中长虫也。按巢元方《病源》云：人腹有九虫：伏虫长四分，群虫之主也。蛔虫长五六寸至一尺，发则心腹作痛上下，口喜吐涎及清水，贯上心则死。白虫长一寸，色白头小，生育转多，令人精气捐弱，腰脚疼，若长一尺，亦能杀人。肉虫状如烂杏，令人烦闷。肺虫状如蚕，令人咳嗽成劳，杀人。胃虫状如蛤蟆，令人呕逆喜哕。弱虫又名膈虫，状如瓜瓣，令人多唾。赤虫状如生肉，动作腹鸣。蛲虫至微，形如菜虫，居胴肠中，令人生痈疽、疥癣、瘑疬、痔瘘诸病。诸虫皆依肠胃之间，若人脏腑气实则不为害，虚则侵蚀，变生诸疾也。紫庭真人曰：九虫之中，六虫传变为劳瘵，而胃、蛔、寸白三虫不传。凡虫在腹，上旬头向上，中旬向中，下旬向下。服药须于月初四五日五更时，则易效也。又有尸虫与人俱生，为人大害，依脾而居。凡服补药，必须先去此虫，否则不得药力。凡一切癥瘕，久皆成虫。张子和云：巢氏之衍九虫详矣。然虫之变不可胜穷，要之皆以湿热为主。虫得木气乃生，得雨气乃化。岂非风木主热，雨泽主湿耶？故五行之中皆有虫，可胜言哉！

按此因蛔虫而连类及之，使人知本草中之言九虫三虫耳。

藏器曰：目中肤赤热痛，取大者洗净断之，令汁滴目中瘥。

时珍曰：治一切眼疾，及生肤翳赤白膜，小儿胎赤、风赤眼，烧末敷之。或以小儿吐出者，阴干为末，入汞粉少许，唾津调涂之。又治一切冷瘘。

五谷虫_{粪蛆}

时珍曰：治热病谵妄，毒痢作吐，小儿诸疳积疳疮。漂净晒干，或炒或煅，为末用。

蜣螂_{推车客}

弘景曰：其类有三四种，以大而鼻头扁者为真。

时珍曰：蜣螂以土包粪，转而成丸，雄曳雌推，置于坎中，覆之而去。数日有小蜣螂出，盖孚乳于中也。

《别录》曰：五月五日采取，蒸藏之，临用，去足，火炙。勿置水中，令人吐。

《本经》：治小儿惊痫瘈疭，大人癫疾狂狂①。

《日华子》曰：能堕胎，治疰忤。和干姜，敷恶疮，出箭头。

时珍曰：蜣螂乃手足阳明、足厥阴之药，故所主皆三经之病。治大小便不通，下痢赤白，脱肛，一切痔瘘疔肿，附骨疽疮，疬疡风，灸疮出血不止，鼻中息肉，小儿重舌。

颂曰：箭镞入骨不可移者，用巴豆微炒，同蜣螂捣涂，痛定痒极，乃撼动拔之，立出。

藏器曰：烧末，和醋敷蜂漏。

土鳖_{䗪虫音蔗}

《药性论》云：月水不通，破留血积聚。

时珍曰：行产后血积，折伤气血，治重舌、木舌、口疮，

---

① 佯：《证类本草》卷二十二及《纲目》卷四十一《蜣螂》引《本经》作"易"，当是。

小儿腹痛夜啼。

杨拱云：折伤接骨，用土鳖焙为末。每服二三钱，或生者擂汁酒服，神效。

董炳《集验方》：用土鳖阴干为末，同乳香、没药、煅龙骨、自然铜各等分，入麝香少许，研匀。每服三分，入土鳖末，以酒调下，接骨神效。须先整骨，然后服药，否则接挫也。又可作杖丹。

《别录》曰：此物生沙中，或墙壁、灶、仓土中湿处。曝干用。有用红花入瓶内养过，煅用。

总 书 目

I

本　草

方　书

卫生编

袖珍方

仁术便览

古方汇精

圣济总录

众妙仙方

李氏医鉴

医方丛话

医方约说

医方便览

乾坤生意

悬袖便方

救急易方

程氏释方

集古良方

摄生总论

辨症良方

活人心法（朱权）

卫生家宝方

寿世简便集

医方大成论

医方考绳愆

鸡峰普济方

饲鹤亭集方

临症经验方

思济堂方书

济世碎金方

揣摩有得集

亟斋急应奇方

乾坤生意秘韫

简易普济良方

内外验方秘传

名方类证医书大全

新编南北经验医方大成

临证综合

医级

医悟

丹台玉案

玉机辨症

古今医诗

本草权度

弄丸心法

医林绳墨

医学碎金

医学粹精

医宗备要

医宗宝镜

医宗撮精

医经小学

医垒元戎

医家四要

证治要义

松厓医径

扁鹊心书

素仙简要

慎斋遗书

折肱漫录

丹溪心法附余

V